第三次医学革命与理论思维

何兆雄 著

电子科技大学出版社

图书在版编目（CIP）数据

第三次医学革命与理论思维/何兆雄著. — 成都：
电子科技大学出版社，2014.3
ISBN 978-7-5647-1929-6

I.①第… Ⅱ.①何… Ⅲ.①医学伦理学－研究
Ⅳ.①R-052

中国版本图书馆 CIP 数据核字（2013）第 226092 号

第三次医学革命与理论思维

何兆雄　著

出　　版：	电子科技大学出版社（成都市一环路东一段 159 号电子信息产业大厦
	邮编：610051）
策划编辑：	陈松明
责任编辑：	李述娜
主　　页：	www.uestcp.com.cn
电子邮箱：	uestcp@uestcp.com.cn
发　　行：	新华书店经销
印　　刷：	三河市天润建兴印务有限公司

成品尺寸：	170mm×240mm	印张 20.25	字数 321 千字
版　　次：	2014 年 3 月第一版		
印　　次：	2014 年 3 月第一次印刷		
书　　号：	ISBN 978-7-5647-1929-6		
定　　价：	63.00 元		

前　言

医学科学的发展和道德是矛盾的吗？人们都习惯了一种顺向思维。毫无疑问，医疗质量的提高，是和医德境界的提高不可分的。然而逆向思维，人们就不习惯了。医学的每一个成就是不是对人们有利？是不是都合乎道德的？比如遗传工程和无性生殖是不是可行？人类非种系的杂交是否合道德？精神外科是否合道德？这都是新的问题。医学科学的发展向道德提出了挑战，道德也向医学科学提出了挑战。一些传统的道德观念动摇了。比如什么是生？什么是死？什么是疾病？什么是健康？人有生存的权利，那么有死亡的权利吗？长寿是不是越长越好？人是自然的奴隶，还是自然的主人，或者是自然中的一员？自然界有没有权利？能不能让死的拖住活的，或者是活的拖住死的？

医学伦理学要回答诸如此类的问题。因此医学伦理学是一门新兴的边缘学科，它要回答医学中的伦理问题和伦理学中的医学问题。

何兆雄

一九八三年元月

原载《医学伦理学概论》（广西医学院）

目　录

一、医学历史学

二、医学哲学

三、医学伦理学

四、生命伦理学

一、医学历史学

台湾名医杜聪明

杜聪明（1893～1986），台湾淡水人，斯人已去13年，岛内外还留下许多赞誉。

学术生命贵在登高望远

杜聪明是台湾第一个博士，第一个博士生导师，第一个蛇毒研究权威，第一个药理学派倡导人，第一个台籍人士充当的日本药理学会会长。他还是台湾两个最早受聘教授中的一个。台湾蛇毒研究世界领先，这一学科的开拓是杜聪明一生最大的成就。人称台湾药理学之父。

1. 三级跳远的学历　祖辈是河南省移民，1893年生于淡水县大屯山下一农家，读过两年私塾，6年小学，1909年以小学学历考入总督府医学校（相当于中专）。1914年毕业后任总督府中央研究所雇员，先后从事寄生虫和细菌学研究。1915年以中专学历考入日本京都大学，先学内科，后改学药理学，其间补修各门化学基础课，自学德语和法语。

1920年获日本京都帝大博士学位，受聘为助理教授。1921年10月，任台湾总督府医学校助理教授，兼中央研究所技师，开始对番木瓜硷的提纯及临床疗效、药理作用的研究，以及对苦参硷、苦参酸的药理研究。1922～1935年受聘为台北医专教授。其间，由1925年起，去欧美做访问学者28个月，遍访德、英、法、美、加等国著名学者和实验室。

2. 三级跳远的科学研究　1929年3月，在乞丐收容所中进行戒毒的人体试验。9月向日台政府建议成立鸦片矫治医院。年末被聘为局特约人员。1930年，日台政府为应付国际联盟的调查，成立戒毒院（更新院），杜任医长（院长为日本人），首创尿液检定法。1931年1月，兼任鸦片矫治所所长。1937年台北帝大成立医学部，受聘为教授，获日本第13届学术协会大会奖。1938年，《台湾蛇伤（1904~1938）流行学报告》发表。1939年当选为日本全国药理学学会会长。会上杜作《台湾产毒蛇的毒物学研究》报告。1941年同助手李镇源合作的第一篇蛇毒论文发表。

3. 三级跳远的教育家生涯　1945年台湾光复后，由于过去的名望，被派接收台北帝大医学院，旋任院长兼附院院长及热带病学研究所所长。1947年，台湾"二·二八事件"后，被国民政府列入黑名单，被免去医学院院长职，躲避16个月后始获平反。1950年国民党重新登记时退党，去欧美考察。1953年，杜辞去一切公职，包括省参议员和省府委员。杜曾兼任69个公职，上至WHO下至台湾文教卫生公私机构，从此不再接受挂名。1954年历经艰苦，开办私立高雄医学院，自任院长，直至1966年退休。为培养高山族地区的医生，1958年办山地医生专修科。

1966~1986年退休生活，常以诗书自娱，但仍念念不忘蛇毒研究。1966年，交5种蛇毒结晶给其第三子祖健，从此开始了杜家第二代研究蛇毒的时期。杜的哲嗣如今是海蛇蛇毒专家，国际知名。杜聪明虽然退休，他曾连任台湾景福会（台大医学院及其前身的同学会）会长，光复后的台湾医学会历任会长，台湾科学振兴会会长，以及他的学派牧樟会的召集人，因此对于台湾医学界，特别是蛇毒研究的影响很大。据圈中人语，他的主要作用是"出点子"。

鸦片研究

1. 尿液检毒的始创者　创造尿液测定吗啡存留量的方法，发现鸦片的吸食者，确定迫戒对象。尿检法成为日后体检药物残留的一种常规方法。

2. 药理学研究　前后34年（1921~1954），发表论文125篇，进行了大规模的动物实验，包括兔子、土拨鼠、青蛙、小鸟等，用以测定鸦片生物碱注入后的各种变化，例如血糖、血钙、血钾、过氧化氢酶、血肽、酸碱平衡、血气、血凝、基础代谢以及肝功能等变化。

3. 临床毒理学研究　对 11498 例鸦片依赖者的中毒症状，进行系统研究，包括牙齿、口腔、胃液、血压、血沉、白细胞、红细胞、血糖、植物神经系统、肝功能以及生殖功能的病理变化。

4. 社会医学及医学社会学研究　大面积的普查和大样本的流行学资料表明：

关于吸毒动机：①治病占多数，男 64％，女 74％。②娱乐、好奇，男 17.12％，女 7.29％。③肺结核患者认为吸毒可减轻症状。普查表明，吸鸦片对肺结核患者不能延长生命。关于致死性：研究表明吸毒者死亡率高于非吸毒者，高龄瘾者更显著。关于教育程度：文盲 56.3％，私塾 38.02％，小学 5.6％，中学极少，大专 0。关于吸毒与犯罪：非瘾者犯罪率 0.412％，鸦片瘾者 1.08％；经济犯罪占多数，暴力少数。

5. 有一套行之有效的迫戒管理方法　戒毒适应症患者是汰去轻者、老者和合并症者。面对迫戒者的软欺硬压，设法杜绝院外输入及院内隐藏，拒不收礼。用检测尿中鸦片含量发现偷吸者。

6. 采用界于禁绝法和渐减法之间的折中法，测定日台政府专卖局所卖烟膏，吗啡含量只有 5％，其中吸食鸦片时，燃烧后通过烟枪被吸附又只有 11％被吸收，可以不用禁绝法或渐减法脱瘾，以盐酸吗啡为主要成份取代鸦片，让患者服用，避免戒断症状折磨。

7. 流行学调查对死因、死亡率、自杀率和犯罪率进行统计分析。发现 10 多例新生儿为妊娠期成瘾儿。

8. 迫戒适应症患者 1.7 万，从 1930～1945 年 15 年间，加上死亡患者，到光复时全省只余 500～600 人。

中医药研究

杜聪明的中医药学观点受日本学界及日台政府政策束缚，基本观点是：

1. 不信阴阳五行，不信五运六气，独尊张仲景的《伤寒论》，认为张仲景绕过阴阳五行，提倡辨证论治，以证论病，以药成方，以方治病，以寒热虚实鉴别病证，是优秀的治疗学，各种汤头对特定病证有特殊疗效。中医所指太阴、太阳、少阴、少阳病都是特定的躯体系统疾病。针灸有很好疗效。

2. 用现代药理学方法对中药进行研究有广阔前途。杜聪明及其合作者测定八角莲、人参、鸦胆子、鱼藤、刺桐、使君子、除虫菊、蕃花树皮、苎叶、木瓜叶、淮山、槟榔等的药理作用。杜聪明发现从木瓜叶提取的番木瓜硷，治疗赤痢有特效。

3. 针灸学可以用于现代医学治疗。但杜聪明并无临床经验，只凭文献推理。针灸学已超出杜聪明的专业范围。

蛇毒学研究

1. 从毒蛇到蛇毒　杜聪明在医专时代的药理研究室，首先写出了台湾产蝮蛇科和眼镜蛇科蛇毒的毒理学研究论文。到 1960 年为止，杜聪明及其助手共发表蛇毒论文 100 多篇。杜聪明研究蛇毒的课题有四：①蛇伤流行学；②蛇伤的治疗；③蛇毒毒理学；④蛇毒应用。

19 世纪至 20 世纪初，毒蛇研究多是着眼于毒蛇的分类、蛇药配方和血清的制备。杜聪明在台湾研究毒蛇和蛇毒，也是这样起步。但他很快便转到毒理学实验上去。从此开始了一个蛇毒研究的新时代：从毒蛇到蛇毒，从毒害到毒利，从免疫学到药理学，从药理学到毒理学、生物化学，更进而达到更深的基因层次和分子生物学层次，从分析化学到人工合成、克隆。这个科学研究时代，是从杜聪明开始的。

2. 从药理到毒理　1938 年，杜聪明在日本药理学会大会所作的蛇伤流行学报告，调查年限跨 34 年（1904～1938），样本大（12000 例），据此算出蛇伤的发生率和死亡率，分辨出眼镜蛇科（眼镜蛇、银环蛇）毒液，以含神经性毒素为主，蝮蛇科（百步蛇、烙铁头、焦尾竹叶青）毒液以含出血性毒素为主，蝰蛇科（圆斑蝰）毒液兼具神经性毒素及出血性毒素。从此就越过了分类和血清的台阶，走上更高的层次。在 30 年代以前，只有日本学者一篇血清学文献（1921），没有人接触过蛇毒的药理和毒理作用。

1941 年，杜聪明同他的学生李镇源合作的第一篇论文，在《日本医学杂志·药理学》上发表，内容是关于台湾蝰蛇蛇毒的毒理作用。杜聪明师徒跨出了他们研究计划的第二步。

杜聪明首创从毒物学观点研究蛇毒,用的是生理实验的传统方法,观察实验动物生理和致死作用,还没有进入分析蛇毒成分的层次。

3. 从毒害到毒利　杜聪明的科研定向正确:立足于台湾本土,不跟着别人在低水平上重复。科研定在蛇毒而不在蛇伤,从毒物本身去研究抗蛇毒。结果发现蛇毒不仅有有毒成分,而且还有许多无毒成分。蛇毒中有许多天然酶,是生化研究的最佳材料,比化学合成的酶,有更多的优越性。蛇毒中的毒蛋白,还可以化害为利。譬如凝血酶样酶,可以降低血液纤维蛋白原的含量水平,降低血液黏度,抑制血小板凝集,是一种可以用于治疗血栓的药剂。在国际学术界的努力下,蛇毒研究的成果,已形成一门新的分支学科——蛇毒学(Snake venomology)。从1950年弟子接班时起,结束了蛇毒研究的描述时代,开始了机制时代。

4. 学派的带头人　台湾蛇毒学牧樟会学派的形成是一种团队组合,完全是近亲繁殖的学术渊源带出来的。这个学派以杜聪明为旗帜,从号称蛇毒大师的李镇源(发现蛇毒的毒性在于蛇毒蛋白而不是酶而著名)起,到杨振忠(发现眼镜蛇毒素,并命名为Cobratoxin而为国际认可,并以纯化、确定氨基酸序列、免疫复体著名)、张均昌(蛇毒蛋白质修饰)等,杜与李、杨是师徒关系,杨与张又是师徒关系。除此之外,便是系出同门。牧樟会有突出成就的蛇毒专家有33人,其中台医毕业的14人,出身化学专业加入蛇毒研究门下的9人,这种师承关系,使台湾蛇毒研究一定程度保持教授讲座的日本传统,由学科带头人一个人说了算。课题统一规划,仪器、图书统一使用,实验数据相互交流。但是牧樟会成员同派外的合作就大为逊色,学派易生门户之见。

门人三十　弟子三千

杜聪明在台湾医学界可说是一代宗师,门人三十,弟子三千,从1914年医专毕业开始,到1986年去世,72年都同医学教育和医学科研发生关系。其中直接在研究室40年,办医学教育20年。主要的工作是科研和教育。

1. 门人三十　指杜聪明门下,在光复前培养了33位蛇毒研究专家,他们是国际学术界认可的生命科学的权威科学家群。他们都是在杜聪明研究室工作过的人。杜聪明每年 10 月 16 日召集这些人及其再传弟子聚会一次，名之曰牧樟会。这 33 人的队伍，全部博士学位和教授学衔。其中 6 人还是台湾院士，杜聪明的大弟子李镇源被誉为蛇毒大师，当选过国际毒理学会主席，得过药理学研究的最高奖——雷里奖。

杜聪明凭借其师传优势，每位研究人员都分工明确，仪器、资料交换使用，研究数据互通声气，避免了封锁、垄断、争名的毛病，各有专项，各得其所。不过杜聪明一死，虽然台湾蛇毒学学界继续前进，但圈中人深感缺少团队精神，牧樟会曲终人散。

杜聪明一手带出来的科研队伍，凭的是严谨的和艰苦的作风。杜聪明治学很严，所以医专时代的研究室，创办 3～5 年后，陆续培养出 3 名日本帝大博士，学人相继来归。这个研究室（时按日制称为教室）开办时只有 3～4 人，全年经费 500 日元，还要负责教学，发给学生讲义。正是这种艰苦精神，再传弟子王光灿用土办法使用尼龙纤维作层析填料，进行蛇毒的柱层析，分离蛇毒蛋白成功。一位国际知名的化学家赞它是"穷人的层析法"。

2. 弟子三千　指杜聪明办医学教育 20 年，毕业学生 3000 人，遍布台湾全岛。杜聪明在 1945 年光复后接长台大医学院，他的改革方案有五：①男女生兼收；②停办医专，各年级专科学生转入本科就读；③招收内地及从日本回台学生转入本科就读；④制订牙科、药科转系办法；⑤改 5 年制为 6 年制，1949 年又改为 7 年制；⑥改无给助教制度为住院医师制。

3. 乐学至上，研究第一　杜聪明自兼热带病学研究所所长，提倡"乐学至上，研究第一"。杜聪明任院长时，提倡教授治校，政府不干涉大学。他认为研究是大学的生命，大学无研究等于无灵魂。无研究的大学不配称为大学。

4. 教授治校　杜聪明的教授治校牌子，顶住了林可胜的国防医学院企图吞并台大医学院的压力，但顶不住顶头上司——台大校长钱之亮，杜聪明 1953 年被迫辞职。杜聪明辞职后，亟谋东山再起，他计划办药专，又想办瀛州医学院，但是得不到支持，计划落空。最后得到高雄地方人士陈启川的支持，在没有登记、校舍、图书、仪器的情况下，便开办了私立高雄医学院。杜聪明还计划扩建为高雄大学。杜氏教授治校的牌子也不灵，高雄医学院办了 12 年，最后还是被开办的支持者排挤走了。

5. 医学教育的目的在于培养学生的治学精神和治学方法　杜聪明办了 10 年高等教育后再创办高雄医学院，至此可说驾轻就熟，他对这个学院又有新的计划：①排课采美国式。每周 1～5 上课，每天上课 8 小时，周 6 和周日充分休息、旅行、运动和阅读课外书。②训育采英国式。学生尽量住校，行导师制，导师请教授充任。③重视语言训练，开英、德、法、拉丁文课，但不开日文课。④教授治校。⑤优待少数民族山地学生，每年取录一名，降低录取标准。⑥亲自开设医学史和《伤寒论》课程，作为思想教育的主要途径。

杜氏是中药的药理研究专家，但不是中医学和中药学的临床学家，却是一位医学史和药学史的优秀研究者和教育家。杜氏讲授医学史和药学史的目的有二：第一，教育学生学习前人的治学精神；第二，要求西医学习中医。杜氏接长两校，一直担任医学史和药学史的讲授。

杜氏有两部医学史、药学史传世，都是讲义。其一为《中西医学史略》，另一为《中医药学评论》。

《中西医学史略》在高雄讲授，内容由四部分组成：外国医学史，中国医学史，药学史和台湾医学史。特点有四：①重视人物生平，以人论事；②大信息量，以事述史；③提倡中西医一元化，此议为杜氏生平一以贯之；④日本文献特别丰富。

《中医药学评论》在台北讲授，是一本以西医立场、西医观点写的书，介绍中医药的发展史，实为《中西医学史略》的初稿。基本思想是"（中医）因为不重视解剖，因此生理、病理都离开人体思索。外科也未采用现代手术，妇产科仅为药物疗法，不用手术与器械，眼科虽有极少手术，亦未有追求现代医学的迹象。"

《中医药学评论》主要根据日文文献及少量中文文献整理而成，因此书中不乏日式句型及地名、医名，缺乏 1949 年后的中国考古资料和中医药研究成果。在学术研究方面，稍逊于台湾出版的刘伯骥著《中国医学史》。但书中简介中国各朝代的医学源流，精练、突出。对外来宗教影响中国医术，外来药物影响中国配方，考订较为周详。关于《伤寒论》的汤头与适应症的研究，有个性，有特色，有专家鉴定。书中提到张仲景是个人医学，《内经》

是黄河医学，《伤寒论》为江南医学。书中推想麻沸汤的成分是草乌、川乌或曼陀罗花之类的浸剂。考证仲景与华佗同时。提到春秋时已有花柳，蛊即花柳，晋平公患花柳。考订王勃和刘禹锡是著名医家。等等。都是别立新说。杜公不人云亦云，足见独立思考。

杜聪明播下台湾蛇毒研究的种子，枝繁叶茂，他毕竟是成功者，而且是爱国者。在日本统治的皇民化时期，他也不肯把拉丁名字改成日文发音。他写 Tsungming Tu，不写 Somei To. 杜聪明，一个地道的中国人。

致谢：本文承广西医大蛇毒研究所汤圣希教授提供资料并给予指导。并承南京医大医史教研室张慰丰教授指正。

参考文献

[1] 杜聪明. 中医药学评论. 台湾：精华印书馆，1971.

[2] 杜聪明. 中西医学史略. 高雄：高雄医学院，1959.

[3] 叶炳辉，许成章. 南天十字星—杜聪明博士传. 台北：新民书局，1960.

[4] 吉田庄人. 从人物看台湾百年史. 台北：武陵出版有限公司，1995.

[5] 吉田庄人. 中国名医列传. 东京：中央公论社刊，1992.

[6] 杨玉龄，罗时成. 台湾蛇毒传奇—台湾科学史上辉煌的一页. 台北：天下文化出版公司，1996.

[7] 何兆雄. 台湾科学泰斗杜聪明. 文史春秋. 1988（4）：40—42.

[8] 何兆雄. 名震中外的台湾父子蛇毒专家—杜聪明和杜祖健. 炎黄世界. 1999（2）：48—50.

原载《中华医史杂志》1999，29（3）：171～174

医务界牟利动机之史的分析

医务界由于其救人与谋利的职业地位，常常使自己陷于道德窘境。救人的动机是随着医学起源与之俱来的，牟利的动机则始于商品交换。当商品经济发展，医学技术可以作为商品进行交换的时候，救人的动机也就容易夹杂着牟利的动机了。医学界牟利动机的发展，经历了几个历史时期。

一、巫医阶段——非牟利时期

巫医时期，医学界不存在牟利动机，原因是生产力低下，人对自然和自己躯体的认识处于一种朦胧或半朦胧状态，不存在商品交换关系，没有可以交换的和没有值得交换的东西。到原始社会末期，亦即母系氏族繁荣期，原始人由自医、自护，互医、互护到专职的巫医出现，这才有原始形态的医生，这是随着第二次社会大分工之后才出现的。巫医时期的历史特点是：

1. 医神是医学的代表。原始人由自然崇拜转到偶像崇拜。各个民族都有自己的医神。中国的医神是黄帝，教民以医，药神是神农、伏羲，教民以动植物药；其余还有桐君、岐伯、伯高、少俞和雷公等。

2. 巫是医学缺陷的补偿。医疗技术水平低下，除用物理和机械疗法进行之外，就是 用人体实验（自体或他体）、动物实验的直观观察获得治疗经验，按摩、推拿、热敷、针砭是常见的物理、机械疗法，《山海经》是春秋、战国时期的书籍，记载药物 124 种，据薛愚氏统计，多数一药治一病。只有少数是一药治数病或几种药治同病的。它提示由原始社会 到春秋、战国医药学的进步。医药知识的贫乏，更增加对鬼神崇拜的迫切感。原始人由自然崇拜到偶像崇拜：最后具体化为对巫师的信仰。巫师是神的代表，他的话体现了神的意志。巫师又是原始医学的创始人和继承人，他借助这点贫乏的医药知识，加上符咒和祈祷，也起了一定的治疗作用，因为符咒和祈祷起了暗示疗法的作用。

3. 巫医是自然依附的象征。巫师治病有好的也有不好的，治好的是因为用对了药或暗示疗法的作用，治不好的则归因于神的惩罚。巫师没有把医术或巫术作为交换的商品，而且这些低劣的医术也没什么剩余生产物同它交换，原始社会不可能存在医务界的牟利动机。这时候的经济生活是原始农业、原始畜牧业和原始手工业刚发展，只有氏族间的或部族间的集体交换，没有个人的交换，而且交换行为并不经常发生，没有商品，没有私人交换，也就没有牟利动机。

4. 原始社会的医学标志是蛇和雷。蛇和雷反映了能利人又能害人的两面性。古代欧洲及西亚，都以蛇为医学的象征。古希腊的医神庙还有饲养蛇的，新建神庙还要从那里把圣蛇请去。阿斯克来皮斯的手杖被一条蛇所缠绕，至今仍是西方医学的标志。古希腊文献把蛇代表医神阿斯克来皮斯，它是神和神的治疗权威的体现，又是冥间众神的代表。古希腊的医神是从巴比伦传去的，同时也传入了蛇是医神的象征。巴比伦人认为蛇是治病之神，把蛇的形象刻在祭献物品上。中国医神的象征是雷。《黄帝内经》假托黄帝的徒弟是雷公。

5. 行医不牟利。巫医治病，生死未卜，其技术低下，知识贫乏，病人死亡率极高。因此医术没有或极少使用价值，也不具备交换价值；也就没有牟利动机。印度婆罗门教在氏族社会过渡到奴隶社会时，教徒治病仍然是禁食一周，用粪便喂病人，说这是以秽攻邪。唐僧访印时，还看到病人"绝粒"一周，病未愈者方得服药。唐时中国僧人受天竺影响，也有用粪便沤制"黄龙汤"用以治病。这种治疗，不死者几稀！因此把医当作蛇自有所本。蛇肉可以治病，但蛇毒可以死人。有一利亦有一弊。雷可以生火，也可以杀人。巫医有两面性，但不牟利，这是指原始社会而言。

二、奴隶／工匠阶段——牟利萌芽期

奴隶社会剩余生产物增加，手工业发展，除农业奴隶外，又出现家庭奴隶和手工业奴隶。有一部分以医生为职业，或为奴隶身份，或为自由民。医务界治病，有收费的，也有不收费的；有高报酬的，也有低报酬的。名医治病不乏高报酬者。此时医德思想已经形成，但未强调平等，也未提反对牟利。这一时期的历史特点是：

1. 医生分化为三个阶级

①奴隶阶级，著名的希氏誓词，中心思想是无伤，不提反对牟利。第一，不用毒药和堕胎药，不作截石术，以免伤及输精管。第二，不泄漏病人隐私。第三，不与男女病家发生性关系，不论病家是自由民还是奴隶。古希腊性放纵，提示希氏门徒是奴隶身份。

②工匠／自由民。古希腊医生中一部分奴隶，由于为贵族治好了病，主人为了酬劳他们，释放他们为自由民。希腊医生除奴隶外，还有三种人：第一，僧侣医师，严格规定报酬。第二民间医师，大多是工匠／自由民身份。第三是庸医的游方医生，制药、卖药和做手术，游方医生是自由民，后来大批涌入罗马，罗马庸医遍地。希腊产婆卖堕胎药和壮阳药，甚至诲淫。罗马医生很多来自希腊，他们已经成为一个工匠阶层，受到法律保护。在军队的军医，地位与军官同。由于罗马帝国要保持一个强大的军队，满足殖民地统治的需要，必须兵强民壮，因此医生特别受到尊重。牟利动机开始出现。罗马医生索酬，同希腊医生异曲同工。《狄奥多西法》（368年）规定平民医生有权向富有的庇护民索取报酬。

③上层医生。包括一些国王、酋长和进入上层的自由民。古埃及医生的地位相当于祭师，享有显贵尊荣的特权。古埃及第一王朝的创建人梅涅斯的儿子曾经编写过解剖学。其他有三个国王同行医有密切关系。盖仑治病收费很高，这表明盖仑已经由工匠转为上层社会的人。盖仑的医德是希氏医德的补充。希氏认为医生的动机应是治病救人，盖仑则认为也可以为名为利，主要看他医术是否高明，不是看他追求什么。希氏认为爱人类的地方就有爱技术的，盖仑认为爱人类的医生只是一小部分，其余的都是爱金钱、爱荣誉。

盖仑说动机是一种个人选择，同对医学的追求没有内部联系。希氏认为医生要取得病人的信任，盖伦认为病人要把医生当上帝。希氏不把医学知识外传，盖仑认为这可以理解，但解剖知识例外。希氏认为不应把情况告诉病人，盖仑则认为可灵活。盖仑的医学和医德思想有错误的一面，但不论正确与错误，一律被中世纪的欧洲神学统治奉为教条，这同盖仑的身份已经转化为上层人士有关。

2. 医德未提反对牟利。《黄帝内经》是中国第一部医书，成书约在战国至秦汉，前后达 300～500 年，至此，只是强调生命的重要。《内经》已不是奴隶社会的著作，但仍未提及反对牟利，只提"天覆地载，莫贵于人"。《征四失》篇提到要分辨厚薄、贫贱之居处，但未提报酬之厚薄。

奴隶社会是人身依附的社会，当医生是奴隶时，不可能收费，因此不存在高收费或免费问题。当医生是自由民时，由于是个特殊的阶层，收费也不在限制之列。自由民在奴隶社会是少数，牟利动机既不反对也不提倡。

三、士人阶段——牟利高峰期

这一阶段相当于封建社会阶段，其历史特点是：

1. 牟利动机活跃。封建社会经济有了进一步发展，虽然基本上是自然经济，但商业开始发展，大中城市陆续出现。特别是中国，春秋时齐国都城临淄已有户口七万，大梁、洛阳、邯郸都是著名的大都市。城市经济活跃，商品交换增多。"耕田之利十倍，珠玉（经商）之利百倍。"医术有了提高，医科学校不断建立和发展，医学技术的使用价值增加，用作交换的筹码加重。中世纪的欧洲，医生多是僧侣，但世俗医生也在发展。在中国春秋秦汉以后，医生是儒释道三教皆有，儒医的社会地位不尽是上流社会的君子地位，也不尽是下九流之一。先秦儒家分君子儒与小人儒。春秋以来，儒医不乏贫困与贫贱。封建社会的医生，有人以此谋生，有人以此牟利，另方面牟利恰是封建经济中城市经济的产物。司马迁说："从贫求富，农不如工，工不如商"。而医生也跃跃欲试。"医方诸食技之人，焦神极为重糈也"（靠技术吃饭的医生，绞尽脑汁为的也是厚利）。周人不喜欢作官，就是要追求什二（20％）之利。鲁人讲儒学，后来做生意比周人还厉害。子贡和范蠡，一个是学者，一个是政治家，最后成了大商家。商鞅重农抑商的政策，连秦国也行不通，·大商人吕不韦便一度把持了秦国的大权。

司马迁是肯定封建社会中医务界牟利动机存在的，他有一个三段论的逻辑：大前提——士农工商在朝在野的人辛辛苦苦都是为了富厚（其实皆为财货）；小前提——医生辛辛苦苦（焦神极能），结论——因此也是为了财货（为重糈也）。据范行准氏研究《货殖列传》说，当时医生多成巨富，所谓"马医浅方，张里击钟"，生活富裕的多是市医。他们技术低下，索价很高。"为医既拙，而又多求谢"。（桓宽）秦王有病召医，"破痈溃痤者得车一乘，舐痔者得车五乘。"扩创排脓得车一乘不算少，而舐痔居然有人去做，也可见重赏之下必有勇夫了。汉武帝皇后陈氏无子，出钱九千万求子。虽然不孕仍然未愈，但可见医生牟利动机的强烈。

2. 牟利的结果丰硕

在中国，医生并不是一律都是下九流之一，有一部分属于君子儒的儒医，进人士阶层（当然也不是所有医生都是君子的地位），他们追求名利；有一部分属于庸医，骗财害命。著名的春秋医生，载于经籍者有医和、医缓二人。据《左传》载，他们二人都受厚礼。国君或重臣赞扬他们"良医也，厚其礼而归之"。战国时的扁鹊，据《史记》载曾得到赵简子赐田 4 万亩。扁鹊不是一人，扁鹊的事迹也非一时一事。值得推敲的是扁鹊的六不治医德中，有"轻身重财者不治"。一不治是骄恣，二不治便是重财。而扁鹊最后因被太医李醯妒忌而丧生，司马迁说是"以其伎见殃。"一个卫生行政长官同医生的矛盾，只能是名利的矛盾。姚僧垣是南梁朝三代皇帝的太医，因为治好第三代皇帝的病，得赐钱百万贯，可说名利双收。6～7 世纪时，一贯钱值多少呢？隋唐医生俸禄，月俸为1～4 贯。最高的医官为 5 贯多，医学博士也不过月俸两贯多。鉴真和尚东渡时买了一条旧战船，才花了 80 贯。（隋文帝时每千钱重隋秤 4 斤 2 两），宋代皇室的内医李防御，买了市井卖药的一个偏方，治好风流天子赵佶妃子的咳嗽，得赏赐金帛值万缗。万缗即万贯。千钱为一贯，万缗即钱千万文。

中世纪时欧洲的僧侣医生，虽然是以上帝的代表去治疗病人，世俗医生也打着存心济 世的旗号，但是医生索酬很高，他们都成为一个特殊阶层，生活富裕。不论医生本人或其亲属，大都穿戴豪华，奇装异服，招摇过市。

他们买房置地，收藏古玩，积累大量财富。14 世纪时，培伦曾这样描写医生的形象："新衣上镶着白毛皮，肩上披着白毛皮披风，天鹅绒式的苏格兰帽，绣花的手套，一个仆从和一匹马，——这些就被认为是医生的标志。"

3. 名医牟利动机同样强烈，有逐代上升趋势

除了前述扁鹊、医和、医缓之外，名医热衷于名利的大不乏人。笔者以刘伯骥所著《中国医学史》所列名医为材料，统计的结果发现，自秦至金元（722BC－1341）上下两千年，名医共 186 人，淡泊名利的只占 58.6%，在名利场中 41.4%，参见下表。

表 1　中国名医对名利的态度（722BC～1341）

淡泊名利			在名利场中		
表现	人数	%	表现	人数	%
未提名利	82	75.2	做官	51	66.2
拒官	5	4.95	因医做官	7*	9.10
拒厚赏	2	1.83	收厚赏	8	10.38
安贫	2	1.83	家大富	2	2.60
僧医	9	8.25	御医	9	13.00
道医	6	6.67			
下策弃官	2	1.83			
病者	1	0.91			
总数	109	100	总数	77	100

*有 2 人做官兼厚赏，统计重复。

中国医学史中有两个耐人寻味的所谓不要钱的医生，一是三国时吴国的董奉，一是宋时的庞安时。董奉是个传说人物，据说为人诊病不收钱，只要替他栽杏。轻病一株，重病五株。数年之后，有十多万株，郁然成林。收成的杏子，董奉订价一升谷换一升杏子。每年卖杏得谷，用来救济过往的旅客。其实这根本不是免费，而是生财之道。庞安时的声望高，不是因为不收费，而是打折扣收费也就博得病家的赞誉。此说出自苏东坡的文章。苏东坡也是知医的。宋朝大官很多知医。所以范仲淹说"不为良相，当为良医"，如著名的张载、朱熹、沈括、许叔微和洪遵都知医。但行医的人，除少数良医外，大多庸医。宋仁宗时，京城开封人口百万，医生近千，不可谓不多

（1∶1000），但多为庸医。"率多道听，不经师授，其误伤人命者，日日有之，"金元之后，法律惩治庸医和禁假医假药的文献很多，可见此风为烈。

刘伯骥氏的《中国医学史》中，宋代名医的资料比较齐全，笔者统计结果发现，宋代名医 66 人，淡泊名利的 40 人（60.6％），名利场中的 26 人（39.4％），同表 1 的结果无显著差异。

表 2　宋代名医对名利的态度

淡泊名利			在名利场中		
表现	人数	％	表现	人数	％
未提名利	30	75	当官	19	73.07
拒官	0	0	家大富	1	3.84
拒厚赏	2	5	御医	6	23.07
僧医	8	20			
总数	40	100	总数	26	100

$X^2 = 3.467$　$n' = 1$　$P > 0.05$

金元学派林立，著书立说名医有 35 人，其中当官的 5 人（20％），无官的 28 人（80％），名利动机较宋朝减弱，经统计学处理，同春秋至宋比，有显著差异。（$X^2 = 6.053$，$n' = 1$，$0.01 < p < 0.05$），同宋代比亦有显著差异（$X^2 = 10.47$，$n' = 1$，$< 0.01 < p < 0.05$）。

4. 医德领域牟利与反牟利斗争激烈

封建社会一方面否定医生谋财的医德规范很多。另一方面则有许多庸医谋财不择手段。

公元 10 世纪时，波斯名医哈里·阿拔斯在所著《医生须知》中说："医生过奢侈生活，终日追逐声色，这是不合身份的"。"医生必须遵循希氏教导，要和善，要恻隐，要仁慈，要慈悲，治疗病人要毫不惜力，特别是对穷苦之人。对穷苦人要赠医赠药，不要指望报酬。"

18 世纪的波斯医生阿格希里在所著《医生的道德责任》中要求医生用药要简单，不用无效药，减轻病人的负担。

日本大化革新时期（645～710），医生被看作是服务于神的人，代表神进行医疗，因此医药是给神的供品，没有个人报酬的问题。日本的儒医蓄发僧却是不学无术之辈，行医只是骗钱。武阳隐士的《世事见闻录》指斥为

"医者不寒儒者寒"。春台先生把日本的儒医讽刺为蝙蝠。他说蝙蝠是昼伏夜出，儒医是五技不精，但也昼伏夜出。不过蝙蝠可恕，因为它是自然造化出来的，技艺不精不是它的本意。儒医不可恕，他追逐名利，恰似苍蝇逐血，其心志卑鄙，可想而知。大化革新时期，日本宣传"精诚思想"，把医生分为两类：君子医与小人医。小人医是追逐利润的。这两种人在人格上的差别大于贫富差别。

中国历代医家，从汉朝起也开始贬斥逐利倾向。张仲景提倡"上以疗君亲之疾，下以救贫贱之危"。他指责医生"竞逐荣势，企踵权豪，孜孜汲汲，惟名是务。"孙思邈重复张言，提倡"安神定志，无欲无求"，"贵贱贫富，普同一等。"但在封建的小生产汪洋大海中，这些光辉思想常常被淹没。

医务界牟利的不道德手段表现是夸大宣传，或花言巧语欺骗病家。《列子》是魏晋时人伪托的书，它记录了一个故事。说杨朱的好友季梁病了，请了三个名医来看。矫医生说了病人的病因是饮食和色欲失度，被病家当作普通医生赶跑了。愈医生说病因是先天不足后天失调，季梁视之为良医，招待了一餐饭。第三位是卢医生，他说病因同天、人、鬼都无关，既然有制约它的因素，也就有解决的因素，因此用不着服药。季梁大悦，赞卢是神医，重重有赏，其实季梁的病主要是纵欲和疲劳，但只有讨好的话他才听得进去。

四、自由职业阶段——牟利动机下降期

从 14 世纪到第二次世界大战结束，是医务界的自由职业阶段。14～16 世纪在欧洲是文艺复兴时期，在文艺作品方而，谴责医务界牟利行为的很多，最著名的是荷兰雕刻家葛特休斯（Goltzius, H.）的三面人雕像。他把医生雕刻成一个三面人，人们健康时医生是人，人们病了医生是天使，收费时医生是魔鬼。诗人柯杜有诗写道："当濒临危险，不能延迟/我们都钟爱神与医师/危险过去，需要报酬时/就忘了神，医师也一文不值。"

自由职业时期，西欧同中国的经历有同有不同。欧洲在 15—16 世纪资本主义萌芽，到 17 世纪发生产业革命，资本主义社会出现，医务界作为自由职业者。他们同病人的关系已经变为卖主——买主关系，或者出售者——消费者关系，医医间的关系是出售者——出售者之间的关系。帕茨瓦尔的

《医学伦理学》（1803）以及美国医学会的《医德守则》1847）、委内瑞拉医学会的《医德守则》（1918）都是按照公平交易这一商品交换原则来制订的。在中国，15世纪～16世纪是明朝中叶至末叶。中国城乡资本主义开始萌芽。明朝医家反对庸医，反对牟利，提倡贫富一体的文献，较以往历朝为多，著名的有徐春圃、龚信、龚廷贤、李梴、陈实功和缪希雍等。但中国医家不敢大胆承认这种买卖关系。龚廷贤在《医家病家通病》中就一方面要医生看病不分贫富，要病家尊重医生的名利，另一方面又否认医患双方是买卖关系。但中国和欧洲走过的道路虽然不同，反对医生牟利是共同的。自由职业阶段的历史特点如下：

1. 瘟疫流行，人口剧减

欧洲从14世纪起鼠疫大流行，死亡2500万，等于欧洲人口的1/4。1664～1665年，伦敦鼠疫流行，死亡7万（全市46万人口）。明史载全国大瘟疫44次，仅京师便发生了5次。1643年，京师死人20万。实际上瘟疫的次数和面积断不只此数。从万历六年（1573）人口6069万（《明史七十七·食货志》）至清初康熙五十年（1711）人口2462万（《清史稿一百二十·食货志》）推算，除去饥荒、战乱、瞒报户口等因素，明朝中叶至末叶瘟疫死亡在1500万～2500万左右。瘟疫并不因资本主义发展而停止蔓延。1894年广州及香港爆发鼠疫，死亡8～10万人。20年内，蔓延全世界，因此共死亡1000多万人。

2. 在鼠疫面前，欧洲医生退居农村，中国医生在城市发展。由于城市人口集中，瘟疫传播迅速，欧洲医生为了避免因诊治病人而感染，纷纷转移到乡村，把病人扔下给教士。教士因为要给死者祈祷和进行殡殓，虽然穿上袍褂，戴上口罩、面罩，仍然免不了感染致死。但是在中国，从明朝开始，城市医生逐年增加，而且名医辈出，许多医生就是有效控制瘟疫或在救治瘟疫患者时赠医施药而出名的。时间越往后。城市医生越多，而且商品经济越发展，医生也越多。江苏是较为典型的一个省份，人口密集，全省人口占全国的17.26%。江苏在明朝时，苏南人口密度每平方公里100～150人。至清时已高达200～300人。江苏省有文献记载的名医共3180人，其中明、清和民国有2993人，占94.1%，古代名医较近代少，这同商品经济发展有关。而文献散佚也是因素之一，但总趋势仍是逐年增加。

表3　江苏历代名医分布表

地区	先秦	两汉	魏晋	南北朝	隋唐	两宋	金元	明	清	民国	合计
苏北		4	3	8	11	18	9	110 16.54%	502 75.49%	23	665
苏南	1	7	1	12	8	33	37	506 21.499	1750 74.3%	102	2355

　　苏北和苏南由于经济的富裕不同，医生增加的绝对数不同，但明清之间的差异是大的，清朝增加数为明朝的 3.5～4.5 倍，有显著差异，（$X^2 = 8.03$，$n' = 1$，$0.01 < P < 0.05$）明朝时苏南名医占全省的 82.14%，清朝时苏南占全省名医的 77.7%。而苏南又集中于商品经济发展较快的城市。

表4　江苏名医分布表

朝代	总数	苏州	常熟	无锡	常州	镇江	南京	上海	松江	南汇	昆山	其他
明朝 1318－1644	616	85	68	31	22	21	32	26	28	7	35	261
清朝 1644－1911	2252	222	92	76	90	7	96	179	70	85	69	1417

　　明朝苏南 10 个城市名医，占全省 53.38%，清时占全省 35.45%。明与清对比，苏南名医清朝时比明朝增至 240%。上海更为突出，清比明时，名医增至 688%。（$X^2 = 10.96$，$n' = 1$，$P < 0.01$）差异十分显著。实际上，上海邻近地区清时名医增至 811 名，占苏南 46.3%，占全省 36%。

　　3. 城市名医增多牟利倾向削弱

　　商品经济的发展，城市名医增多，同牟利倾向呈负相关关系。即商品经济越发达，赠医施药的增多，当官的医生日少，自由职业阶层增大。

表5　名医中名利者与僧尼道历朝对比

朝代	名医总数	名利者		僧尼道	
		人数	%	人数	%
先秦至元	186	77	41.3	15	8.3
明	612	67	10.87	0	0
清	2252	40	1.78	4	0.17

明朝医生当官的有 51 人，但当医官或御医的占 76.1%，清朝当医官的 15 人，只占 37%。但总趋势是医生当官的少，而当官学医的增多。

表 6　明清赠医施药名医分布

朝代	总数	苏州	常熟	无锡	常州	镇江	南京	上海	松江	南汇	昆山	其他	占总名医%
明	49	6	2	2	0	3	2	3	2	1	2	26	7.9
清	119	18 P<0.01	7 P<0.01	7 P<0.01	11 P<0.01	8 P<0.01	6 P<0.01	22 P<0.01	2	1	2	35	5.28

清朝增加数同明朝对比有十分显著差异（$X^2=16.39$，$n'=1$，$P<0.01$）。明朝施诊医生苏南苏北对比无显著差异（$X^2=3.666$，$n'=1$，$P>0.05$）。清朝施诊医生苏南苏北对比亦无显著差异（$X^2=0.2536$，$n'=1$，$P>0.05$）。

4. 儒医与世医在中国出现

儒医和世医的出现是中国医务界在小农经济和封建暴政下的产物，它同西方自由职业的医生不同。前者属于第三产业的白领阶层，后者则是出售手工业品的小手工业者。由于明清的文字狱和清朝的民族压迫政策，许多读书人弃儒学医。明清之交，更有许多人弃官学医。或借医行世，隐姓埋名，逃避清廷的迫害。另一方面。世代家传的世医也开始出现。以江苏为例，儒医和世医已成为明清时该省医家组成方面的一大特色。陈道瑾、薛渭涛研究，所谓儒医是指具有较高文学素养的医家，包括先儒后医（如徐大椿），先官后医（如王肯堂），以儒通医及部分兼通医学者。世医指父子相袭，祖孙相传，世代以医为业者。江苏省的江南何氏，绵延 28 世。吴县倪氏、沈氏，武进范氏、费氏，扬州任氏，高邮赵氏，苏南地区有孟河四家名医、苏州七子山顾、镇江大港沙派，皆世代相传。其中江南何氏，相传 800 多年。在儒医和世医的传统中，就流传了"合药不惜费，临诊不计酬"的规范。"病家少一钱浮费，即助一钱汤药"（吴江张学潮），"不取非分之财，安于家无储粟"（蒋宝素）。

五、社会福利阶段——牟利抑制期

第二次世界大战以后，医疗卫生工作出现一个新时期，由于一系列社会主义国家出现，民族独立国家代替了过去的殖民地，主要的资本主义国家采取了福利国家政策，医务界的牟利动机降到较低点，这一时期的历史特点是：

1. 医院所有制的多元化，牟利动机不是主要的经营动机

社会主义国家和民族独立国家，有许多采取医院全盘国有化的政策。但是就在苏联，仍然有私人经营的医院，而发达的资本主义国家，如美国，虽然 2/3 的医院属于私营，但全国医院（包括公私营）有 86.6％是不赢利的，只有占全国医院 13.4％的私营医院才是赢利的。法国的政府医院不到 40％，但全国没一家医院是赢利的。只有日本比较特殊，占全国 80.2％（1981 年）的医院属于私营赢利医院，但日本的国民收入高，平均工资高，每年人均医疗卫生开支高达 378 美元（同年统计较科威特还高 69 美元），个人医疗负担只占收入的 4.2％，雇主负担工资额 5.3％。日本人消费支出中，保健费实际只占收入 2.4％。日本人生活水平高，每人每天可得热量 2946 卡（1983）。

各国医院所有制与牟利动机的分布如表 7 所示。

表 7　87 国医院所有制与牟利动机 (1980－1982)

占全国医院％	政府所有		私人所有（非赢利）		私人所有（赢利）	
	国数	％	国数	％	国数	％
1～10	0	0	13	14.94	5	5.74
11～20	0	0	14	16	9	10.34
21～30	3	3.44	5	5.74	7	8.04
31～40	3	3.44	7	8.04	3	3.44
41～50	11	12.60	8	9.20	1	1.14
51～60	4	4.60	11	12.60	4	4.60
61～70	8	9.2	0	0	0	0
71～80	6	6.9	0	0	2	2.28
81～90	9	10.34	0	0	1	1.14
91～99	8	9.2	0	0	0	0
100	27	38.57	0	0	0	0

上述统计表明，有 27 国是由国家垄断医院的所有权（38.57％），60～100％

的医院属于政府所有的国家有 58 国，占统计国家的 66.66％。有私人经营赢利的医院 32 国（36.78％），其中近 60％的国家不过只占该国医院数的 1～30％。

下面我们再看代表性的国家医院所有制与牟利动机的情况。

表 8   主要国家医院所有权分布

国家	年份	政府％	私人（非赢利）％	私人（赢利）％
美国	1981	36.3	50.3	13.4
苏联	1982	95.5	4.5	
瑞典	1980	21.2	57.6	21.2
越南	1981	100		
阿联酋	1981	100		
西班牙	1979	38.4	14.4	47.2
伊拉克	1981	94.6		5.4
伊朗	1981	67.0	13.3	19.7
意大利	1981	62.8	37.2	
日本	1981	16.4	3.4	80.2
朝鲜	1981	100		
马里	1977	100		
法国	1980	31.4	68.6	
西德	1979	78.4	13.1	8.5
印尼	1978	30.2	23.0	46.8

2. 医学的当代趋向是反对牟利

当代医学潮流和医德趋向是反对牟利。

①国际医德文件强调人道主义的医学目标：《日内瓦宣言》第一句话："我要为人道服务。"《国际医德守则》第二句话："行医不能唯利是图。""不得接受份外的诊金。"《国际护士守则》第二句话："护理的需要是带全人类性的，护理从本质上说就是尊重人的生命，尊重人的尊严和尊重人的权利。"

②各国医德文件强调医学人道主义，反对拜金主义。法国的《医德守则》指出："医学职业是为人类服务的"（第二条），"禁止一切对病人不合法的物质利益行为。"（第 13、15、23、26、27、32、34、35、56 条）。日本《医德守则》规定"不利欲薰心。"苏联的《医师誓词》是作为立法公布的，

23

它要求"在社会利益需要的地方，自觉地进行工作。"美国的《医德原则》第一条就是"医务界的主要宗旨是充分尊重人的尊严，提供人道的服务"第7条又说："医生收费，应该和他提供的服务相称，跟病人的支付能力相称。"英国医学会《医德守则》特别规定医生与商业要绝缘，私分职业经费会使医务界名誉扫地。

③各种专科学会的《医德守则》反对牟利。日本牙科学会规定"要经常反省是否丧失了人道主义"，"医疗费用公正。"美国推拿学会《医德守则》规定"医生不要企求病人对其服务商业化或广告化"（第 8 款），"医生不得以任何方式赞同试验性或专卖性产品，或者向公众广告宣传或出售装置（第 9 款）"，"收费要合理，否则是不能容忍的。"（第 20 款）美国护理学会《道德守则》规定"护士不为人推销货物。"

3. 医务界的身份已经开始改变

只有开业的医务人员才是自由职业者，否则是国家干部（社会主义国家）；半垄断组织职工（资本主义国家政府医院）；私人医院（非赢利）职工；或私人医院（赢利）的雇佣人员。前三者都是工资劳动，也不参加利润分配。英国皇家医药院校和英国医学会就专门制订过一个《国民保健署医生的道德义务》的文件（1977）。英国国民保健署是英国政府管理下的综合性卫生机构，其下属医院及各种专家的工作范围涉及医疗保健的各个方面，医师及牙科医师可自动签订合约参加其工作，亦可自由退出合约，同时还允许业余时间私人开业。上述文件肯定国民保健署是一个半垄断性的组织，医生不能随意撤回病人的服务，不能放弃自己的道德责任。但国民保健署也不是垄断性的雇主，它允许医生在业余开业。在国家医院，半垄断组织和非赢利性私人医院工作的医务人员，不能以任何借口拒绝病人或多收诊疗费私分。自由职业者的身份开始改变。

4. 非赢利私人医院采取补贴政策

非赢利的私人医院不是不赚钱，而是采取劫富济贫的补贴政策（Cross—subsidization）。即头等、二等病房收高价，用来补贴三等病房，三等病房的住院费用实行减免，甚至供给伙食。头等病房各种费用都高出成本一倍至几倍，二等病房次之。但收益不是私分而是照顾贫穷病人。美国是个富国，对于年老的病人，实行"医疗保障方案"（medicare），免费治疗。对于低收入者，实行"国家补助方案"（medicaid）。但美国人无医疗覆盖的仍达2000～2500万，医疗覆盖不足的2500万，私人非赢利医院对这些人口采取的就是补贴政策。

5. 牟利动机是西方的新概念

赢利医院不是今天才有，医生追求名利也是古已有之。但把牟利动机（profit motive）视为合道德和合法确是一种新概念，而其理论来源可追溯到盖仑。因此在医院中使出现了两个新概念：赢利医院（for－profit hospital）与非赢利医院（non－profit hospital）。赢利医院的开办者不是以慈善事业的创办人面目出观，而是以股票持有者的面目出现。他们关心的首先是而且主要是利润。因此在美国医学哲学界特别是医学伦理学界便开展了牟利与反牟利之争。牟利论认为赢利医院可以用低价提供优质服务，有利于竞争。这些论点和调查报告都先后在80年代结集或写成专著出版。Brock等对此持坚决反对牟利的态度，他指出赢利医院的主要道德问题是：①不能履行医疗义务，不为穷人服务，对穷人不能实行补贴政策。②恶化医患关系，医患关系的建立与协调不能依赖市场机制。

六、结论

1. 医务界的牟利动机，历史上呈一条抛物线状发展，从无到有，封建社会到达最高峰，资本主义萌芽时期开始下降，到资本主义发展、成熟，以及社会主义国家出现到了极低点。目前还有牟利行为的历史残余或历史的反动，不是世界潮流所向。不是商品经济发展，牟利动机便发展。相反的，商品经济越发展，医务界的牟利动机越受抑制。当闭关自守的自然经济占统治的时期，反而是庸医骗财和借医牟利的高峰期。牟利与商品经济的发展呈双曲线状态。在当代出现牟利的理论与实践，只能增加医疗费用的不合理增长和卫生资源的不合理分配，盲目引进和使用一些高技术的仪器和药品。

2. 在医学史或医德史上一直存在人道主义与牟利主义的对立，亦即义与利的对立。商品经济的发展，使地区间的封锁与隔阂逐步打破，疾病与健康已经不是某一地区、国家或某一个人群的事，而是社会公益的事业。它不仅关系到广大劳动人民的利益，而且也关系到资本家的利益，资本家需要用福利国家政策来调和社会矛盾，特别是阶级矛盾，缓和社会革命危机，而现代化的生产又要求人们有很好的身体素质。人道主义在医学界一直占统治地位。任何人，不论以任何借口及任何方式去搜刮病家财物，都为世人所不齿。

3. 医务界作为一种社会角色，存在二重人格，有人道主义一面，也有牟利主义一面。由医务界掌握的医疗事业也可能存在人道主义一面和牟利主义一面。由于当代医生是从自由职业者转化而来的，或者他本身仍然是自由职业者，个体劳动者的地位容易产生牟利主义；因此，医务界不能自发地到达人道主义。历史上各国医务界都重视誓词和守则。中国自汉朝张仲景以来，一直要求医生要通儒经，就是要求接受人道主义思想。美国推拿学会把西方宗教界的"黄金律"作为医德的基本原则，都是承认医德教育的重要性。以马克思主义为指导的中国医学伦理学界，面临的形势是严峻的。（参考资料略）

原载《卫生改革与医学道德》，
中国科技出版社，1991，483～494

自杀预防史

一、自杀预防的早期活动

最早进行自杀预防和危机干预活动的是 Lemberger，在 1880 年成立志愿救济协会（Lemberger Freiwilliger Rettungsgellschaft）。该会首先在世界高发的国家首都布达佩斯成立。这个首创性的组织成立后 13 年，只对 730 名求援者进行过帮助，平均每月不到 5 人，业务范围不大，较之当代，不可同日而语。但当年的社会风气、人口素质与交通条件同当代迥然不同。这一初创仍然是带开拓性的。

1895 年美国纽约成立国民救命联盟（National Save－a－Life League），1906 年开始设分支机构。

1906 年，伦敦成立救世军防止自杀部。

20 世纪初叶，奥地利的维也纳警察局福利处成立防止自杀科，业务开始有发展，1928 年便接待来访 2373 名。此外，维也纳的伦理学会成立"厌世者之家"，成立头一年便接待 506 名求援者。1928 年，Frankl，V. 成立青年咨询所，头两年接待求咨询者 1500 名。这些机构都由志愿人员参加，成员有医师、咨询人员和社会工作者等。最早成立防止自杀组织的布达佩斯，20 世纪之初，又有"新生活联盟"创立，开始时是个人活动，后来成为普及活动的一个群众性组织。

由 19 世纪末到第二次世界大战，防止自杀活动属于始创期，还未引起社会各界的重视。创始人都是热心公益人士。

二、自杀预防的中期活动

这段时期相当于 1945～1960 年，为防止自杀活动的复兴期。经过第二次世界大战，人们从战争中出来，百废待举，百业俱兴。战争中一度下降的自杀率，从此扶摇直上。自杀首先引起精神科学家的重视，同时得到社会各界的支持。许多日后有世界影响的防止自杀组织，此时正建立或刷新业务，充实人员，健全机构。研究预防自杀和治疗服毒的医疗中心陆续成立。

1948 年天主教会的 Caritas 在维也纳成立，成为防止自杀的专门机构，开展团队活动。

1953 年，著名的撒玛利亚防止自杀会（Samaritans 旧译乐善社）在陈华礼（Varah，C.）的倡导下在伦敦创立，此时正是英国在二次大战后的自杀高峰期。原为教会组织，参加者有神职人员、精神科社工及雇用人员，精神科顾问为 Fox，R。

1959 年，救济会（Rescue）在美国波士顿成立，创始人 Murphy，KB，得到天主教会的支持。咨询者有 70 人左右，做法有心理支持、环境调整、集体治疗等。该会同波士顿精神病院有紧密联系。

1959 年，Lownes，T. 在美国佛罗里达州成立"朋友会"（Friends），日后成为迈阿密有名的防止自杀机构。

1956 年，天主教圣路加修会在柏林成立医疗救护单位，救治自杀病人。

1958 年，Shneidman 和 Farberow 联名发起成立自杀预防中心，会址设在洛杉矶，宗旨为学术性组织，从事精神医学和心理尸检的研究。与此同时，各地以精神病院为中心，开展自杀预防及治疗的学术研究，如设菲舍尔德的前自杀症候群研究中心，维也纳的中毒治疗中心，巴塞尔和波恩的抑郁研究中心等。

中期活动的特点是大发展时期。香港的撒马利亚会也是在此时成立的。尽管初创时期是筚路蓝缕，但 1970 年以后有了飞跃的发展。50 年代起，防止自杀机构如雨后春笋，纷纷成立，从其经费来源及工作内容，大致可分为四种类型：

①公立或半公立的自杀预防机构，如美国洛杉矶的自杀预防中心和奥地

利维也纳的危机干预中心，以及原苏联及东欧各国成立的一些自杀防止机构。

②公立或半公立的心理疏导机构，原苏联及东欧各国有类似的机构，美国 Brooklyn 有一所市立精神病院有电话咨询部。日本爱知县设有"感情电话"。

③民办的自杀防止机构，如英国的撒马利亚会，目前已成为跨国的组织，机构遍 46 国，又名"国际交友会"（Befriends International Organization），澳大利亚有"厌世者救济协会"，奥地利有"救济会"，"保护厌世者协会"。

④民办的心理疏导机构，此种机构世界最普遍，澳大利亚称为"生命线"，美国称为"接触"，加拿大称为"电话护理"，德国称为"电话照料"。日本东京、大阪、冲绳等地称为"生命电话"，为方便外国人，东京还有"英语生命电话"。

三、防止自杀的当代活动

1960 年，国际预防自杀学会在维也纳成立，这是自杀预防史的一个转折点。自杀预防已由个别活动和团体活动转入国际活动时期。从此隔两年召开一次国际学术会议，交流自杀预防的情报。60～80 年代，是自杀预防机构大发展时期。

1967 年在洛杉矶成立国际电话辅导协会主要活动为研究科学的自杀病学，定期召开国际学术会议。

1963 年在柏林成立"圣路加的命"（医师）组织，主要任务是开展计算机引进技术研究的国际活动。1968 年世界卫生组织主持了自杀预防的专题研究，并陆续发表专家的技术报告。英国的撒玛利亚会，60 年代后获得大发展，自杀预防的成效显著。

（1）香港撒马利亚会是中国人创办的第一个防止自杀机构，也是亚洲的创举。1960 年由杜学魁创办，原名"防止自杀会"，1963 年改名为"香港撒玛利亚会"，1976 年又改名为"香港撒玛利亚防止自杀会"。1962 年加入"国际预防自杀学会"为会员，与国际上提供类似服务的组织保持密切联系。主席或委员会代表先后多次出席国际撒马利亚大会、国际预防自杀大会、国际生命线会议及亚太区电话辅导会议。该会宣布并无宗教立场，"藉着圣经中撒玛利亚人友善博爱、助人为乐的精神作榜样，对绝望及濒临困境人士伸出同情之手，并予以扶持及适当的情绪辅导，为达成助人自助的目标。"用该会创办人杜学魁的话来说，就是不能见死不救。

该会工作人员都是义务充任，香港习惯称为义工，义工及会员来自各阶层，包括文员、社工、工程师、会计师、教师、医生、护士、记者、主妇及大专学生等。会员及义工为公开招考，并经短期培训后吸收。会方经常举办在职训练课程或讲座，以提高辅导素质。课程有："微观辅导技巧"、"生存与死亡"座谈会、"性教育训练课程"、"艾滋病"讲座、"精神病知识"讲座、"邪教活动情况"讲座等。

该会资金通过义卖、义演等筹措，并获得香港公益金部分资助。

该会成立后的第七年（1967 年）接受求助的个案才 67 宗，到 1991 年已增至 2285 宗，增加 33 倍。1967～1976 年求助者男略多于女，此后则女多于男（1：1.2～1.5）。这两组数字提示该会工作已逐步为社会所接纳，并受到女性的欢迎。求助者 70 年代以 21～45 岁为主，80 年代以 15～24 岁为主。个案性质 60～70 年代以资源性、物质性的民生问题居多，大多数为肺病厌世、考试落第、舞女辛酸、贫穷、赌败及堕胎等。再加上居住、就业、物价高涨、升学考试压力、医药资源缺乏等。1978～1982 年求助个案主要涉及情绪问题、人际关系、男女感情及婚姻。1982～1989 年爱情困扰占 30％，婚姻问题占 13％，求助问题的变化，要求辅导人员的知识素质相应提高。处理个案的方式 95％左右通过电话，其余通过面谈及书信方式进行。书信只占 0.5％左右。该会服务的一个特别项目是"会考情绪辅导热线"，专为中学会考服务。1991 年全会共有会员 112 人，分别在各条热线进行工作。

1991 年统计，求助问题的％比如下：爱情 26.76％。婚姻 16.91％，家庭 18％，交友 12.38％，未婚怀孕 2.17％，已婚怀孕 0.14％，性暴行 3.11％，性问题 8.19％，健康 5.07％，伤残/弱智 0.95％，精神病 11.84％，学业 9.20％，意外 0.14％，职业 12.86％，人生观 8.46％，经济 6.97％，其他 8.3％。

求助者的自杀危机状态（1991）正企图自杀 1.22％，有自杀计划 3.93％，略有自杀计划 35.48％，无自杀意向 59.38％。（张月媚·赵俭豪）

（2）广州培爱防止自杀中心，为中国大陆第一个由义务工作者成立的组织，1988年1月3日成立。参加工作者多数为记者和编辑，由广东电视周报负责人陈云清发起。经费靠募捐而来。工作人员24小时值班，不取报酬。其宗旨是发扬爱心，珍惜生命，造福他人，服务社会。14位工作人员，全部为大专以上毕业生，其中有2人是经中心救助后志愿参加义工的，工作人员男性居多，且半数为广东电视报的编辑和记者。1988～1990年，每年平均有200人向该中心求助，其中电话占1/3，信件占2/3。可能这同电话当时未普及有关系。

工作内容除了电话或书信咨询辅导之外，还亲自接待来访或随访求助者。中心成立之后，受到社会舆论的盛大赞许，同时得到国家电影电视部负责人的鼓励。在传媒的传播影响下，南京、上海、北京等地，预防自杀组织相继成立。求助者除广州市居民外，还有外地远道求援者。工作人员除广州市居民外，也有外地的干部职工。

工作人员不仅不取分文报酬，有时还解囊接济求助者（来广州被窃去财物准备轻生的人）。工作人员除了受到正面的表扬鼓励之外，也不断受到侧面的非议和攻击，经受许多压力。但面对这些困难，他们一律以社会病态视之。用治疗自杀这一社会病态的勇敢精神，横眉冷对一些别有用心的指责。培爱的始创精神，是面对经济、思想、流言等许多压力和困难，在众志成城的环境中培养出来的。

（3）南京危机干预中心

1991年7月，由翟书涛发起，南京脑科医院支持建立。成员有医生3人，心理学工作者1人，护士2人。设有热线电话、面谈接待和小型的留察室。带学术研究性质。服务项目有四：热线电话，接待来访，调查研究，上门服务（家庭社会干预）。热线电话每天8～23时服务。

该中心成立的一年内（1991年7月～1992年6月），报告求助2193例，青年求助占73%，大专学生占总数23%，求助问题以恋爱、疾病用药、婚姻家庭、工作学习及人际关系为主83%。干预效果满意和较满意达76%。

该中心头一年建立即接待2000余例求助者，相当于香港撒玛利亚会同年的工作量，而南京市电话的安装户只达10%。这不能不归功于该中心的普及宣传。

1991 年 7 月 ～1992 年 6 月求助者男 1228 例（56％），女 965 例
（44％），与北京、上海近似，与四川有差异。30 岁以下占 73％。求助者的
职业（％）：大学生 23，工人 18，科技人员 16，干部 12，离退休 6，中学生
5，临时工 4.8，军人 3.6，待业人员 3.2，个体户 2.2，农民 0.5，小学生
0.4，不明 5.3。

求助问题（％）：恋爱 32，疾病用药 15，婚姻家庭 14，工作学习 12，
人际关系 10，环境适应 6，性格 4.5，劳动就业 2，性心理 1.9，灾祸 0.6，
其他 2。

干预效果评价：满意 40％，较满意 36％，需面谈者 16％，需继续电话
联系者 46％，对方中断电话者 2，4％。（殷希金等：1992）

（4）撒玛利亚会（Samaritans）

到 1992 年为止，已由英国发展至 46 国都设有分支机构。服务人员也大
增。该会创办于 1953 年，到 1959 年仍然只有一处机构。在英格兰与威尔
士，1960 年增至 5 市，1971 年增至 75 处分支机构，1975 年增至 160 处。
在英国本土的求助者 1964 年为 12355 人，1975 年增至 204，978 人，增加
近 16 倍。

撒玛利亚会的活动内容是 24 小时值班接待来访或电话。各分支机构均
有精神科医生、法学家和医学顾问参加。参加者不论宗教信仰如何，但工作
前必须接受职业培训，讲授 5～7 课讲义或实习。培训内容为自杀意图测定、
治疗方法、接待来访、进行访问等。1977 年，伦敦一地培训义工 2150 名。

伦敦求助者，1956～1960 年间 40％直接谈自杀问题，有 1％的人自杀
未遂。1965 年是该会的全盛时期，从该年度起，英国自杀率逐年下降，约
降 15％。（稻村博；1977；320）

（5）预防自杀中心（CSPC）（美国）

1965 年，中心的创办人 Shneidman，宣布其机构的目的是：①帮助人
们防止自杀。挽救生命。②研究自杀行为的规律性。③在其他领域应用先
导——状态（pilot－state）行为。④进行防止自杀的国际培训。⑤减少自杀
禁忌。⑥调查研究。

该中心有三大活动区：①临床区，主要为治疗。②社区宣传教育。医学
启蒙，引起社会的关心和注意。③防止自杀资料的收集与分析。

工作人员：计划指导者 2 人，精神科医生 4 人，心理学家 3 人，神职人员 2 人，社工 4 人。接待人员多数懂社会学与护理学。70 年代以后，业务范围扩大至处理中毒与吸毒。

筹建期（1963 年）接电话 2675 次（日 1068，夜 1607）。月份与星期无大差异。11 月较少，星期六较少。17 时～24 时较多，约占 70％。其余为早晨。求助者 65％为本人。15％为家族，13％为友人，3％为治疗人员，0.5％为神职人员，其他人占 7％。来电话者女性较多，为男子的 2 倍。

求助者 20 岁和 30 岁年龄组最多。白天以女学生及老年男子最多。学生多诉学校问题，老年男子诉说自杀问题。夜间接谈的多为配偶条件（独身男子 31％，独身女子 18％，离婚女子 22％，离婚男子 14％）。

自杀未遂电话，白天（27％），晚间（13％），内容分急性与慢性，夜间急性居多（57％），慢性多为酒精中毒、情绪不安或人格异常。

全部辅导材料表明，有明显精神病的求助者占 11％（其中 37％为抑郁症）。4％以上为恐怖反应。经过精神科治疗的，夜间电话占 40％，白天占 25％。高龄者经精神科治疗的比率越高。自杀危险性女高于男（女性夜间 47％，白天 51％，男性夜间 33％，白天 20％）。一般是夜间高于白天。

该中心求助者自杀危险性较高，因此入院治疗的比率也高。白天求助者 11％入院治疗，夜间求助者 15％入院治疗。自杀未遂者的自杀危险性高。全部求助者约有 8％为医疗机构或法律学家推荐。（稻村博：1977：317～318）

（6）危机干预中心（Zentrum fur Krisenintervention）（奥地利）

1976 年以后，参加工作的义工有精神科医生 3 人，个案工作员 4 人，心理学家 2 人，律师与神职人员各 1 人，接待来访或家访。1948 年以前也附带处理自杀之外的问题，其后专门处理自杀问题。

该中心为著名防止自杀专家 Ringel 首创，求助者都是精神病院或警察介绍而来。自杀未遂者来访大致可分三类：①自杀意图明确，存心要死者。②自我破坏，但存心不想死，行为软弱。⑧伪装自杀。Ringel 研究自杀未遂者，12％～18％在数年内仍要自杀。自杀未遂者的自杀手段，服毒最多，占压倒多数。治疗自杀未遂者的经验是①减轻后遗症；②作出明确的精神科诊断；③有效的治疗；④加强追踪随访。

1974 年材料，该中心共接待 1500 人，3/4 为警察介绍前来。计面谈

9016 人次，访问 2035 人次，面谈治疗 2917 人次，集体面谈 297 人次。

1966～1976 年间，受理自杀未遂案件约 11000 宗，其中 7000 例入中毒治疗中心治疗，服安眠药自杀的死亡率降至 1％～3.5％。自杀未遂者为① 老龄；②酒精中毒；③抑郁症；④神经官能症。

患者出院后由警察协同追踪，追踪面达 70％，其中 40％需要长期追踪。酒精中毒患者除了委托专门机构追踪外，还须精神科继续治疗。宗教问题由神职人员追踪。

该中心的活动成果是正当奥地利全国自杀率上升时，维也纳自杀率下降 25％。1948～1951 年，自杀未遂者仅有 2％重复自杀死亡。（稻村博 1977：321～323）

（7）生命线（Life Line）

1963 年在澳大利亚成立后，已发展为全球性组织。1966 年有 7 国 16 所。1976～1977 年已发展至 132 所。该所任务是对思想烦恼者给予帮助、接谈。电话辅导为主，也接待来访，并设有招待所。在澳洲各大城市、南非联邦、新西兰、新加坡俱有分支机构。参加者都经过辅导培训，全日值班，无假日。成立后头三年，正式接待 30187 人，其中电话 25035 人，面谈 15377 人，解难小组出动 422 次。

求助者的问题有社会问题（住宅、经济、衣着、粮食）33％，未婚母子问题（孩子抚养、未婚母亲、养子关系）11.6％，辅导问题（一般咨询、结婚咨询、青年顾问、教会咨询）39.6％，嗜癖问题（酒精中毒、赌博等）5.7％，精神障碍 6.2％，自杀关系 3.3％。电话的高峰时刻 11～13 时，17：30～23：00，深夜最多，雨天最少。圣诞节为一年中最少的日子。

机构内设电话咨询、接待室、社会福利部、未婚母子部、出路部以及解难小组等。社会福利部对因失业、遗弃、疾病死亡而陷于困境者给予必要的家庭援助，如衣服、食物、金钱等，还有住房或工作照料等有时也可得到。未婚母子部主管入院、出院及养子关系等援助。出路部主管弃婴的收容与照料、孩子的游戏疗法、探视亲属、咨询等。解难组分男子与女子各一组，有 2 台带无线电的汽车与本部联系。（稻村博：1977：320～321）

（8）生命电话

这是日本的预防自杀组织。1971 年在日本创立，以后铺开到日本一些大中城市。

该组织根据申请参加义工者的宗教与思想，经过口试后决定录取，然后给予一年的理论与技术培训，审查合格后任命为辅导员，经常保持300人的规模。每日5班轮流值勤。机构受到公立和私立机构各种专家的支持和协助。专家包括医师、律师、心理学者、社会学者、社工、保健护士、护士等。医师除精神科外，还有内、外、妇、儿、眼科等临床医师，此外还有犯罪学、传染病学、法医学、卫生学等基础医学专家和社会医学等医学研究人员。同友邻机关有密切联系，这些机构包括市民接待处，精神卫生中心，警察局的家事接待室，110番指令室，消防厅，律师公会等，一般联系的机构有各区官署，结婚接待所，职业安定所，福利事务所，保健所，儿童接待所等。该组织同大学的附属医院以及公私立医院联系密切。

"生命电话"成立的头一年受话58141件，回复咨询30196件，电话记录（5台电话）27945件。为世界预防机构收信最多，范围最广的。受话时刻与男女差异较大。男子22～8时最多，以下依次为11：30～15：30，15：30～18：30，女子11：30～15：30最多，依次为15：30～18：30，22：00～8：00。男子半夜最多，女子下午最多。男女比例，女性为男性的2倍。年龄差别，男女18～30岁最多。男子有近半数为该年龄层，以下依次为18岁以下和30岁年龄组。

求助者的地区分布，东京23区占87%，其次为横滨、川崎、千叶、都下（23区外）及东京近郊。此外，还有大阪、名古屋等其他大城市，远至北海道、鹿岛及冲绳岛均有"生命电话"组织。

面谈内容最多的是男女问题，其次为家庭问题，夫妇问题，生活不安和性问题等。男子谈性关系问题最多，以下依次为男女问题，夫妇问题，生活不安，孤独自杀等。女子谈家族问题最多，以下依次为男女问题，夫妇问题。男子多谈自己的性与男女问题，女子多谈家族或邻人的人际关系。

受话内容与时间有联系。星期日男女谈自杀问题居多，男子尤其明显。其次是男子周2、周4居第二位，女子周3居第二位。其余日期无显著差异。谈自杀内容也有时刻特征。一般多在夜间，女子0～4时最多，男子早晨较少。年龄以青年最多，30岁以下占半数。其他以40岁和50岁年龄组次多。通话时间一般较长，女性30～60分钟最多，也有多至60～100分钟。

从自杀与边缘内容方面来看，电话多诉孤独。日期多在周2，0～4时最集中，20岁年龄组占压倒多数，其次为50岁以上。男子20岁年龄组占过半数，女子60岁以上占1/3。（稻村博1977：323～324）

（9）厌世者保护协会（Lebensmudenbetreung）该会类似维也纳的危机干预中心。原属圣路加差会，为心理学家冯特所首创，隶属于医务界负责咨询的国际研究协会。其前身为"解放运动"。参加者为精神科医生，心理治疗专家，心理学家，辅导人员等。在美国该会在100个以上城市设有催眠疗法、精神分析和咨询等部门。"解放运动"是由"病人治疗"与"病人互助"两个国际组织合并而成。圣路加教派给予命名。以后扩展至86国。

1953年在汉堡开展厌世者救济活动，1956年Thomas在柏林开设电话咨询。1957年苏黎世和瑞士各城市相继成立。1965年成立拉美的圣地亚哥分会。在荷兰的阿姆斯特丹称为"精神救济活动"（Psychiatrische Hilfsdienst），海牙称为"SOS救助"。

西柏林统计，第一年度面谈350宗，以后逐年增加。1968年2400宗。来访女性较多，男女比为45：55。年龄：20岁年龄组22.4%，40岁年龄组19.7%，30岁年龄组18.1%，50岁年龄组17.2%。60岁年龄组10.2%，20岁以下78.4%，70岁以上4.5%。男女性比与西柏林人口性比一致。柏林总人口40岁年龄组与30岁年龄组占压倒多数。60岁以上与20岁以下%比较小。求助者配偶情况是已婚45.0%，未婚37.5%，寡居10.2%，离婚6.3%，总人口中未婚与离婚%较高。职业分布：零售业25%，主妇20%，其余利息生活者8.8%，神职人员7.8%，单纯劳动6.3%，学生6.1%，学徒5.5%，学者5.1%，商业4.2%，医师3.6%。

西柏林全体求助者中，三分之一有精神医学问题，其中包括抑郁症24.2%，内向性7.9%，反应性7.8%，退行期1.4%，精神分裂症8.3%，癫痫0.5%，神经官能症22.0%，癔病2.4%，明显的躯体疾患18.9%。

面谈内容：家庭问题26.5%，夫妇问题25.9%，职业问题20.5%，宗教问题19.5%，恋爱问题17.9%，性问题9.3%，嗜癖6.9%，不安4.5%，法律问题4.3%，经济问题3.9%。

治疗分类：辅导72.9%，心理治疗53.5%，精神医学治疗17.4%，教会辅导25.4%。半数以上收到良好效果。

求助者的精神状态：绝望状态 39.1%，困惑状态 24.4%，自杀危险性 36.2%（包括直接危险性 19.9%，间接危险性 16.4%，自杀未遂后 8.5%）。直接危险性的诊断分布：抑郁症 42.97%，神经官能症 15.7%，精神分裂症 10.7%，嗜癖 3.2%，自杀未遂后的分布与直接危险性相同。

自杀危险性较小的，女性较多（62.1%）（西柏林自杀已遂者女子占 43.6%）。婚姻状态：未婚 40.2%，已婚 38.4%，生离死别 21.3%，（西柏林自杀已遂者已婚 45.5%，未婚 21.2%，生离死别者 33.3%。）年龄分布：20 岁年龄组 23.1%，30 岁年龄组 18.5%，40 岁年龄组 18.2%，50 岁年龄组 18.0%，60 岁年龄组 12.5%，10 岁年龄组 7.0%，70 岁以上年龄组 3.5%。（西柏林自杀已遂者 50 岁年龄组 25%，60 岁年龄组 17.8%，40 岁年龄组 17.2%，70 岁以上 14.4%，20 岁年龄组 11.2%，30 岁年龄组 10.8%，10 岁年龄组 3.3%。）

面谈自杀者以 20 岁年龄组、未婚、女性占多数，而自杀已遂者多见于男性、已婚、高龄者。

面谈者年龄与求助内容与疾病的差异，高龄者压倒多数是抑郁症，因身体疾病而苦恼，青年多为神经官能症与精神分裂症，困扰问题 16 岁以家族问题最多，17～20 岁为性问题与恋爱问题，30～50 岁为夫妇问题。（稻村博 1977：325～327）

（10）朋友会（Friends）

该会顾问为著名自杀研究专家 Resnick。1960 年接待求助者 682 人，女性为男性 1.7 倍，男女以 30 岁年龄组最多（31%）。40 岁年龄组 24.4%，50 岁年龄组 15.7%，20 岁年龄组 14.0%。婚姻状况：已婚 53.2%，未婚 16.3%，离婚 13.1%，寡居 9.4%。职业以主妇最多（31.4%），白领阶层 23.8%，不熟练劳动者 11.0%，失业 10.6%。宗教：新教徒最多（45.6%），天主教 15.9%，犹太教 9.5%。精神科既往史占 30.8%，自杀未遂史 13.7%。

求助内容：自杀问题 30%，精神医学问题 19%，经济问题 19%，人际关系问题 18%。（稻村博：1977；327～328）

原载《自杀病学》1997 年，39～86

医德的起源

一、医药的起源

1. 人类医药活动的开始

自有人类以来，就有人类的医药活动，这是人类求生的本能。原始人的疾病至今有确凿证据的，只限于考古学和人类学材料，文字学材料只能是一个旁证。根据考古学和人类学的发现，原始人的疾病包括：①细菌和真菌疾病。在古代化石中，已发现有细菌和真菌的遗迹。②关节炎。北京周口店的动物化石表明：鹿、熊、狗等骨有关节炎痕迹。国外人类化石也有关节炎痕迹，推定中国的原始人也不例外。③外伤和骨折。北京周口店山顶洞人（约1.8万年前）一女性头骨严重破裂后综叠状愈合，并有一 15.5mm×10mm 的穿孔位于左额骨与顶骨之间。另一男性头骨有 1.5mm×12.4mm×3mm 的凹坑。这两具头骨显然为石器或木棒所伤。创伤必引起血肿或出血。④口腔疾患。资阳人（更新世晚期或 7000 年前）有严重牙病。江苏邳县大墩子遗址（5700 年前）人骨化石牙周病占上下颌总数 40.7%，龋齿占 6.4%，有的还患齿槽脓肿。⑤胃肠道疾患虽然无法从化石中找到证据，但古籍《韩非子》载："上古之世，民食果瓜蚌蛤，腥臊恶臭，而伤害腹胃，民多疾病。"⑥妇产科疾患。根据对江苏邳县大墩子新石器时代遗址出土人骨化石的研究，青年期死亡率妇女明显高于男子，推知高出的数目孕产疾患占相当比例。⑦其他如皮肤疾患、头腹及其他部位疼痛等。从已认识的甲骨文字判定，殷代已有疾病种类 34 种，如病耳、病鼻、病目、病口、奶执、病臀、病心、病蛔、祸风、疟、蛊等。殷代的生产、生活条件比原始社会有改善，推知原始人有这些病是完全可能的。

原始人类对待这些疾病，有两个办法：一是出于本能，用手按摩以缓解疼痛；或用手止血和挤压脓液；或荫蔽降温和喝水止渴；或曝晒和烤火取暖。这种行为在动物身上至今仍可发现，足证人类的原始治疗，有部分出于本能。另一办法是从生产劳动中摸索治疗疾病的方法。从采拾野果、野菜和块根中，辨别植物的毒性和疗效。古籍所谓"神农尝百草之滋味，一日而遇七十毒"就是这时候的史影。原始人在狩猎活动中，观察到动物出于本能，会找植物治疗创伤和疾病，因而也学到一些治疗疾病的方法。中药的鹿啣草、羊踯躅、淫羊藿就是人类从动物医学中学来的药物。《山海经》中记载了52种植物药，这都是这时候的史影。现代生物学研究证明，蝮蛇被同类咬伤，大量饮水可以解毒。黑猩猩皮肤创伤出血，会用树叶止血。这种动物本能，史学家翦伯赞称为动物医学。人类在狩猎中，必然受到动物的启发。

2. 生产劳动促进了医药知识的积累

因为前肢得到解放，人类能够用双手使用工具和制造工具，也能够用双手按摩止血。由于制造工具，人类学会用植物茎上的刺或石器刺激躯体的不适部位，原始针刺疗法便萌芽了。历史学家推想在石器时代之前，存在过一个木器或木器石器并存的时代。在医学史上，也可以设想在使用石砭之前或同时，有过一种用树刺扎针和放血的医疗行为。人类在制造工具的同时，也学会制造原始的医疗用具。最早的工具是由棍棒、燧石、贝壳、兽齿、兽角或骨片造成的，最早的医疗用具当然也可以用同类材料制成。古籍记载"太昊制九箴"当是这时候的史影。《山海经》载："高氏之山，其上多玉，其下多箴石"，"东海之山，有石如玉，可以为箴，光芒四耀，能治百病。"这两段材料反映了新石器时代，山上山下有不同的材料，分别可供制作工具和医疗用具。考古学已发掘出土了许多新石器时代的石砭，证明《山海经》的记载是有所本的。

人类在劳动中逐渐熟识动植物，在进食过程中又逐渐熟识它们的药性，这就是传统医学的起源。少数民族的传统医学，是原始社会医药的倒影。鄂伦春族用熊胆治眼病，而彝族则用草乌。彝族治蛇伤用麝香。珞巴族用绳绑扎伤口止血。佤族用草或竹篾绑扎伤口止血。鄂伦春族用"安摩草"熬水口服或绑扎伤口止血。纳西族用刀割放瘀血，或用蚂蝗吸吮。佤族用"独子叶"治便秘，用桂树皮健胃。景颇族用"咀抱七"的根部作药含治牙痛。鄂伦春族用"摩其加"草根治腹泻。这些少数民族的传统医药，反映了原始的医药行为。

由于人类学会用火，也就发现了火可以取暖，烧暖的石可以温烫患处缓解不适感。在无数的火伤中，人类发现某个部位的火伤可以缓解某些症状，以后便发展为用熵火治病。

3. 最早总结医药知识的是巫

旧石器时代生产力极端低下，狩猎和采拾经济只能获得极其有限的医药知识，只有到了新石器时代，原始农业和原始畜牧业出现之后，原始人类进入氏族社会，巫成为最早总结医药知识的人。

我国汉字的"医"字原作毉，是原始时代，医巫不分家的史影。只是到了酒的出现，早期医学摆脱巫的控制，医字才由毉转成醫。拉丁语系各国的文字，medicine：一向有两解：可解作医，又可解作巫。中国古代医学，巫祝并存，唐代大医学家和医德家孙思邈所著《千金要方》，不乏禁咒（祝由）。

中国古代文献有许多巫医并存于一人的记载；"巫彭初作医"（《说文》），"巫咸为帝尧之医"（《世本》），"人而无恒不可以作巫医"（《论语》），"故巫医毒药逐除之"（《吕氏春秋·尽数篇》）。巫是古代最早的医生，巫医把先民的医药经验作了初步总结。中国最古老的医书《内经·素问》中载："砭石从东方来，毒药从西方来，灸熵从北方来，九箴从南方来，导引从中央来"（《异法方宜论》）。这是原始医学的几个组成部分：砭石，毒药，灸熵，九箴，按蹻。砭石是针之始，"东方之域，其病皆为痈肿，其治宜砭石，故砭石者，亦从东方来。"砭石可以割脓疡。毒药是指动、植、矿物类药物，由于当时对药物的毒性不了解，不知其剂量，因此常常出现中毒症状，甚而致死，故称毒药。灸熵是灸法。九箴可能用的是骨箴、石箴、贝箴、竹箴以至树木之刺。导引和按蹻是体疗之始。

《史记》曾经描述过一个原始时代的医生臾跗，应是传说时代巫医的史影："上古之时，医有臾跗，治病不以汤液醴洒，镵石（石针）、桥引（按摩）、案杬（体操）、毒熨（以药物熨贴患处），一拨见病之应，因五脏之输，乃割皮解肤，诀脉结筋，搦髓脑，揲荒爪幕（以爪诀其阑幕），湔浣肠胃，漱涤五脏，练精易形。"（《扁鹊仓公列传》）体操是古代巫医的一种治疗方法。"昔陶唐之时，阴多滞伏而堪积，水道雍塞，不行其原，民气郁阏而滞着，筋骨瑟缩不达，故作舞以宣导之"（《吕氏春秋·古乐篇》）。

原始时代，巫医和氏族领袖是社会知识和自然知识积累最多的人，也就是知识分子的雏形。"吾闻古之圣人，不居朝廷，必在卜医之中"（《史记·日者列传》）。

巫医治病，主要靠唸咒，因为当时的医药知识还是十分贫乏的。唸咒可以起暗示疗法的作用，加上巫医又懂一点医药知识，这就是巫医能够存在的根据。在新石器时代的颅骨化石中，时常发现颅骨有一穿孔。桂林甑皮岩的人骨化石（9,000年前）颅骨就有穿孔，欧、美等地发掘报告更多。对于颅骨穿孔，它的作用有三种：治病，巫术赶鬼，死后让灵魂出窍。前两种都同医术有关。中国民间传说"钟馗打鬼"，其实是古代中国人用锥赶鬼的讹传。《周礼·考工记》称锥为钟葵，可能就是原始社会以锥在颅骨上凿孔的史影。在美洲阿坎萨斯州的印第安人古墓中，就出土过用作穿颅的石锥。桂林甑皮岩的颅骨穿孔，应是石锥所凿。石锥赶鬼，石锥古称钟葵，到《天中记》便把石锥（钟葵）拟人化，钟馗打鬼便出现了。

原始社会中巫医不分的习俗，在我国民俗学中也可以找到证明。解放前居住在东北深山密林中的鄂温克族和鄂伦春族，都是原始氏族社会的居民。那时候的鄂温克人患重病，要请萨满（巫）跳神。有的地方，氏族长就由萨满担任。萨满给人治病，先杀驯鹿等动物敬神，然后唸咒赶鬼。鄂伦春族的萨满，都是大病幸存下来的人。第一种人是出生时，羊膜未破，切开羊膜后胎儿能成活的，第二种人是长期重病，大病不死的康复者；第三种人是癫痫病人，时常发作，症状骇人，但又容易恢复。当人们的医药知识还处在幼稚状态的时候，他们幻想这三种人有能力战胜疾病。巫的存在是由于原始居民的无知，而巫又是原始人中较有知识的人。因此《史记》把这些人称为"古之圣人"。

由于医药知识的贫乏，生活条件的恶劣，人们一旦得病，能治好的就不多，所以人的平均寿命不长，死亡率高，人口增殖率低。

40～60万年前，中国晚期直立人（北京猿人）的寿命非常短促，据魏敦瑞氏对 40 个个体的研究，39.5％在 14 岁以前夭折，死于 15～30 岁的 7％，死于 40～50 岁的 7.9％，死于 50～60 岁的 2.6％。无法确定年龄的有 43％。中国晚期智人（山顶洞人）的寿命也不长，据对 7 个标本估算，死于童年的 43％，20～40 岁 29％，死于 60 岁的 14％，不明的 14％。中国新石器时代的人类化石，1～14 岁占 10.8％，15～23 岁占 18.7％，24～35 岁占 31.3％，56 岁以上占 6.6％。

4. 医学是人类的生物性因素和社会性因素统一的产物

人既然也是动物的一个种属，自然也就有一种动物本能，何况他还是最高级的动物。人类保存自己的本能绝不会低于其他动物。当然我们也不能简单地把医学或医药的起源归结为动物医学，或者为了划清人与动物的界线而否认动物本能的存在。既然猫的胃肠有病会食青草催吐，狼食肉多了会找荨麻叶助消化，许多哺乳类动物会舐伤口止血或治创伤，为什么人就没有一种医治伤病的本能呢？人与动物的自我保护本能是既有联系又有本质差别，否认它们的差别和联系都是片面的。动物医学论是只承认联系不承认差别。否认动物本能的观点则是只承认差别不承认联系。

劳动创造医学论同巫源论、动物本能论并不矛盾，不能只承认劳动创造而否认巫的作用以及动物本能的作用。科学可以由非科学经过逐渐修正而成为科学，高级动物来源于低级动物，不承认巫的作用就不是科学态度。现代化学来源于古代炼丹术，不论中外的炼丹术，又都来源于迷信或幻想。中国要炼出长生不老的仙丹，西方要炼石成金。科学是人类社会活动的一种，科学活动需要有信仰与追求为前提，迷信在一定意义上也是信仰。因此，人类早期的科学活动可以以迷信的信仰为前提。原始宗教是由于人类对大自然无知才产生的。只有劳动生产发展，科学才发展，而迷信的成分也相应地减少。牛顿尚且可以承认第一推动力的存在，为什么原始医学我们要求它是纯科学而不带神学色彩呢？

人是生物存在和社会存在的统一体。医学的起源是生物因素和社会因素的统一。巫的因素和劳动的因素是社会因素，动物本能是生物因素。劳动因素是主导因素，巫和本能是非主导因素。

二、道德的起源

1. 道德的起源在于同类爱

世间上没有无缘无故的爱，也没无缘无故的恨。道德的基础是社会物质利益。但是道德的形成是到了奴隶社会才出现的。原始社会的道德和风俗习惯是统一的。

西安半坡遗址是仰韶文化一个比较大的居民点，距今 6000 多年。这个村的原始居民，大部分窖穴挖在房屋外面，这显示当时消费资料中的食物还是公有的。半坡遗址有一所较大的房屋，可能是氏族议事或者单身的老年、少年居住的地方。居民点内有两处猪栏，可能也是氏族所公有，因为此时已出现第一种家养牲畜。居民点周围有几米深的深沟，防御猛兽毒蛇的侵害，以及防备氏族外的势力来争夺食物或妇女。共同生产，共同消费，共同抗御外敌是这时候的风俗习惯，也是这时候的道德萌芽。

古代汉语有两句问候语——"无恙"和"无它"。这两者反映了原始社会的道德风貌和风俗习惯。"无恙"原意并不是无病，而是没有吃人的野兽。恙原作㺜，即食人兽的意思。"无它"也不是没有什么问题而是没有毒蛇。蛇原作它。问别人有没有碰到毒蛇猛兽，正是原始人类互相关心的同类爱表现。

2. 人类爱受人的生产地位制约

同类爱即人类爱，或者说萌芽状态的人道关系并不是无条件的。它受社会物质生活条件的限制。受人在生产劳动中的地位和作用所限制。第二，受生产力水平所限制。

中国在母系氏族繁荣时期，虽然存在共同生产、共同消费的关系，但妇女可以占有较多的生活资料。西安半坡遗址（6000 年前）处在母系氏族繁荣时期，在墓葬群中发现一个 3～4 岁女孩的墓葬（第 152 墓），随葬品异于寻常，计有陶器、石珠、石球、耳坠等 79 件。而其余童墓 76 座，有 73 座为瓮棺葬，并无随葬品。成人墓 71 座，葬品共 308 件，平均也不到 4.5 件。这只能解释作该墓是母系氏族首领的爱女墓葬。

大汶口文化刘林期遗存（4700～6400 年前？）墓葬的随葬品表明，男子在生产上逐渐占优势。刘林二次发掘的 145 座墓葬，在确定性别的 117 座成年单人墓葬中，有 52 座随葬了石斧、石锛、石凿、砺石、网坠，弹丸、小刀、牙勾形器、针和锥等工具。其中女性墓 17 座（33％）；随葬品 32 件（30％）；男性墓 35 座（67％），随葬品 71 件（70％）。（参见表 1）

表 1　刘林二次发掘随葬品男女对比

	斧	锛	凿	砺石	弹丸	网坠	小刀	牙形勾器	锥	针	纺轮	总数
男	9	16	1	5	2	2	1	16	13	6	0	71
女	6	1	0	3	0	0	0	5	12	2	3	32

如果按照每墓平均数看，随葬品男女大致相等，可见妇女在生产中仍占重要地位，她们没有渔猎的弹丸和网坠，但独有纺轮。由此可见，初步分工已经出现。男子随葬工具有锛 16 件，而妇女只有 1 件。男子用斧随葬的 9 人（24％），用牙勾形器随葬的 11 人（30％）。妇女用斧随葬的 6 人（35％），牙勾形器 2 人（17％）。如果牙勾形器是农具，则妇女在农业方面占一定地位。妇女在家庭和社会中的地位，是由她们在生产中的地位和作用决定的。

云南永宁纳西族，解放初期仍处在母系氏族社会，盛行一种血缘杂交的走访婚制度（阿肖婚姻或同居），父系之内的可以实行近亲结婚，但母系之内则禁止。乱婚所生的子女归女方抚养。这是由于妇女是一家之长，一切社会财产由母系氏族的"依都"支配。

3. 人道关系受生产力水平制约

原始社会并不是充满人类爱，还有人吃人和遗弃老弱的现象。由于生产力水平低下，有的老人在转移时被遗弃，不存在敬老的习惯。陕西临潼姜寨遗址有 33 座仰韶文化墓葬，其中的 27 座有随葬品共 169 件，骨架 42 具，平均每架随葬品 4 件。第一号墓有骨架 7 具，随葬品只 6 件，骨架年龄都属中老年。其中 50～60 岁的 4 具，45 岁 2 具，30 岁 1 具。此外无随葬品的墓还有 6 座，50 岁以上的 2 座，45 岁左右 2 座，35～40 岁 1 座，17～19 岁的 1 座。无随葬品的大部为老年，可见无敬老习惯。

仰韶文化的家庭有多少财产呢？湖北朱家台遗址有一座房屋，全家被毁于火，屋的面积约为 22m²，为一双间式大房。南室北部的居住面上，有许多被烧过的散乱人骨，能辨认者 2 具。从烧焦人骨判断，是全家被焚而死，因此室内财物可以据为当时的实际数目。室内居住面上发现 40 多件器物，分布于隔墙两侧和小土框内，其中陶器最多，如钗、钵、碗、杯、器盖等，此外，还有一些石斧、石凿、骨镞、陶纺轮等生产工具以及陶环和石环等装饰品。

摩尔根说过，野蛮人所有的财产是微不足道的，他们关于财产的价值，可欲性及其继承的观念是极其微弱的。粗糙的武器、纺织品、器具、衣服、燧石制的、石制的及骨制的工具，以及个人的装饰品等，代表野蛮时代生活中财产的主要项目。财产占有欲在他们心目中尚未形成，因为财产几乎不存在。生前视为最贵重的物品，都随着死者而陪葬。

姜寨遗址已经是原始农业和畜牧业有一定发展的时期，原始居民的财产是如此之少。在采拾狩猎经济时期，由于自然灾害影响，人们在找不到食物或食物严重不足时，可能发生抢掠和食人。被吃的对象除了俘虏之外，有可能就是原始群甚至是部族以至氏族中的老弱。桂林甑皮岩新石器遗址的颅骨有穿孔，对这个穿孔可以有多种解释，但这几具颅骨的穿孔也有可能是吃人的遗迹。因为颅骨和烧过的兽骨并存，提示人在吃兽肉、人肉的同时，有可能把人的脑髓也吃掉。即使不吃脑髓，头颅被吃掉肉是很可能的。

三、医德的起源

1. 互助观念的萌芽

甲骨文是中国最早的文字，虽然是奴隶社会的产物，由于它的象形，也可反映奴隶社会以前的一些社会生活。甲骨文中有关医药的单字表明，互助观念是最早的医德思想。

疾病这两个字，甲骨文作肊，象征一个人有病卧在床上。左傍为床，右傍为人。但还有几种衍文，即在人傍加一点至四点，肊肊肊肊肊，象征药物或食物。一个人如果卧床，药物或食物只能靠同伴准备。

肊是药字的初文，人卧在床上，床边有一束草。

肊有释作痔或医，象征有病卧床，按摩腹部。肊释拊，也指按摩治病。肊释作殷，象征持针刺人腹之意。

以上四个字，无论草药、针刺或按摩，每只手都是外面来的，即靠别人来帮忙治病，反映了互助思想的萌芽。

甲骨文的医字作 凵 兦 兦，联系到病字一作 兦 这是指箭伤的病，而治疗箭伤，也同样要别人帮助。

甲骨文的死字作 囚，象征人死后埋于穴中，提示人类的互助行为。

原始人有多种疾病，而且有骨质增生和关节炎等慢性疾病，当疾病发作时，不但生活无法自理，而且痛苦不适，如果没有人际间的互助，也是不能治愈和生活的。

北京周口店山顶洞人的两个颅骨的伤痕，女性头骨有严重颅骨骨折，愈合后作综叠状，显然生前为钝器所伤。颅骨上又有一个 1.55×1.0 cm 的穿孔，从颅骨其他部分完好判断，也是生前被重击打破的伤口。这样严重的颅骨创伤，没有别人照顾和治疗，是没有康复希望的。另一男性颅骨有一长形的凹陷，深达 0.3cm，长宽 1.2×0.15 cm，也是生前受伤愈合后的痕迹。无人照顾同样也是无法治愈和生活的。

互助观念的萌芽完全由于社会物质生活的需要，并不是出于动物的本能。人是理性的动物，这正是人之有异于禽兽者。集体劳动、集体防御自然灾害和毒蛇猛兽，完全是出于求生存的需要。一旦这个集体中的成员有伤病，就将影响这个原始群或部族、氏族的生产能力和抗御自然敌人的能力。生存能力就受到严重削弱，即使是人吃人等反人道行为的出现，也是由于生存的需要，减少食物的需要，用以对付食物来源缺乏的危机。

集体生存的需要，是朦胧的人道思想萌芽的根源。它并不是什么圣人之道，"医者乃仁术"，那是医德形成之后才产生的概念。

2. 生命神圣观念的萌芽

灵魂崇拜是生命神圣论的萌芽。由于人类的寿命有限，特别是原始人的平均寿命很短促，因此相信人类有灵魂，人死后灵魂不死，正是生命不死的表现。中国旧石器时代的人骨化石，四周洒上赤铁矿粉末，以及颅骨穿孔，这些都有可能象征灵魂不灭，也就是生命神圣论的萌芽。相信生命之后还有生命，也是原始宗教的一个根源。

甲骨文另一死字作 骨 骨，罗振玉说象征生人拜于朽骨之旁，也是生命神圣论的文字证明。解放前的赫哲族人相信人有三种灵魂：①奥尼，即生命的灵魂，人死了也就消失；②哈尼，即可以离开肉体的灵魂，人死了还存在，③法相库，即死后可以离开肉体的灵魂。虽死犹生，就是生命神圣论的原始思想。

原始人已经学会利用燧石制的石刀进行剖腹产，注意到妇幼保健的方法，也是生命神圣论的一个萌芽。

人口学家估计，人类早期的人口增长率是接近于零（每年增加0.002%，即每35000年才增加一倍）。到新石器时代，1000年便可增加一倍。人口增殖率的提高，跟生活条件和妇幼卫生条件的改善有关。

中国最早的文字毓（育）字，作㐬、㐬、㐬象征妇人生子；又作㐬，象征分娩后，有人两手拿着衣服包扎新生的婴儿，㐬象征流血。

《易系辞下》把男女交合同天地的阴阳交会并提。"天地絪缊，万物化醇。男女构精，万死化生。乾，阳物也，坤，阴物也。阴阳合德，而刚柔有体。"《易·九五爻辞》有"妇孕不育"、"妇三岁不孕"的记载。迄今发现的甲骨文，是殷代晚期的文物，距奴隶社会开始已有一千多年，距石器时代更远。早期文字材料还不能作为原始社会生命神圣观念萌芽的证明，但可作为颅骨穿孔的灵魂崇拜的佐证。

3. 生命质量观念的萌芽

卜辞有卜问武贞之妃妇蕎妊娠是否合并有其他疾病，"乙丑，贞妇蕎育子亡疾"，这是讲求生命质量的最初文字记录。原始社会还不可能有生命质量的观点萌芽。《山海经》记录了最早的避孕药。

从民族学材料看，人类对生命神圣的观点比较容易接受，一方面这是生命的世代延续的需要；另方面也由于人有求生的本能。但对于生命质量观点的认识则是比较迟才有的。佤族、彝族妇女在解放前，对于月经的处理比较随便，用破布、树叶揩净或垫塞，或用冷水冲洗。佤族则经期仍过性生活。鄂伦春族用桦树皮作月经带。佤族妇女产后20天即过性生活，难产由产婆伸手入子宫内取胎儿。这些在二十世纪初叶仍处于氏族社会或落后的奴隶社会的少数民族，他们的妇幼卫生知识是如此幼稚和贫乏。在石器时代的原始居民，生命质量观点的萌芽是比较晚的。性禁忌观点的萌芽，对偶婚的出现，标志着生命质量论观点的萌芽。云南彝族和普米族在解放前已懂得妊娠期间夫妻分房。彝族用麝香避孕，用蝙蝠睾丸打胎。普米族用炒蓖麻子研末敷脚心或口服冬苋莱治死胎不下。景颇族用野芦子治疗不孕。

4. 性道德的萌芽

性道德的萌芽是最晚的事，人类社会历史已经有将近500万年，大约1万年前才开始有性道德的萌芽。在几百万年前的早期猿人（东非人、能人等）、晚期猿人（元谋猿人、北京猿人等，即直立人）固然没有性道德，就是古代智人以至旧石器时代的现代智人（资阳人、柳江人、来宾人、山顶洞人等50000～12000年前的人类）也没有性道德可言。他们过的是杂交群婚的生活，可能也有像现代黑猩猩等灵长目动物的性独占或性优先权，会落到雄壮有力的个体身上，但杂交依然是没有性道德的。

性道德的萌芽是由于性禁忌和性争夺。但这种性禁忌和防止性争夺是比较模糊的观念。云南永胜彝族（他鲁人）在建国前是自给自足的自然经济，到1954年才有人口2 000多人，男的婚前婚后都有较多的性自由。寡妇也有性自由，可以怀孕。男女同时有几个情人过性生活。有的妇女情人多至50至200个。这是一个属于母系和父系家庭杂处的微型社会。他鲁人的习俗是同姓不婚，外族不婚，大姓（土司后裔）不婚，杂姓（侍役的后裔）不婚。这是性禁忌和防止性争夺的性道德。

他鲁人除了上述萌芽状态的性道德之外，其他就比较混乱了，他鲁人姨表不婚（母系家庭之故），但父系姑表可婚。在非强迫性的情况下，丈夫一方的兄弟，可以共娶妻方姊妹。兄死而弟可娶嫂，但弟死则兄不能娶弟媳。姊夫可娶妻妹，妹夫不能娶妻姊。对于限制通婚的人，可以日常往来，但男方不得调笑异性。社交禁忌、性禁忌同防止性争夺有关。

他鲁人对性禁忌只是一种朦胧状态的道德意识。在限制通婚之外，并不考虑年龄和辈分的差异。一个男子，可以同时跟母女同居。一个女子，可以同时跟父子同居。结婚不限年龄，男女可以相差几十岁，女方可以大男方10岁。这种不彻底的性禁忌，或者说大限度的性自由，后果非常严重。主要是新生儿夭折多，先天性缺陷和弱智者多；性病流行；社会问题如老幼的赡养、家庭不稳等。

云南永宁纳西族已经认识到近亲结婚后代会成为白痴。镇康独龙族认为"克勒"（血缘集团）成员互相通婚，子女会成哑巴。这些性禁忌观念标志着性道德的觉醒。

人类社会由血缘群婚到对偶婚的过渡，就是性道德的萌芽，在一定程度上防止了由于性争夺引起的流血，以及父母与子女的杂交，但还没有排除同辈的血缘婚配。

　　5. 血缘观念的萌芽

　　血缘观念的萌芽是生殖器崇拜。母系社会是女阴崇拜，父系社会是阳物崇拜。

　　中国古代把灵石作为女性神灵的膜拜对象。女阴崇拜的考古资料可惜不多，但文化人类学的资料不少。台湾高山族就有露女阴的神灵木雕。云南永宁纳西族现在还有部分地区盛行母系家庭，这个地方把当地最壮观的干木山视为女神偶像，定期祭祀。这种女阴崇拜，是母系社会血缘观念的反映。人类从原始群和部族转入母系社会之后，由于婚姻形式的改变和性禁忌的需要，血缘观念开始萌芽。中国少数民族在现代仍保留女阴崇拜或女神崇拜的习俗，这是原始时代的遗存。云南阿昌族至今仍把一个瞎眼妇女视为守仓之神，他们把财神也作为妇女形象。鄂伦春族的火神是一个老太婆。京族有姑娘庙。门巴族有觉母女神。水族有娘娘神。壮族有花王圣母。侗族有祖母崇拜。这些都是母系社会中，母亲在生产、分配中起支配地位的史影。

　　不过现代少数民族的女阴崇拜，有的已转化为求子。但求子仍然是血缘观念的表现。因为要世代相传，要维持血统不断，所以才向女阴偶像求子。解放前有的贵州苗族妇女不育，就去深山拜石。云南剑川白族妇女不育，也去拜一块女阴石（阿央白），用铜钱在石上划几条杠杠。四川盐源县纳西族求子则往一个山洞丢石头。云南哀牢山彝族在山上供奉女阴，中留一孔，上接雨水以供求子妇女饮用。这些都是女阴崇拜的象征。

　　男性生殖器崇拜的文物较女阴为多。男性生殖器的雕塑，古称且（祖），阳物的象形。甲骨文作⻆或⾼，象征阳物，右旁有水，当为精液。在新石器时代遗址中，历年都陆续出土过石祖和陶祖或木祖。"祖"的崇拜，到奴隶社会后便发展为祖先崇拜，这是父系家庭血缘的象征。山东潍坊罗家口大汶口文化、湖北京山屈家岭文化、陕西华县泉护村、西安客省庄和河南信阳三里店等龙山文化，都有陶祖出土。龙山文化已经属于父系氏族社会了，陶祖的出现，正是一个证明。像半坡遗址等属于母系氏族社会繁荣期的仰韶文化则不可见。在仰韶文化晚期遗址则屡有发现，表明这一时期正是母系氏族社会解体，向父系氏族社会过渡的时期，祖的崇拜也就开始。陕西铜川李家沟、临潼姜寨仰韶文化晚期、甘肃甘谷地马家窑文化和张家咀齐家文化都出土过陶祖。广西石产遗址、湖北安乡庹家岗、新疆罗布淖尔等地，也都出土过陶祖、石祖或木祖。

在现代，少数民族还有供祖，作为男性祖先崇拜的象征。贵州榕江县有些侗族选择一个人形巨石，立于门口，作为男性祖先崇拜。西双版纳傣族在山上供石祖。西藏门巴族在屋顶或屋檐供木祖。四川木里彝族在岩洞中供石祖。贵州苗族"吃牯藏"时，跳的是性交舞。舞具就是男女生殖器。血缘观念的萌芽是祖先崇拜的开始，在医学上是优生优育的萌芽。祖先崇拜前进一步，就越来越走向迷信。往优生前进一步，血缘群婚就逐步被抛弃，近亲结婚也就越来越少。现代少数民族还遗留下来祖的崇拜，而近亲结婚率仍偏高，这已经不是血缘观念不强的问题。因为在父系家庭，近亲结婚是禁止父系而不禁止母系。而母系家庭则禁止母系而不反对父系。现代少数民族近亲结婚的客观原因是隔离群的存在，山区交通不便。主观原因是科学知识的欠缺。

6. 保健观念的萌芽

保健观念的萌芽，最先出现是由于人类的本能。野生动物都有卫生习惯，如用舌舐羽毛、伤口，粪便不污巢窝，定期洗浴，选择营养食品等。食草动物爱食嫩叶嫩茎，食肉动物爱食动物五脏，这些卫生习惯是常见的。

但卫生习惯和保健观念的萌芽，主要不是出自本能，而是出自生产实践和医疗实践。理性的保健观念的萌芽，应该从人类学会用火开始。因为有了火，可以取暖，可以治病，可以照明，又可以驱赶野兽，有利于改善居住、饮食和医疗等方面的生活条件。熟食的结果是营养水平提高，体质大为改善，疾病相对减少，寿命也因此延长。

因为用了火，陶器在旧石器时代的晚期也出现了，从此改变了人类的饮食条件，从而也改变了人类的饮食习惯。如果说制造工具使人最后与动物分开，那么用火又使人在生活上最后同动物分离了。没有一只猿会制造哪怕最简单的工具，没有一头动物能够学会用火。制造工具和使用工具，人类的劳动观念从此萌芽。因为学会用火，人类的保健观念从此萌芽。用火是古人类的第一次思想解放。

原始人类由于穴居野处，患风湿关节炎的人很多，从穴居野处、到构筑房屋是第二次思想解放。同用火一样，都是带保健性质的观念。我国仰韶文化的半坡房屋已经注意到用石灰状的粉末夯打住房的地面以防潮，在入口处注意防风，房子有一半挖在地面之下以调节冷热。

原始人类有的宗教观念是在宗教迷信外衣下保存下来的。火葬是一种卫生习惯，我国各民族的传统葬法是土葬、风葬、天葬或水葬，而火葬只有佛寺举行。新石器时代已流行木棺葬或瓮棺葬，但甘肃临洮寺窪遗址（属新石器时代晚期）的墓葬中，却发现收藏骨灰的陶罐和殉葬罐，都是标准的寺窪陶。

前面我们列举的互助观念、生命神圣观念、生命质量观念、性道德、血缘观念和保健观念的萌芽，实质上都是萌芽状态的人道观念。这种原始状态的人道观念是和原始状态的神道观念以及残余状态的动物的生活习性所并存。

参考文献

［1］《史记·扁鹊仓公列传》

［2］《史记·日者列传》

［3］ 章次公：《中国医学史话》新中医药 1951 年

［4］ 国家民委编写组：《中国少数民族》人民出版社 1981 年

［5］ 宋兆麟等：《中国原始社会史》人民出版社 1983 年

［6］ 严苍山：《劳动创造医药》新中医药 1951 年 1～3 期

［7］ 任育南译：《人类社会中医学活动的起源》中华医史杂志 1954 年第 4 期

［8］ 阮芳赋：《原始社会的医药卫生》北京医学院学报 1977 年第 3 期

［9］ 任应秋：《关于医学起源传说的认识》江西中医药 1955 年第 11 期

［10］《西安半坡》文物出版社

［11］ 温少锋/袁庭栋：《殷墟卜辞研究——科学技术篇》四川社会科学院 1983 年

［12］ 中国社会科学院考古所编：《甲骨文编》中华书局 1982 年

［13］ 宋大仁：《原始社会的卫生文化》中华医史杂志 1955 年第 3 期

［14］ 陈邦贤：《有关妇产科的一些史料》中华医史杂志 1955 年第 3 期

［15］ 汪宁生：《云南永胜彝族（他鲁人）的原始婚姻形态》西南民族研究 四川人民出版社

原载《中国医德史》1998，1～5

当代美国医德

当代的美国医德开始于第二次世界大战结束后。世界刚从战争的破坏中重新建设,科学精英纷纷流向美国,使之在医学科学技术上飞跃发展。同时世界又面临三次生育高峰,人口爆炸,能源紧张,环境污染。

当代美国医德面对的问题是医德难题多,生命神圣论受到剧烈冲击;生命伦理学的兴起,公益论的引入,病人权利突出。

一、医德难题

瑞士的巴特[①](Barth K 1886～1968)第一个使用"悖论"这一概念于医德,在医学伦理学中形成医德难题的概念,而把它贯串到生命伦理学的讨论和理论体系中的是当代美国医德学界。医德难题的概括和发现,不仅有方法论的意义,也有认识论的意义。它表明在讨论中不论以肯定、否定或折中的立场出现,或以境遇伦理学的方法对待,都不能得出正确的结论。它必须要进行价值分析,权衡利弊,分析风险和代价、效益,进行道德选择,而万能的方案是不存在的。

当代的医德难题很多,而且陆续出现,不仅在科研、临床、制药中存在,连卫生经济等领域都不断出现医德难题,归纳起来大体有四个方面,即生命控制、死亡控制、行为控制和人体实验。

----

① 巴特,赞成安乐死,反对纳粹统治。

生命控制包括生殖技术（避孕、绝育、流产、无性繁殖即克隆、DNA重组、人猿杂交、人工授精、体外受精）、遗传咨询（遗传疾病、性别选择）、优生学、生命标准、器官移植、基因治疗。

死亡控制包括安乐死（主动和被动安乐死）、新生儿安乐死（先天残废新生儿的处理）、死亡标准（脑死亡定义）、器官移植的尸体供体选择。

行为控制指精神病患者的行为控制，包括药物控制行为（抗抑郁药，抗焦虑药和镇静药）、器械控制行为（用机械或物理学方法控制）和手术控制行为（精神外科）。

人体实验是病人利益和科学公益的矛盾，人道与兽道的矛盾，科学献身精神（自我人体试验）同科学家社会价值的矛盾，人体特异性与动物特异性的矛盾。

以上四项难题，各国都存在，但美国医学界最早提出或提得最为突出。如安乐死问题，最著名的讨论是 20 年代在德国进行的。德国律师宾定（Binding K）同精神病学家奥什（Hoche A）1920 年出版了《准许无价值的生存结束生命》一书，但当时没有条件展开争论。第二次世界大战时，德国儿科教授卡特尔（Catel W）让一些严重畸形的儿童死掉，战后被迫辞职。但卡特尔并不服气，他写了《生命临界状态，严格安乐死刍议》一书，为自己的行为辩护。

由于纽伦堡审判纳粹战犯，揭露了纳粹利用安乐死的名义杀害了大批战俘和犹太人的罪行，致使安乐死臭名昭著，成为多年不能讨论的禁区。直至60～70 年代安乐死在美国才又开始变成大众所关心的问题。其历史背景是：疾病死亡谱改变，脑血管疾病、心血管疾病和癌肿成为头三号死因，医药技术进展，医药费昂贵，稀有资源分配成为难题，美国属自费医疗的国家，病家负担突出。

1950 年美国盖洛普民意测验，有 36％的人支持不分类别的安乐死。1972 年美国生活杂志进行民意测验，投票者有 4.1 万人，其中 90％相信临床病人有权拒绝延长生命的人工手段。1972 年。有份材料报导在 400 名各科医生中，有 38％听到过临床病人要求接受间接安乐死，有 54％听到病人或家属要求给病人间接或直接安乐死。另一份报导说，59％的医生同意被动安乐死的观点。1975 年由于美国发生了一宗"奎兰安乐死事件"，以及瑞典希默里教授（Urs Peter Haemmerli）因给予病人安乐死，而把此问题的讨论引向高潮。所谓奎兰案件，是一名叫卡伦·奎兰的患者（Karen Ann Quilan），昏迷达 9 年，靠呼吸器维持呼吸和静脉点滴维持营养。其父亲作为监护人要求撤除呼吸器，被法院否决，后又为另一法官推翻原判，同意撤除呼吸器，此事因此引起轰动，人们认为法院同意了安乐死。但奎兰撤除呼吸器后，不但病情没恶化，反而恢复了自主呼吸。其父不同意撤除滴注营养，奎兰继续维持着生命。

二、对生命神圣论的挑战

传统的医学伦理学的中心思想是生命神圣论，然而消极优生学、安乐死、避孕、绝育、堕胎等都是对生命神圣论的挑战。生命质量论和生命价值论的兴起，是对生命神圣论的严重冲击。美国医学会的医德守则反映了这个变化。

1847 年的《医德守则》第一章，有专门一目反对安乐死。"对身患不治之症的病人，医生不应放弃不理"，"它比一切钱财的考虑要高超得多"。1903 年、1912 年和 1947 年，美国医学会先后把《医德守则》改为《医德原则》，把原来 1847 年的文件 48 条缩为 10 条。在 1957 年的第 4 次修改本中，绝口不提安乐死。到了 1982 年修改过的《医德原则》中有 4 段提及安乐死。这些条文正是生命质量论和生命价值论冲击生命神圣论的表现。1982 年的《医德原则》中，关于对绝症或无望病人的处理，重申反对慈善杀人，即反对主动安乐死，可是在某种情况下则同意任病人死亡。这几段文字如下：

> 生命质量。对于严重畸形的新生儿，或由于创伤、疾病或年迈引起严重退化的受难者，在作出处理决定时，首先考虑的是病人的最佳（利益）而不是减轻家庭或社会的负担。在决定病者个人的最佳（利益）时，生命质量是应该考虑的因素。即使身体瘫痪和残废，生命还是值得珍贵的。除非延长生命是不人道的和不合理的。在上述情况下，撤除生命维持手段，即不再继续给予一个患病的人正常护理，可以认为是道德的。

绝症。医生的社会使命是延长生命和解除痛苦，当两者冲突时，医生、病人和病人家属就要慎重解决这一矛盾。

出于人道的原因，医生在知情者同意下，可以按照医学指定的办法减轻病人的剧烈疼痛，停止或取消病人的治疗，让绝症病人死去，但医生不能造成死亡。在确定延长病人生命的措施何者可能更符合病人的最佳利益时，医生必须考虑怎样在人道和舒适的情况下延长生命，还要考虑家属或病人的监护人的希望和态度。

当绝症病人昏迷不可逆，且这一诊断准确又有足够的证据时，一切维持生命的手段可以停止。如果维持生命系统停止，而死亡并未出现，必须保持病人的舒适和尊严。

三、生命伦理学的出现

生命伦理学作为现代的医学伦理学出现在伦理学领域，不过是 20 多年的事。第一次使用生命伦理学这一术语是 1971 年才开始的，然而生命伦理学已经作为"早熟的青年"，活跃在应用伦理学领域。

波特（Potter V R）是第一个使用生命伦理学（Bioethics）这一术语的。1971 年波特出版了《生命伦理学：通向医学未来的桥梁》一书，他界定生命伦理学的内容包括人口道德和环境道德。这是波特理论的特点。缺少人口道德和环境道德，生命伦理学的宏观调节功能将严重削弱。公益论的价值观也将残缺不全。承认生命伦理学而不承认人口道德和环境道德的理论，只是现代医学伦理学，而不是生命伦理学，至多只能是修改了的生命伦理学。波特把生命伦理学界定为"利用生物科学以改善人们生命质量的事业，同时有助于我们确定目标，更好地理解人和世界的本质，因此它是生存的科学，有助于人们对幸福和创造性的生命开出处方"。

波特所指的生命（bio）或译生物，显然已经超出了医疗的范围而包含了生物学的问题。而"医学"一词往往指的是狭义的"医学"。所以维亚奇（Veatch R）1981 年建议何不来个正名。他认为医学伦理学表示广义的内容。至于狭义的内容，可以称为"医生伦理学"。某些特定职业阶层的道德，可以称为"护士伦理学","社会工作者伦理学"。卡拉汉（Callahan）支持波特的提法。1973年卡拉汉把生命伦理学作为医学道德和生物学道德的标题。马霍瓦尔德不愿接受波特的生命伦理学一词，而称之为生物医学伦理学。实际上在美国两者通用，而生命伦理学一词越来越为学者和公众所接受。

70年代以后，哲学研究者也对生命伦理学发生兴趣。研究生命伦理学的，除了哲学家和宗教家外，在美国著名的有佩利格利诺（医生）、科兰（医生）、波特（生化学家）、克雷门特（医生）、巴勃尔（Barber 社会学家）、维亚奇（卫生学家）、西明诺维奇（Siminovitch 遗传学家）和科普作家等。

第一家研究生命伦理学的私人机构是1954年建立的。1969年卫生与价值研究组成立。1971年人类价值与医学研究所成立。影响较大的是1969年成立的社会、伦理和生命科学研究所，即通称为哈斯廷斯中心。该所组织了许多学术研究和科学活动，1971年出版了《哈斯廷斯通讯》。同年肯尼迪伦理研究所成立，这是华盛顿州乔治城大学的一个研究机构。有两个有影响的学术团体，一是健康与人类价值学会，受高等教育联合会资助，每年配合医学会，召开学术会议，在1975年出版了《医学与哲学》杂志。另一学术团体是美国哲学会下的医学与哲学委员会，配合哲学会议召开学术会议。该会1974年成立，会员很少，但名声很大，深受哲学家们的尊重。《美国哲学杂志》刊登的学术活动安排，有很大一部分属于医学伦理学的内容。有的美国哲学家同时参加以上两个学术团体。

在哲学界，1973年戈洛维茨（Gorowitz S）在克利夫兰办了一个医学伦理学讲习班，1976年出版了哲学界第一本生物医学伦理学教材《医学中的道德问题》，1984年又修订再版。1978年肯尼迪研究所出版了4卷本的《生命伦理学百科全书》。此书内容丰富，各个条目实际上是一篇专题论文，分别由有关专家撰稿，其中有各个专题和医德历史，书末并附详细索引，文末有进一步参考书目，是一套比较全面的工具书。关于生命伦理学参考资料还有两个重要来源，一是发表在哲学和医学杂志上的论文，经计算机贮存后的《生命伦理学档案》（Bioethics File），另一来源是医学中伦理学问题研究，和生物医学研究以及行为研究总统委员会出版的资料汇编，选题包括知情同意、停止治疗、死亡定义、遗传咨询、遗传工程、人体实验等。1981～1983年已由国家出版局出版了7种11卷。

肯尼迪研究中心1983年出版的《医学实践的哲学基础》（托马斯马和佩利格林诺合著），被认为是生命伦理学的一本经典著作。把医学伦理学同其他应用伦理学区别开来的是维亚奇在同年出版的《医学伦理学原理》。维亚奇批判了希波克拉底传统，强调病人自律，同美国的公众舆论保持一致。托马斯马和佩利格利诺把医学伦理学建立在医学实践的基础上，佩氏本身就是个临床医生，他们总结了三条基本原则，适用于一切需要帮助的活体：①不得损害，②尊重病人的弱点，③对一切种族的人一视同仁。

博尚（Beauchamp T）和蔡尔德雷斯（Childress J）所著《生物医学伦理学原理》是一本功利主义和道义主义著作，主要阐述博爱，自律，非邪恶和公平。维亚奇的理论弱点是没有把利益模式作为伦理学原理的认识论基础，反而把竞争模式作为认识论基础，似乎发现和发明便可在竞争中产生趋同性的支持力量。这种趋同假设并不正确。竞争模式本身便是假的。趋同性并不能导致相互支持。

有一本由三人合作编写的生命伦理学手册同维亚奇的理论恰相反，书名《临床道德》，主要讲的是技术哲学而不是认识论。作者是三个不同职业的学者：琼森（Jonsen A）是个伦理学家，西格勒（Siegler M）是医生，温斯拉德（Winslade W）是律师。《临床道德》的体例也别开生面，每题分三部分，首段是医学描述，次段是法律咨询，末段为伦理分析。没有思辨的材料，只有简单的公式。这是一本材料书，属于袖珍小册之类，专供临床医生和医学生翻阅。这种编写方法的优点在于简明易懂。此外内容多属医德难题，联系实际，实用价值较高。作者注意到哲学家分析问题，往往侃侃而谈，较少注意个体差异。本书实际是个案分析。

琼森及其同事把疾病状态分为三类，以便医生作出明确反应和区别对待。第一类按字母缩写称为ACURE，即急性、严重、突然、敏感（治疗）、诊断容易，这是急诊的基本模式。第二类按字母缩写称为CARE，即严重、活动（情况）、违抗（治疗）最终不免一死，属于危重病护理模式。第三类按字母缩写称为COPE，即慢性（情况），门诊治疗、姑息治疗、有效，属于走动治疗模式。作者研究了病人的嗜好，生活质量标准以及诸种外部因素，以便在医疗护理中作出道德决定的参考。琼森等人的著作表明生命伦理学并不是排除医患关系的内容，相反，还要从病人的生活习惯中找寻治疗、康复和预防的办法，直至改变病人的生活方式。

生命伦理学的兴起是当代美国医德史的重大事件。生命伦理学是研究生物医学发展中的科学道德和职业道德问题的道德学科。它包括医学道德、人口道德、环境道德、生物工程道德等问题。这个学科的特点就是医务工作道德由微观调节向宏观调节转变，由协调性向进取性转变，由思辨性向技术性转变。

生命伦理学开始于 50 年代，创立于 70 年代，发展于 70～80 年代，至今已成为富有生命力的伦理学科之一。生命伦理学产生的背景是：①医院的作用改变和医生角色的改变。医院由综合性转为专门化，医生由普通医生成为专业化医生。医学非人化的发展；需要人的道德修养的相应提高。②科学技术发展，出现许多医德难题，不从道德上解决，不能为医学发展扫清道路。所以波特说：生命伦理学是通向医学未来的桥梁。③民主主义思潮使人不能局限于守则的背诵和遵守，应该在更高的层次上求得个人思想道德品质和科学文化素质的自我完善。事实上许多西方医生不知《希氏誓词》为何物，也不知《医德守则》。生命伦理学解决许多医德窘境，实际上是要求医生或医学生自我教育，进行案例分析。生命伦理学的出现，一改过去只由哲学家讲哲学的局面。1970 年代，佩利格林诺等调查了美国 122 所医学院校，发现每一家医学院校或护理院校都开了伦理学课，任课的教师 1 064 人，其中有一半是医生，但医生多数是兼职的。而且这些教师只有 1/5 人有 25% 的时间用于伦理学教学。任课的人除医生之外，有哲学工作者、神学工作者、历史学工作者和文学教师。到了 80 年代，情况有很大变化，一种新的专家在美国出现，他们原来学的是医护专业，但有志于哲学，他们已经成为医生——哲学家，或护士——哲学家。这种专家在美国日益增多。

密执安州有位医生哲学家布罗第（Brody H），于 1981 年出版了《医学中的道德决定》。这本书的内容就是立足于案例教学，通过伦理分析，导致完满的结论。1983 年，一群像布罗第这样的医生—哲学家，在达特第斯学院总结几年来医德教学的经验，认为在医学院校的医德教育须达到下列特殊目的：①能够辨别医疗实践中的道德问题。②能够获得有效的同意或有效的拒绝。③在病人只是部分有资格或全部无资格同意或拒绝治疗时，知道如何进行工作。④如果病人拒绝治疗时，知道如何进行工作。⑤能够决定什么时候对病人封锁消息在道德上是正确的。⑥能够决定什么时候泄漏机密在道德上是正确的。⑦对预后不良，包括绝症病人，知道如何处理。

生命伦理学在美国兴起的经过：

1. 首先出现在稀有资源的分配问题上，是由 60 年代器官移植和肾透析等问题所引起的。最早开始于西雅图的第一人工肾中心。当时只有三部透析机，肾透析对象的选择便成为当时的急切问题，而病例选择理事会在作出的选择上，常常引起强烈反应。随后是 1972 年《社会安全法案》在给予肾透析病人的财政补助问题上，又引起了争论。

2. 1967 年心脏移植成功引起死亡标准的讨论。哈佛医学院首先建立脑死亡标准专门委员会，拟出脑死亡标准，为各国讨论标准的嚆矢。随后美国各州分别制订死亡标准。为要鼓励尸体供体，美国全国州长协会提出一个《解剖捐献法案》，其后为各州所采纳。

3. 人体实验。由于纽伦堡法庭对纳粹战犯的审判，以及《纽伦堡法典》的公布，50 年代美国便开展了讨论。主要是根据道德判断，科学研究应涉及的科学范围以及战争中核科学的应用问题。60～70 年代，美国政府增加拨款，这个问题更引起争论。1965～1971 年，纽约州立维露布鲁克医院，用肝炎疫苗注射到弱智儿童身上进行肝炎研究。1963 年布鲁克林的犹太慢性病医院用癌的活细胞注射到老年人身上，事先未得到病人的知情同意。在加拿大，有人悬赏 22500 元招募学生作心脏停搏试验和麻醉四天的昏迷试验。加拿大法院规定医生在人体实验时必须得到病人的知情同意。彼彻尔（Beecher H）在 1966 年发表关于人体试验的文章，引起了人们的广泛注意。

4. 死亡问题。这个问题一直是医学和伦理学研究的禁区。20～30 年代，曾经有人尝试使安乐死合法化，可是没有成功。20 世纪 60 年代，库勃勒—罗斯（Kübler—Ross）研究临终病人的心理论文引起重视，以后关于死亡的道德问题更为大家感兴趣，包括临终心理、安乐死、濒死体验等等。

5. 生育控制。这本来是女权运动中的一个重大问题。60 年代起，堕胎成为议论的中心，大部分州都取消了堕胎限制。议论的兴起是由于美国法律研究所提出的一个堕胎模式，它规定因医学、心理的原因，或因强奸和缺损婴儿引起的终止妊娠准予堕胎。争论的中心问题是妊娠的义务。争论的双方围绕着产妇权利和婴儿的权利而展开。美国最高法院规定，头三个月堕胎由产妇决定，第四至九个月则由政府批准。

6. 遗传和生殖技术的发展。60 年代人们开始注意无性繁殖、人工授精、宫外妊娠（试管婴儿和人工胎盘）。70 年代，重组 DNA 和羊水培养作产前诊断，又成为人们讨论的中心。特别是遗传工程引起的危险性，成为热门问题。

7. 优生学复兴。70 年代，优生学又重新提出，主要是精神病人和弱智者的绝育。

8. 精神病学的道德问题。有手术控制行为、机械控制行为以及药物控制行为问题。其中精神外科、电抽搐、吸毒又引起广泛注意。

四、病人权利

美国医德问题的提出和争论，带有浓厚的人权思想和实用主义色彩。如人工流产的争论双方都是生之权利问题。安乐死的争论也是死的权利和生的权利的争论。关于安乐死的讨论，美国最为热烈，有的杂志甚至还刊有安乐死的申请表。民意测验结果，在医生中是年轻医生最热烈，老医生不热烈；讨论时积极，执行时消极；对被动安乐死认可，对主动安乐死多表反对。在医学生中是低年级积极，高年级不大积极。美国医学会 1973 年发表声明："由别人有意地结束一个人的生命——慈善杀人——是跟医务界的立场背道而驰的，也是跟美国医学会的政策背道而驰的。病人或其直系亲属在持有不容争辩的证据证明，生物学死亡已迫在眉睫的时候，有权决定停止使用特殊手段延长生命。医生的诊断和建议，病人或其直系亲属应斟酌而行。"美国医院联合会 1973 年通过了《病人权利法案》。1974 年美国卫生、教育、福利部颁发了《病人权利》的规定。文件认为"支持病人权利是治疗过程不可缺少的部分"。

《病人权利法案》总共 12 条，医院要保证病人十大权利，医疗、护理、康复、转院、知情、同意、资料、保密、试验、查账。

在美国医学会 1973 年《权利法案》的基础上，美国政府 1974 年的《病人权利》法规是以法律的形式颁布的，全文 14 条，有 3 条是"充分知情"，包括制订治疗方案，医院要保证病人有参加社会、宗教和社区活动的自由，甚至要保证已婚病人的配偶来医院同住，并保守其来访的秘密，除非病历上写明在医学上禁忌。

1975 年，美国儿童医院及有关团体全国协会通过了《儿童权利法案》，把儿童的医疗卫生权利提到了日程上，这是美国人权医德一个有意义的转变。此文件超出了儿童范围，成为母亲和儿童，甚至不分年龄的病人的一个权利宣言，有重大的历史意义。

《儿童权利法案》在 1974 年已经被批准和颁布。1975 年 2 月又作了修改，经美国儿童医院及有关团体全国协会同意并推荐。文件的历史意义在于可作为儿童卫生的讨论焦点。

《儿童权利法案》的法律根据来自三个声明：①1930 年白宫儿童健康与保护会议的《儿童宪章》。②联合国 1959 年通过的《儿童权利宣言》。③《儿童权利》：1970 年白宫儿童会议上的报告。

《儿童权利法案》已经越出儿童的范围，牵涉到各方面的关系，如父母的权利与义务、医生的权利与自律、卫生团体的权利和国家的权利（如防止疾病传播）。儿童的权利和利益必须由父母、医生、卫生团体和国家加以妥善保护，因此又必须尊重这有关方面的权利。《儿童权利法案》的每一条款的开头都有相同的导语："每个人不论年龄"。因此实际上是一个病人权利的进一步补充，它比《病人权利》的十二条十大类更加充实。

《儿童权利法案》规定每人不论年龄都有权及时治疗，获得避孕器械，治疗性病，妊娠及流产，治疗精神病，药瘾与酒瘾的咨询与治疗，急救，对治疗方案的认可。法案的九至十一条较为新颖，它规定儿童必要的治疗为家长拒绝时，医生可向法院控告，法院在九十六小时内作出裁决。病人可以有权获知查房者的身份，要求保守秘密，并有权要求查房者离开现场。有权知道哪个医生经治，有权要求用患者能懂的语言获悉诊断、治疗和预后。有权对诊断、治疗、试验，手术以及每日医院的常规处理提出质疑，有权对医生的知识作出马上反应。

美国医德把病人奉为神明，违反医患关系规律，调动病人的积极性不等于否定医生和护士在治疗和护理中的主动地位。1982 年，蔡尔德雷斯针对把病人权利捧到天上的偏向，写了《谁说了算?》一书，主要是阐述医疗中父权主义（即医生或护士的干涉权）。书中内容包括：尊重人，同意，保密，自杀与拒绝治疗，病人权利的相对性和局限性，以及医生和护士实行干涉的父权主义。病人权利和父权主义是相辅相成，相互制约的。在医院中应该是医生、护士说了算。

在美国很重视病人的权利，可是在西欧并不那么关切。据《生命伦理学百科全书》分析，可能在欧洲病人对医生较之信任。权利问题实际是由小党处于不正常地位时提出的。欧洲医生倒是相信父权主义较多，还没有把病人的生命和健康当作是对病人的义务。有人怀疑，欧洲的医德守则多如牛毛，医生是否读过大成问题，连希波克拉底誓词，念过的人恐怕也不多。1976年，欧洲共同体理事会制订了《病人和临终者的权利》报告，可能是受了美国医德影响之故。报告包括如下数点：①强调病人的权利，同时也强调医生与其他医务人员的权利，医务人员有权拒绝参加违背自己良心的活动。②接受被动安乐死。医务人员有义务为病人和临终者提供心理帮助和精神安慰。③提议建立全国委员会考虑对医务人员的控告。④在所有成员国拟订病人和临终者的权利。在17~18世纪，欧洲医德影响北美，而在20世纪下半叶则是美国医德影响欧洲。

原载《外国医德史》1994年，232~243

《山海经》是巫医经

《山海经》是中国一部奇书，全书（今本）30919字，素以怪异闻名，连司马迁也说"余不敢言之也。"《山海经》之奇，就在于主题、作者、年代都不明，仁者见仁，只好以怪异一言蔽之。

《山海经》西汉时有十三篇，东汉刘秀（歆）校补，增为十八篇。《汉书·艺文志》列为术数类书，与相人、相畜术并列，迹近巫书。《后汉书·王景传》则将其与河渠书并列。其后《隋书》、《唐书》则列之为地理书。明史不载。《清史稿》及《四库全书》列之为小说类书。近代鲁迅则直呼其为巫书。而近现代文学（史）家则多目之为神话书。

刘歆校补本书时，称书成于唐虞之际，乃伯益所作。近人研究，大体书出于战国时期。非一人一时之作，增补部分，至晚可至汉代。但断代结论多偏重文献考据，考古人类学和历史地理学论证缺如。

一、楚书

1. 货币史证据

《山海经》金字106见，赤金13见，黄金29见（金字占全书文字0.48%）；银字13见；铜字20见；提示当时商品经济发达，交换频繁，黄金已成为特种货币和贮藏手段。书中铁字40见，文献及出土文物表明，战国已普遍用铁。铁器的使用促进农业进步，手工业发达，商业兴盛。"耕田之利十倍，珠玉之利百倍"。战国货币，楚国已流行金币，称为"郢爰"，形似小饼，与银饼并称"饼金"。因此本书成书不早于战国，不迟于司马迁时代。书为战国楚人所出。

2. 疾病史证据

本书记载治疗地方寄生虫病的药物有 9 种，其中治蛊药凡五，治疟凡二，治虫凡二。蛊即血吸虫病。疟疾是热带病。血吸虫的中间宿主是钉螺。提示本书作者出于南方水网地带。

本书记载地方病除血吸虫病外，还有瘿病，瘿字凡 3 见。瘿即甲状腺肿大，病因是缺碘，故称碘缺乏病。中国除华北平原大部分、四川盆地中部、洞庭湖滨及部分沿海平原外，几乎都有碘缺乏病流行。主要流行区在山区。提示《山海经》的作者在南方山区。

3. 农业史证据

本书记载祭神用的谷物—糈，用者凡 10 例，用稻米 2 例，不用稻稌者 13 例。稻稌占祭糈 83.33%。书中黍字凡 16 见，谷字 11 见。未见糈米用谷，而黍只占糈米的 16.67%，提示本书作者集中在产稻区。结合考古发现和当代野生稻分布的地区推断，栽培稻的发源地在华南和云南，逐步向北纬25°以北传播。到 7000 年前，长江下游已有较高水平的栽培稻作业。

由上述金币使用区、碘缺乏症、血吸虫病和疟疾流行区、稻产区各划一个圆，这五个圆形的交会点便是战国时的楚国。楚国地大，北至中原，西至川、滇、黔，南至九嶷山，东至安徽。《山海经》主要作者应是战国时楚国人，他们四处搜集巫书，并经历代增删，成为今本。

二、巫书

《山海经》不是地理书，而是巫师地理书，不是神话小说书，而是巫教神话书。《山海经》的山川海国，若有若无，穿凿附会。男人国和女人国，人口不能繁衍。长寿国（至少 800 岁）和不死国，人口爆炸。这都违反常识。贯胸、交颈、岐舌、一目一臂、一臂三目、无脊（腓肠肌）、曲足、毛身、长股、头在腹上等，都是把怪胎作为国名。至于桂林在番禺之东，朝鲜、身毒（印度）同在"东海之内，北海之隅"更是巫师信口开河。《山海经》其实是巫教神学经书的集萃。

1. 自然崇拜

本书有神16，有风神、雨神、火神、天神、雷神、太阳神、光神、金神、玉神等，都是半人半兽、半鸟或半龙（蛇），是自然物的人格神，而不是按人的面目塑造的神。《山海经》蛇崇拜突出。诸神多蛇，除蛇首蛇身外，还有人首蛇身，或兽首、鸟首蛇身。或神乘龙腾飞，或双手执蛇，脚踏青蛇、赤蛇，耳挂双蛇等。蛇是龙的滥觞。

2. 偶像崇拜

《山海经》有尸（神像）十一，俱为怪异。或折颈、无头，或半人半兽，或耳佩青蛇。女丑之尸，即女巫画像。"奢比之尸，反缚盗械"可能为殉葬奴隶的骨架。

3. 崇拜畸胎

《山海经》多属海内外奇谈，有国51，其人实则是畸胎、巨人、侏儒，以个案作人口。毛民国是返祖现象。值得寻味的倒是枭阳国和北朐国的记载，可能是指今人称之为"野人"的奇异动物。《大荒》杂乱，记国56，大多与《海经》重复，无新意。

4. 占卜

《山经》记奇异动物，其中有48例为中国历史文献中灾异或祥瑞的嚆矢。一旦奇物出现，则大水、大旱、大风、大饥、大兵、大火、大疫、大恐或大乱等，也有祥瑞现而安宁、大穰（丰收）的。但总的来说是凶多吉少。凶占91.66%，吉占8.34%，增加巫师问卜的吸引力。

5. 厌胜

厌胜是巫术的主要内容，西方文化称为"魅力和魔术。"厌胜之法有五：辟邪、象征、禁术、符咒和行气。《山海经》有辟邪、象征和禁术三种巫术，但后两者则阙如。

辟邪之法，据本书记载，佩之有效的药物有十一：育沛（无痫），旋龟（不聋），灌灌（不惑），薰草（已疠），迷谷（不迷），鹿蜀（宜子孙），猼訑（不畏）。

象征之法即巫术中同类相感的法术。本书记载药物有沙棠果不沉，食之不溺；类兽自为牝牡，食者不妒；帝（祭）台之石，服之可以不蛊；养之可以解己忧。以上五药，起行为疗法与暗示疗法的作用。至于葱聋和帝屋、窃脂鸟、鴄鵌和蜼等禽兽和虫可以御火，鱼和飞鱼可以御兵，豁边兽席其皮可以不蛊则纯属信口开河。

书中记载荀草有美人色，蓇草可媚于人，是乃放蛊之药，禁术也。通行的禁术即《山经》中的祠法，有埋玉、杀鸡、献牲、供糈、奠酒和巫舞等。

6. 祭祀

《五藏山经》山山有神，各神均有一定的祭礼仪式，供品有严格规定。祭仪分祠、仪二等。祠分斋（牺祭）、瘗（埋玉）、汤（洒祭）、婴（献玉）四级。祭品有牲、王、酒、糈四种。牲分四色；玉分三壁。一色之牲曰牺，涂血之牲曰聊，全具牲曰牷。一色之毛曰毛。祭玉又有璋、瑜之分。半珪曰璋，美玉曰瑜。

7. 注家身份

西汉董仲舒（公元前 197～前 104）天人感应之说盛行，把灾异同政治连系起来。今本《山海经》为东汉刘秀（歆）（前？～23）所校改。刘歆托古改制，汉代伪书多出其手。刘歆之父刘向（前77～前6），曾用阴阳灾异推论时政得失，两次入狱。刘歆子承父业，整理六艺群书，在政治上也是个投机分子，因袭乃父灾异观点。第一个著名注家为东晋郭璞（276～324），同样以卜巫作手段从事政治活动，曾注释《穆天子传》、《山海经》及《楚辞》。这三书俱与巫教神学有关。

根据以上分析。《山海经》实乃巫书。

三、医书

《五藏山经》是部医书。

1. 药物

记药物 125—173 种（其中动物药 65 种，植物药 53 种，矿物药 3 种，水类 1 种，不明 3 种）。计治疗药 44，预防药 36，养生药 24，毒药及副作用大的药物 8，不明用途者 63。用法分食、服、佩三种。植物类 36％为食，64％为服（即煎汤为主）。动物类 91.9％为服，即煮食为主。鱼 96％煮食。兽 89％煮食。植物类药 92％为果实。木次之，草又次之。佩带的药物，厌胜成分居多，大多为预防药。

2. 多发病与常见病

常见病有血吸虫病、碘缺乏病、消化不良、疥癣及疣、砂眼、不育、痔瘘、疮疡、痴狂、忧惑等。提示环境与食物对人体健康的威胁。但此时的医药水平已超过原始医学一药一病的水平。传染病有 2 种，有药物 10；眼病 4 种，有药 7；皮肤病有 7 种，药 13；不育与生育病 3 种，药 6 种；精神病 6 种，有药 15 种；寄生虫病 3 种，有药 9 种。

病种 60，药类（除去媚药、毒药、兽用药 14 种）有 111～159 种。平均一病有 2～3 种药。

3. 病种

本书记载病种，涉及生育、避孕与绝育、五官、寄生虫、传染病、神经精神病、消化、心血管、皮肤、肛肠和疮疡等，临症范围较广。

4. 玉的用途

本书记载"玉"字凡 139 见，加上水玉、石玉和吉玉共 156 见，玉字占全书字数 5.11%。玉的用途一为祭祀，二为作砭石用于治疗。

5. 厌胜疗法

巫师治病，除药物治疗外，在鬼神迷信外衣掩盖下，实际进行了心理治疗、暗示疗法和行为疗法。其中精神药物较多起的作用为后二者，预防药亦然。精神神经病如不妒、不惑、不忧、不怒、不愚、不忘、不畏雷霆、不畏、不狂、不痴，无卧等都属此。

四、经书

《山海经》是巫教经典而不是经历。既非地理书，也不是巫师的"经历"。不能说刘歆在×山之下加一经字，这才称经。因为在刘歆之前，司马迁见过的确是山海"经"。《山海经》是各地巫书的集萃，经过文人的编纂，形成经典。以下诸条可证：

1. 结构严谨

《山经》以文为主，《海经》以图为主。山经重巫神、巫医和巫术。海经重神话。山海各自成篇。篇、章、节、目分明。《山经》并有小结与评论。《山经》以东南西北中为章，次经为节，"又"文为目。"右……"为小结。

"禹曰"为评论。类似当代医学论文的格式。《海经》重神话，东南西北为章，因是以图为主的图解说明，以国为目，不另设"节"。

2. 体例统一

山海二经，各有结构，但体例统一。《山经》以主峰为中心，向四方辐射，主峰为总论，诸山为各论。诸山内容包括植被、川流、动物、矿产。小结包括主峰、起迄、距离、神状和祀法。《海经》按图的位置，依次分国说明，内容包括奇人、奇兽、奇禽、奇神（神像）、奇树，夹叙夹议。

3. 术语规范

祭祀术语有斋、瘗毛、祠、婴、牷、席、菅、璋、圭、聊糈等。疾病术语有益、疫、疠瘿、腊、胇、瞢、瘅、衕痔、瘕、疟、疥、曝、骚等，巫与医专门术语特多。怪鸟的鸣声也有自号、自鸣、自纠之分，其实都是自报名字。

4. 文字简练

无冗语词，描述准确、鲜明、生动。如描山："其山多×，有×焉，其状如×，其名曰×，见（现）则其区域有×灾异。""描述"动物："有兽焉，其状如膜大，赤喙，白尾，名曰移即。"（东次一十一山经）描述植物："其上有桑焉，大五十尺，其枝四衢，其叶大尺余，赤理黄华，青柎，名曰帝女之桑"。（东次一十一山经）。这些描述，不逊于当代科学实验报告和病历记载。

五、结论

《山海经》既然是巫书、医书、经书，则三合一而为巫医经是顺理成章了。巫是氏族社会晚期和奴隶社会初期的第一批医生和第一批知识分子。只有巫才有余暇从事天文、历法、文学、艺术、医学和技术的研究。经过历代巫师传授，形成巫书。夏商周三代，中国的巫师是以史官的面目出现的。巫书经过战国时史官加以编纂，便成为中国第一部巫医经。

原载《炎黄世界》1995（2）：17～19

二、医学哲学

第三次医学革命与理论思维

科学离不开理论思维，如同理论思维一定要回归于科学一样。医学革命是医学的理论思维的革命。我们如今正面临着新的医学革命，同时也面临新的理论思维的革命。

一、新的医学革命在呼唤

1. 第一、二次医学革命的成果与不足

人类同疾病作斗争，有成功的记录，但更多的是失败的记录。失败的由来是人类的历史局限所决定的认识局限。原始思维只能产生原始医学。经验思维只能产生经验医学。只有科学思维才能产生科学医学。

在原始医学和经验医学阶段，人类生命付出了高昂代价。这就是寿命短促和传染病使人大批死亡。13 世纪欧洲自然科学的发展，使医学建立在现代物理、化学的基础上，医学由经验医学进到科学阶段，这是第一次医学革命。但欧洲人口的平均寿命还不过 33～40 岁。到 20 世纪时鼠疫大流行，仍然死了 1 500 万人，虽然只及上两次鼠疫大流行的 1/9。真正控制鼠疫是 20 世纪 40 年代链霉素发明之后。

从抗生素用于临床治疗开始，人类对控制烈性传染病和其他感染，开始了新的纪元。平均寿命增加了 80％～100％。这一成就，医学史家称为第二次医学革命。然而从 20 世纪 80 年代开始，由于抗生素耐药菌株的普遍而又大量地出现，传染病正卷土重来。医学革命尚未成功，同志仍须努力。

2. 传染病卷土重来

据世界卫生组织 1996 年报告，传染病仍然是世界第一位死因[1]（占 32%），美国列为第三位死因。[2] 在中国已由 1985 年的第四位，升到 1992 年的第二位。[3] 发达国家的排行榜推前。结核病、登革热和疟疾卷土重来。在全世界，结核病正面临一个复兴的时代。据中国 1990～1995 年 12 个省的统计，结核病发病人数 593 万，年感染率 1.2%，估计全国发病人数 1 400 万，居世界第一。印度有结核病人 880 万，年感染率 1%～2%。尼泊尔的结核感染率高达 20%。津巴布韦发现结核病人中 HIV 阳性的占 40%～60%，巴西占 5%～10%。[4]

世界卫生组织总干事在 1996 年报告[1]中说："我们站在传染病世界危机的边缘上，各国无一幸免。各国再不能无视这个威胁。"根据这个报告，1995 年世界传染病的 10 大杀手如下： （1）急性呼吸道感染 440 万（26.1%）；（2）腹泻 310 万（18.39%）；（3）结核 310 万（18.39%）；（4）疟疾 210 万（12.46%）；（5）乙型肝炎 110 万（6.53%）；（6）HIV/AID 100 万（5.93%）；（7）麻疹 100 万（5.93%）；（8）新生儿破伤风 50 万（2.97%）；（g）百日咳 38.8 万（2.30%）；（10）蛔虫和钩虫病 16.5 万（0.98%），合计 1 685.3 万（100%）。

全世界每年因传染病死亡 1 700 万（相当于第三次鼠疫大流行时的数目），如果加上因感染合并症死亡的，全世界共计 5 200 万。

就美国而言，1996 年 5 种高位死亡原因（肺炎、艾滋病、慢性肝病、慢性阻塞性肺病以及同肿瘤化疗有关的免疫抑制）都直接或间接同传染病有关。

医学科研的进展，使旧的疾病分类受到挑战，如躯体疾患与心理疾患的界限，身心疾病的范围，传染病的范围等。例如胃溃疡一向认为是生活不规律引起。幽门螺杆菌的发现，改变了这个观念，同时使抗生素控制胃溃疡成为可能。过去有谁会想到淋浴的莲蓬头，竟是培育军团（Legionnair）① 病的物质，可以置老人于死地！又有谁人梦想过脑膜炎居然可以控制甚至根绝

---

① 一种大叶性肺炎。

呢！在美国发现有 Lyme 病（莱姆关节炎）①，恶鬼病毒（hantavirus）感染，由食物产生的大肠杆菌 O157；H7 感染；这都是对当代医学的挑战。根据 WHO1996 年报告，世界范围的癌肿，84％可归因于病毒、寄生虫或细菌。研究表明，某种形式的风湿、不孕、冠状动脉疾病、哮喘、高血压性肾病以及小儿糖尿病都同感染有关。自我免疫的肠道疾患（Crohn 病和溃疡性结肠炎）同样开始都是微生物因素触发的。传染因素远比过去估计的高。[5]

二、细菌耐药性的出现

人类发现细菌致病的历史不过百年，使用抗生素不过 50 多年。在 50～60 年代，青霉素被誉为"抗感染的医学卫士"，犹如仙丹灵药，药到病除。一切同金黄色葡萄球菌有关的细菌，都对青霉素敏感。曾几何时，风光不再。细菌耐药性的时代开始了，谁战胜谁的问题没有解决。目前的态势是：

1. 耐药菌株多，有的耐药率十分高

90％的金葡菌对青霉素和 β－内酰胺抗生素有耐药性。90％的奇异变形杆菌对四环素有耐药性。此外还有生脓链球菌耐药株、氨下耐药株、土霉素耐药株、喹诺酮耐药株等。[6,11]

2. 分布面广

1967 年医学家已在新几内亚发现肺炎链球菌对青霉素的耐药性，但未引起重视。1970 年这种耐药菌在非洲流行，20 世纪 80 年代传至欧洲，90 年代传至美国。[11]

北京地区 1983 年临床分离出 566 株致病菌，产酶菌占 65.5％。[7] 1992～1993年北京分离出 509 株金葡菌中，甲氧西林耐药占 20.6％，苯唑西林耐药占 21.6％，头孢唑啉耐药 15.1％；头孢哌酮 11.4％，庆大霉素 39.1％，阿米卡星 24.4％。[8] 从北京等 9 个大城市的耐药监测表明：阴沟肠杆菌对头孢的耐药率为 81.5％，枸酸杆菌为 38.9％，沙雷氏菌为 94.1％，不动杆菌为 85.7％。[9]

---

① 莱姆为美国康涅狄格州南部一城镇，1975 年在该地发现此病，伴有疼痛、发热与皮肤红斑。

耐药菌率增高的客观原因是：（1）医疗不合理使用抗生素；（2）人口拥挤与流动；（3）抗生素使用于动植物防病与治病；（4）耐药菌株通过食品传播；（5）细菌接触抗生素后获得。

3. 严重程度逐年增加

细菌对 β—内酰胺类抗生素的耐药性发展很快。美国 1982～1989 年对头孢第三代的耐药率由 7％增至 24％。法国 1988～1989 年由 19％增至 28％。[10]

当前抗生素耐药菌对普通人口的威胁是严重的。肠球菌（医院感染的第二位原因）已经发育了对万古霉素的耐药性。美国从 1989 年 1 月至 1993 年 3 月，院内感染增加 20 倍。这个预报十分重要，因为万古霉素常常是医生救命的最后王牌。由于对青霉素、氨基糖苷及其它物质的耐药性，万古霉素耐药菌株的感染无异对危重疾病无能为力。[12]在世界的其它地方目前治疗肠道感染和腹泻只剩下独一无二的抗生素。

抗微生物耐药性对老人、小孩及免疫妥协者的危害特大，其恶果是疾病死亡率增加。近年来由念珠菌属引起的医院内血液感染占 10％，其死亡率为 38％。住院病人的念珠血症的发生率为 5～10/10 000，死亡率大大高于高危病人。所谓高危病人包括白血病、硬块癌肿、中性白细胞减少症、骨髓移植病人、早产儿和烧伤病人。[13]

Pittet（1994）报道，正位肝移植病人 157 例，因播散性真菌感染的 23％，死亡 13％（即 58％的感染者死亡）。[14]

4. 耐药菌遍布生物体

由于动植物疾病的预防与治疗，以及食品加工，禽、畜、水产以至蜜蜂身上都存有耐药株。曾有人作一实验，把切开的番茄在空气中暴露几秒钟，然后加入琼脂在 37℃下培养，未发现病菌，但 10％的细菌有耐药性。耐药株遍布肉、奶、蜂蜜及其制品。[6]

三、医学革命与理论思维

第一次医学革命的理论思维，主要是还原论。由于数学、物理、化学和生物学的发展已具备现代科学形态，因此对人体的形态与功能、正常与异常都可以还原为细胞形态与运动、物理形态与运动、化学形态与运动；都可以归结为一定数据或数学模型。这种形而上学的方法有只见局部不见整体的缺陷，但作为现代医学发展的指导，有不可磨灭的功绩。

第二次医学革命的理论思维，主要是机遇论。机遇是导致科学发现和发明的线索，又可能是新学科理论的起点。科学史表明，许多发明都是由于偶然发现而获得重大成果的。

抗生素的发现和发明，是机遇论思维的胜利。机遇有两种类型：一是目的外机遇；二是目的内机遇。

20 世纪 40～50 年代是目的外机遇时期。从 20 世纪 20 年代弗莱明先后两次发现青霉素，到 40 年代 Florey 和 Chain 二氏提纯成功并用于临床开始，直到 50 年代在土壤中陆续分离出多种抗生素产生菌，研制出链霉素（1944），枯草杆菌肽（1944），头孢菌素（1945），氯霉素（1947），氯四环素（1947），金霉素（1948），新霉素（1949），氧四环素（1950），土霉素（1950），万古霉素（1956），卡那霉素（1957），利福霉素（1957）。

20 世纪 60～80 年代，是目的内机遇时期，开始了抗生素半合成时期。60 年代，半合成青霉素迅速发展，头孢菌素萌芽。70 年代，头孢菌素迅速发展，半合成青霉素中推出脲类青霉素。80 年代，头孢菌素发展到第三代，新型 β—内酰胺类出现，喹诺酮类抗菌药崛起。

80 年代后期至 90 年代中期，由于注意到细菌的耐药机制，理论思维已从机遇思维转到逆向思维。

四、逆向思维的内涵

科学史中许多创造性思维都是逆向思维。法拉第是从电流引起的磁现象，联想到磁可能引起电流，终于发现了电磁感应现象，为发电机原理奠定基础。

逆向思维是倒果为因，倒行逆施，进一步抓住机遇。自然辩证法理论家曾经津津乐道过两个逆向思维的案例。其一是圆珠笔的改进，其二是自由轮的生产。圆珠笔的发明，确有许多优越性，但圆珠不耐磨是致命弱点。研究的重点转向加强硬度，但无法突破。逆向思维是换芯不换杆，圆珠笔便受到广泛欢迎。二战时纳粹潜艇对美国军事援欧威胁大，加强护航的力度小于纳粹潜艇增加的攻击力。逆向思维是增加运输船只的生产力，吨位限制在万吨（故名自由轮），使增加的船只数大于被击沉数，赢得了运输战线的胜利。

第三次医学革命的逆向思维便是抗感染药物的增长速度，应该大于抗生素耐药株的增长速度。

承认抗生素耐药性的必然性是逆向思维的逻辑起点。就生物进化史来说，有抗生素的物质，便一定会有反抗抗生素的物质，如同有物质便有反物质，有作用便有反作用，有抗原便有抗体。耐药的本字是 resistant，原意便是反抗。逆向思维的首要观点便是承认反抗的必然性与客观性。

微生物在生长过程中，为了生存竞争的需要，能产生抑制或杀灭其它微生物的物质，是为抗生素。被对抗的微生物也会产生对抗抗生素的细菌，是为耐药菌株。细菌耐药可分为固有耐药和获得耐药两种。固有耐药是由染色体基因决定的，属于天然耐药，有遗传性。获得耐药是由质粒介导或由染色体介导，故有获得性。不少细菌的耐药性是在接触了抗生素后获得的。

早在 20 世纪 40 年代，青霉素的发现者和开发者之一的弗莱明便预言抗生素耐药性的可能，并指出不合理使用青霉素可能出现的危险。大多数质粒甚至许多间粒体都包含有抵抗不同抗生素的基因，人们使用任何抗生素都可能选择到抵抗任何抗生素的细菌。如果遇到多种耐药细菌的存在，这种现象便会出现。即使开始时并不明显，只要慢性使用一种抗生素，这种耐药性便会出现。

其次，不能因出现耐药菌株便对抗生素不敢使用，或放弃发现新的抗生素的努力。老的抗生素依然有用。如果敏感细菌超过耐药细菌的数目，便有很大冲击力，临床疗效满意。《本草纲目》中列举了上百种奇异药物，如用衣衫入药，牛栏、马厩、猪圈、厕所的泥土，甚至粪便，以及炊具、用器上的尘土（药用土共 61 种，服器 25 种）都可治病，可能便是利用其抗生素。但这一机遇没有发展为科学，就是只有经验思维，而无还原论思维，更无逆向思维。因此只能停留在巫术阶段。巴斯德说："机遇偏爱有准备的头脑。"经验医学缺乏有准备的头脑，所以李时珍及其同时代的人，没有能够发现抗生素。

从 20 世纪 80 年代开始，开发新的合成抗生素的努力不断，主攻方向仍

为 β—内酰胺类与氟喹诺酮类。头孢菌素发展到第 4 代。到 90 年代中期，上市的新合成抗生素 39 种，研制中 92 种。[15]但新的天然的抗生素没有出现突破。人们发现青蛙手术后放回水中不受感染，于是在青蛙皮肤发现一种名为 Magainin 的抗生素，但无法提纯并生产。人们也从人体的白细胞中找到几种命名为 Defensins 的抗生素，同样未能提纯并生产。[6]

再次，积极开展疫苗这一渠道，东方不亮西方亮。进化的规律规定微生物会最终发展成为每种抗生素都会产生耐药性，因此，发展有效的疫苗及其他预防措施是最有效的办法。

要研究出更多的疫苗，就不能不重视基础研究，功利主义不能只顾应用，不顾基础理论。没有先进的理论与方法，设计不出先进的新疫苗。美国微生物学会提议建立一个科研和培训基地，研究分子病原机制（mechanism of molecular pathogenesis），病原性（pathogenicity）的进化，药物的耐药性和疾病传递。这些机制弄清，有利于新疫苗的设计，有利于发现新的微生物化合物，以及设计预防传染病的新手段。[5]

基础研究的方向应该是能够勾画出细菌的遗传与代谢的途径，包括一些重要的因素必须判明，诸如毒性、对抗生素的敏感以及病原体对人畜的传播机制等等。

最后，还要提高医生、消费者与药业人员的素质，加强耐药意识，制定出合理使用抗生素的法规。抗生素的发现与发明，方便了医生、病人与药商。特别是广谱抗生素的发明，使浅薄的医生和病人及其家属如获至宝。非处方购药成为渔、农、药业的常事。口服抗生素则是居家、旅行必备之药。不合理使用抗生素是耐药菌株产生的重要来源。

如同环境污染、水土流失、资源耗竭的警告一样，对于抗生素的耐药性也是言者谆谆，听者藐藐，我行我素。

参考文献

[1] WHO. World Health Report，1996（Date from 1993）

[2] Pinner RW，SM Teutsch，L Simonsm，et al. JAMA，1996，275（3）：189～193

[3] WHO. World Health Statistics Annual，1994

[4] Pio A，et al. Bulletin of WHO. 1997，75（6）：571

［5］ American Society for Microbiology：New and Reemerging Infectious Diseases：A Global Crisis and Immediate Threat to the Nation's Health. 1997

［6］ Stuart，B. Levy：The Antibiotic Paradox. Pleum Press. New York

［7］ 李家泰，等．中国临床药理学杂志，1985，1：31～36

［8］ 李家泰．中国新药杂志，1995，4：40～44

［9］ 李家泰，等，中国临床药理学杂志，1996，12：81～84

［10］ Erhardt AF，Sanders CC. J Antimicrob. Chemother，1993，32（Suppl. B）：1～11

［11］ American Society Of Microbiology：Report of the ASM Task Force on Antibiotic Resistantce，1997

［12］ Swartz MN. Proc. Natl Acad Sci USA，1994，91：2420～2427

［13］ Wenzel，RP and Mpfall. Empidemiol，1991，12：523～524

［14］ Pittet D，Tarare D and Wenzel RP. JAMA，1994，271：1598～1601

［15］ 李家泰主编．临床药理学．第2版．北京：人民卫生出版社，1998

原载《医学与哲学》1998，19（10）：511～515

濒死体验研究的认识论

一、灵学与经验科学的交替

濒死体验（Near—death Experience NDE）指人临近死亡（多数出现在事故死亡前）时出现离体现象、隧道效应、全景回忆和见到另一世界及已故亲朋的一种主观现象[1]。把 NDE 的研究史分为三个阶段：

第一阶段　科学——灵学阶段（1890 年～1930 年）

1892 年地质学家海姆（Heim）在欧洲阿平宁山脉遭遇雪崩，下滑时他发现当时心情特别平静，出现对过去生活的全景回忆。之后，海姆又收集 29 例个案，但对它们描述为互不关联的症状。1894 年，《英国医学杂志》发表《溺水感觉》一文，是为刊出案例的嚆矢。1930 年，费斯特（Pfister O）在海姆的基础上，结合壕堑战的濒死事件，总结出濒死体验的症状，认为是应激反应的退行作用所致。

但濒死体验在灵学盛行时，都被作出灵学解释。人格解体的离体现象被称为"灵媒"，超感官知觉被称为传心术。以灵学为主体，分成两大组：一组研究"自然案例"，另一组研究灵媒，超感官知觉被认为是人死复生的证据。

第二阶段　灵学阶段（1930 年～1960 年）

集中研究超常（Paranormal）现象，即离体现象。以杜卡塞（Ducassé C）为代表，在 1961 年出版的《死后的生命》中，把离体体验、心灵感应、附体、生活回顾等细节作为鬼魂存在的证据。死后的生命有 5 种：（1）鬼魂；（2）离体体验；（3）鬼魂现形和超常现象；（4）附体（又译着魔）；（5）前世记忆。

第三阶段　灵学——科学阶段（1960 年～至今）

美、英医学杂志，特别是《神经精神病杂志》以及《内科文献》、《内科学报》等刊载了大量科学论文及带灵学内容的文献，另一方面出现两本畅销书：一是医生穆迪（Moody）收集 150 个案例写成的《生命之后的生命》（该书由克勃勒·罗斯 Kübler·Ross 作序，支持此一观点）。另一是旅美西藏学者索甲仁波切的《西藏生死之书》。该书试图证明藏传佛教的《中阴闻教得度》（或译《西藏度亡经》）讲的就是西方现代所标榜的濒死体验。

在此阶段，两个著名学者 Greyson 和 Stevenson 发表论文最多。医学杂志和心理学杂志也发表许多其他学者的论文，有时还出版专辑，涉及灵学、临床医学、心理学和人类学。

二、灵学的唯心主义认识论——有鬼论

穆迪的《生命之后的生命》[1]对 150 个案例作了三种解读：超自然解读、自然解读、心理解读。然而并没有公开肯定超自然解读。虽然穆迪声言："自己并不是试图为肉体死后灵魂犹存构造证明"，但他确是想说明"心灵是什么，心灵是否可以脱离人的肉体而存在"。所以他说"濒死体验代表了一种新现象"。其实"生命之后的生命"便是羞羞答答的灵魂。

Stevenson 等（1986 年）在印度调查，居然发现一例女子自称是二战时日军投胎转世的。但未见排除患者有精神病。Judson/Wiltshaw（1983 年）曾报导濒死体验类似印度的瑜珈（Yoga）和墨西哥印第安人的魔法（Socero）。

早在 1979 年，《英国医学杂志》就发表过社论："濒死体验实际上是功能的死亡而不是脑死亡。谁也没有从死亡转回来过，也讲不出他的经验。哈姆雷特说：'这是从出生以来就是个未发现的国度，没有一个旅行者回来过。'濒死不是死"。该社论提出，死亡不论复生的还是不复生的，只好留给"生死学"或"末世学"去研究了（BMJ 1979 Dec 6204：1530）。

三、感觉材料论可以是唯物论也可以是唯心论

直接看到或感觉到的对象，称作感觉材料。感觉材料论认为感官知觉的研究，不仅与世界有关，同时也和人对世界的意识有关。感觉材料甚至可以不由物质世界对象刺激感官而产生，而由人自身的活动或神的活动而产生（简明不列颠百科全书. 北京：中国大百科全书出版社，1986.（6）：764—765.）。因此，在研究中可以出现无鬼论者，也可以出现有鬼论者。

从唯物论出发，可以发现濒死体验不仅有个体差异，而且存在地区差异和文化差异。

（1）发生率差异

据估计，美国有濒死体验者 800 万，发生率为 4%[3]。Rosen 报导 200个重症生还者，有 60 人有全景回忆。Druss 和 Kornifield 访问 10 例停搏病人，都有幻想和幻觉。

Dobson 报导 20 例停搏生还者，只有 1 例有超常体验。此外，也有文献报导停搏濒死者的 NDE 发生率为 1%～5%（Morse，et al. 1985 年）。Osis曾发出 10 000 份问卷，询问医生是否接触过"曾经死过的"病人；他们是否有濒死体验。回收问卷 640 份，证实病人自称看到死人要来侍候他死后的生活。因此可以说医生对本现象的发现率为 6.4%[1]。

Dobson 在另一报告中就曾估计濒死者 NDE 的发生率为 9%～18%[4]。

（2）地区差异

表 1　非西方濒死体验特点[1]

国家·地区	例数	隧道经历	离体体验	全景回忆	见他人	见其它世界
中国	20—100	×₂	×	√	√	√
印度	64					
	16	×	√	√	√	√
西不列颠	3	×₂	×₂	√₂	√₂	√
关岛	4	×	√	×	√	√
北美土著	2	×	√	×	√	√
澳洲土著	1	×₂	×	×	√	√

续表

国家·地区	例数	隧道经历	离体体验	全景回忆	见他人	见其它世界
新西兰毛利人	1	$\times_2$	$\checkmark$	$\times$	$\checkmark_1$	$\checkmark_1$

注：$\times_2$＝条件性否定，$\times_1$＝无报告，$\checkmark$＝有报告，$\checkmark_2$有条件肯定

另据冯志颖、刘建勋报导，1976 年唐山大地震幸存者中，发现 NDE 81 例，其中隧道经历 1/3，全景回忆 1/2，离体体验 1/2，见他人 1/4[6]。这与表 1 中国统计不同，前者为随访，后者则为 Beck（1981 年，1984 年）据中国净土宗佛典所载自净土回归案例统计。

（3）文化差异

文化差异同地区差异有关。印度的濒死体验所看到的另一世界同尘世无异。关岛看到的是繁花似锦的极乐世界，而且还是坐飞机去的。马伦尼西亚群岛的濒死体验经历者看到的人都坐在流沙井盖上。卡里埃（Kaliai）人 1949 年以后的 NDE 带天主教和基督教气味，这同宗教影响世俗生活有关。澳洲土著以神秘故事形式出现。新西兰毛利人则进入地下王国[3]。

Pasricha 和 Stevenson 对比印度与美国 NDE 特征，频率如表 2：

表 2　印美 NDE 特征对比[2]

特　征	印度 N＝15	美国 N＝78
（1）看到自己躯体	——	51（65％）
（2）夜叉带到另一境界	12（80％）	——
（3）看到死去的熟人	4（27％）	12（15％）
（4）看到亮光或宗教人物	12（80％）	41（43％）
（5）全景回忆自己生活	——	21（27％）
（6）册上无名错捉被放回	10（7％）	——
（7）有人替代去死	7（7％）	——
（8）留恋尘世被放回	1（7％）	21（7％）
（9）被熟人或生人帮助放回	——	15（20％）
（10）被差人从另一境中带回来	13（7％）	——
（11）有明显的躯体印记	4（7％）	——
（12）被推向手拿小册子的人	8（3％）	——

以上差异表明，NDE 受文化、习俗、宗教影响，如同印度的观音佛像同中国的大不相同。

四、实事求是是认识论又是方法论

1. 人格解体说[4]

Pfister（1979 年）研究濒危人物的逃避现实心理，认为是一种防御机制。Noyle 等（1976 年，1977 年）研究交通事故中 1/3 有生命威胁的遭遇者，对比精神病人，后者也有 40％出现过人格解体的综合征。前者警觉性比较显著，而后者出现神志不清，但其焦虑症状同精神病人出现人格解体有显著性相关。这可能是交通事故遭难的原因之一。人格解体是面临极端危险并发焦虑的特殊反应。意像模糊和听力活跃以及全景回忆，这一切可能是威胁生命的极端焦虑的一种比较严重的方式。

人格解体理论的中心论点即作出部分牺牲，经历心理死亡以防止生理死亡。但低警觉因子理论完全反对人格解体论，而后者又从未提到神秘意识问题。

2. 感觉剥夺说

感觉剥夺是指人类个体处于不透光的密室当中，失去光感、声感和肤感等刺激物。有两种假说：

（1）感觉剥夺说。躯体分离是一种对危及生命危险的一种反射性感应反应，潜在的致命危机可导致内部运作过程的加速，与感觉剥夺相同，是一种适应反应（Greyson・B，et al. 1980 年）。

（2）适应反应说。濒死体验对躯体有保护作用；平衡功能；防御性重建（冯志颖、刘建勋，1986 年）。

3. 中毒精神病说

一位曾经历濒死体验的美国医生洛丁（Rodin EA，1980 年)[8]认为这由于供氧停止，CO_2 和 N 增加，导致中毒性精神病。洛丁该文发表于《神经精神病杂志》，同期便发表有反驳文章。但有趣的收获是包括研究"投胎"的 Stevenson 在内，都不承认离体体验是生命后的生命。

4. 白日做梦（Lucid dream）说

Green 称之为"特殊的梦";Fox 称之为"知识的梦";Steveson 称之为睡眠与觉醒的过渡,或者说是入睡状态或朦胧状态,而不是上述诸状态的显著一面。

5. 人格分离说

人格分离亦即人格解体的另一名称,常见于创伤受害者的不同人群,包括囚犯、人质和强奸受害者。Spiegel 和 Cardena(1991 年)总结 20%～50% 的创伤生存者,会体验一种分离感觉,但这种分离是离心而不是离体。美国精神病学学会《精神疾病诊断与统计手册》(第 4 版)把人格疾患分为 5 个范畴:(1)心因性记忆缺失;(2)心因性神游反应状态;(3)人格解体综合症;(4)多重人格;(5)非典型分离障碍。

6. 记忆复苏说

隧道体验是胎儿娩出时通过产道的记忆,(冯志颖、刘建勋,1986 年)、见坏人杀自己是人工呼吸压迫胸部的记忆。(Druss and Kornifield,1967 年)。

7. 顿悟(insight)与回避(withdraw)说

发光体的出现是一种顿悟;重遇故人是幻觉愿望的满足;生命回顾是对于现实的一种回避[3]。

五、讨论

(1)认识论研究就是要考察知识的确定性和和概念性的程度(简明不列颠百科全书. 中国大百科全书出版社,1986.(6):764～765.)。现代认识论的各种理论,不论从感觉材料论、现象论到经验论,还是近代的唯理论,中世纪的唯名论,其实都可以归结为唯心论或唯物论,即思维与存在的关系问题。18 世纪以来便把属于形而上学学说的派别称为唯物主义。神秘主义便是唯心主义的一种(简明不列颠百科全书. 中国大百科全书出版社,1986.(6):764～765.)。

(2)濒死体验研究的认识论根源在于科学与灵学交替进行,其原因在于:

①原始思维的残留,不能理解梦的现象,更不能解释濒死体验,误以为

灵魂不灭。

②巫术医学的残留，巫术是医学的补充，医学是巫术的补充。

③科学医学与科学心理学的新进展受到两条认识路线的局限，包括历史的局限（永远不能到达绝对真理）；认识的局限（意识落后于存在）；社会的局限（迷信是一种习惯势力）。

（3）没有纯粹的学术阶段，在此阶段中虽然是灵学文献充斥，但离体现象本身的研究仍含有科学成分，灵学中有科学，科学中有灵学，尽管在两种范畴中后者不是显性。

濒死体验研究的认识论在两个层面上进行，一是灵学，另一个是科学。这两个层面以坐标表示：X轴为灵学，Y轴为科学。研究越深入，离灵学越远，离科学真理越接近。

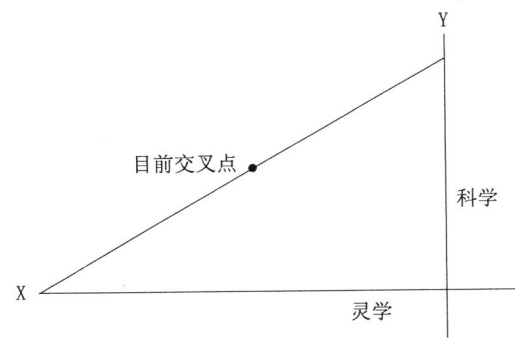

参考文献

［1］ STEVENSON I. The Southeast Asian interpretion of gender dysphoria ［J］. J Nerv Ment Dis，1977，165（3）：201－209.

［2］ 穆迪，罗汉译 . 濒死体验［M］. 上海：三联书店，1989.

［3］ GREYSON B. Near－death experiences and personal value ［J］. Am J psychiat，1983，140（50）：618－620.

［4］ GREYSON B. Dissociation in people who have NDE ［J］. Lancet，2000，355：460－463.

［5］ KELLEHEARA. Culture，Biology，and the Near－Death Experience ［J］. J Nerv Ment Dis，1993，181（3）：1 537.

［6］ 王云阶，杨同卫，朱世英 . 濒死体验研究及其现实意义［J］. 医学与哲学，2005，

26（8）：20—21.

[7] 何兆雄．自杀病学 ［M］．北京：中国中医中药出版社，1997，10—15.

[8] RODIN E A. The reality of death experiences ［J］．J Nerv Ment Dis，1980，168：259 —263.

原载《医学与哲学》2006，27（3）：41～43

医学伦理学的悖论思维

　　医学伦理学的研究对象是医学中的伦理问题或伦理学中的医学问题。医学伦理学的科学内容，随着医学科学和医学工程的发展而不断变化和充实，而医学伦理学的思维方法也会相应地发生变化。

　　医学伦理学在经验医学和实验医学阶段，形式逻辑思维和辩证思维，常常受到挑战。在理论医学阶段，这种挑战就越加明显，这就是悖论思维。悖论思维的本质是辩证思维，但又不完全是传统的辩证思维。这是因为传统的医德关系、医德意识、医德规范和医德行为，受到了新的冲击，传统的医德规范被动摇了。这种动摇不是由于引进西方的生命伦理学理论而发生的，而是由于传统的医学伦理学面临着十大冲击。这些冲击又名医学难题。

　　第一，经济核算对福利事业的冲击。卫生事业带社会性、服务性和福利性。除了资本主义社会开业医生和护士的事业带营利性以外，一般都是福利性的事业，社会主义国家的卫生事业带福利性质更是明显而突出。但卫生事业除了要补偿活劳动的消耗外，还要补偿物化劳动的消耗。这种物化劳动的消耗和活劳动的消耗，随着医学科学的进展，补偿的需要越来越大。否则医院便无法发展，连简单的"再生产"也无法维持。因此经济核算和福利性质便发生矛盾。办一个医院绝不是收费越低越好，也不是盈余越多越好。

　　第二，先进的诊断对传统治疗的冲击。医学科学特别是医学工程的进展，许多顽症、绝症可以早期诊断，但要不要对病人讲真话，能不能对病人讲真话又成为医学难题。传统的伦理观是对人忠诚老实，"事无不可对人言"。传统的医学伦理观是保护性医疗。现代的医学伦理观要承认病人的权利。

第三，人口的数量与质量对生命标准的冲击。人口的数量和质量必须控制，当前我们不仅面临人口爆炸的问题，还面临人口中遗传负荷高的问题。因此，对于治疗性特别是非治疗性人工流产是否杀害人的生命问题便提出来了。传统的医学伦理观点是生命从受孕时便开始，这个生命标准只能使人工流产处于受谴责的不道德地位。

第四，器官移植对死亡标准的冲击。器官移植的供者，如果不是受者的家属，买卖活体器官是不道德的，而且只能限于双侧器官。除此之外，供者只能求助尸体。但尸体器官移植，距离死亡时间越近，成活率便越高，特别是颅脑外伤的尸体最理想。因此便发生死亡标准的确定问题。1967 年全世界第一例心脏移植手术在南非开普敦市成功后，新闻界指责医生在供者还未死亡时取出心脏，因此引起关于死亡标准的国际讨论。传统的标准是心肺功能衰竭，但是脑死亡的患者可以借助器械维持呼吸和心跳，而脑死亡又是不可逆的。但脑死亡的临床体征又是有争议的。

第五，先进的医学工程装置对生命神圣论的冲击。支持疗法可以供一些深度昏迷患者继续维持生命，但是这些患者已经恢复无望，而生命已经没有实际意义，先进的医疗器械可以供濒死的病人维持心跳和呼吸，但病人痛苦异常。传统的医学伦理观是病人有求生的权利，但病人有求死的权利吗？先进的医疗器械和手术也可以供一些先天缺陷如脑水肿、痴呆症、脑功能障碍、先天性心脏畸形、脑麻痹、脊柱缺陷等患儿延长寿命，但这些患儿即使可以活命也是一个社会负担，增加资源消耗，降低生命质量。问题是上述患者和患儿有权实行安乐死吗？

第六，潜生命的控制冲击了伦理关系和繁殖力。人工授精、体外受精、无性繁殖都将冲击传统的伦理关系，亲属关系被打乱，而且有造成近亲繁殖的危险，社会容易趋向单一化，无性繁殖的结果是否造成繁殖力丧失也是一个问题。而有性繁殖由于只有遗传，没有变异，缺乏对环境的适应性，一旦环境条件变化，容易引起灾难性的结果。

第七，行为控制冲击了病人的自由权利。行为控制有手术控制行为和药物控制行为两大类。手术控制行为争议最大的又是电抽搐（电休克）和神经外科。对于急性精神病人，特别是情绪低沉、消极厌世的有特效，取缔使用常可引起病人自杀。但电抽搐的副作用大，病人出现退行性健忘。神经外科中的部分大脑被切除或破坏，虽然可以改善部分症状，但疗效未确定，因此近百年来，没有实质性的进展。

第八，稀有资源的分配冲击了病人的平等权利。生物医学工程越发展，稀有资源的分配越突出，平等权利越受到威胁。最好的设备和药物分给谁，成为医学的一个难题。

第九，父权主义对病人权利的冲击。封建社会和奴隶社会是医生说了算数，病人处于依附地位。西方政治家把病人权利作为人权运动的一部分，强调病人的医疗权、信息权等。病人有权，医生还有没有权呢？医生有权，这就是父权主义，但它是对病人权利的冲击。在医疗中，到底谁说了算数？

第十，性医学的进展对传统性道德的冲击。传统的性道德把性器官和性行为当作隐私和圣物，不能侵犯。性医学发展了，性器官应不应保留？在什么情况下应该保留？性行为能不能作观察和实验？能不能照相和仪器记录？性治疗在什么情况下才是合道德的？性研究的目的是什么？如此等等，医学伦理学都必须回答。

以上这些，医学伦理学称为道德难题，又叫道德两难，即进退两难之意。是不是医学伦理学已经走进死胡同了呢？不是。这是医学中的悖论。这是自然科学和社会科学跟社会工程交错出现的结果。在数学中有悖论，物理学中有悖论，经济管理中有悖论，医学中当然也有悖论，在医学伦理学史上，悖论的出现是现代医学伦理学对传统医学伦理学冲击带来的。传统医学伦理学着重医疗行为的道德规范，现代医学伦理学着重代价/效益分析，重视价值观念的作用。价值是主体需要与客体属性之间的关系。把价值引进医学伦理学就形成价值观念。这种价值观念既反映了生物进化的利益，也反映了文化进化（包括伦理进化）的利益。

要解决医学伦理学的悖论，光是形式逻辑的思维是很不够的，因为错综复杂的矛盾关系，科学的思维不能停留在形式逻辑上面。医学科学的发展都对人类有利吗？形式逻辑的回答自然是肯定的。

逻辑实证主义也不能解决医学伦理学的悖论问题。西方的现代医学伦理学的哲学基础，基本上是逻辑实证主义，他们只能提出问题，往往不能解决问题，因此医学难题往往是争论不休而又无法解决的。如死亡标准、生命标准、安乐死等的讨论。他们只要在道德概念和道德语言上进行逻辑与语言分析，只是一种语言分析哲学。逻辑实证主义是不可知论，在思维方法是形而上学的，尽管他们的口号也是"排斥形而上学"，但这里指的是排斥哲学。所以一旦西方摆脱逻辑实证主义的影响，欧美相继接受脑死亡的标准。美国医学会最近也承认被动安乐死是合道德的；"对无法抢救、昏迷不醒的病人，医师可以撤掉其赖以维持生命的输液系统。"

传统的辩证思维也不能完全解决医学伦理学中的悖论。医学伦理学中有没有辩证法？回答是肯定的。既然辩证法是事物发展的最一般规律，医学伦理学自然就不能例外。有所失必有所得，有所得必有所失，这是辩证法。但是在什么范围内有所得要适可而止，在什么范围内有所失是可以接受的，辩证思维便可以不管了。悖论性思维正是要把握这一点。因此，也可以说悖论思维是辩正思维的特殊形式。

悖论思维从实际出发，具体问题具体分析，它也不同于自然主义哲学符合现代思维的特点。

悖论思维有三个基本特征：

第一是向性。思维带有一定的目的性和方向性。存在于向性中的一对矛盾是顺向思维和逆向思维的矛盾。悖论思维要求顺向思维与逆向思维的统一。

从原因到结果或从结果到原因的思维都是顺向思维。人们都习惯于顺向思维。生命是神圣的，因此要保存每一条生命。不论生命的质量如何，也要无条件地保护，这才算生命神圣。这是人们习惯的顺向思维。要把医院办成福利事业就不能赚钱，要盈利就不算卫生福利事业，这又是顺向思维。因此，又要马儿好，又要马儿不吃草是不可能的。能不能有不吃草场上的草只吃沟边、田边草的马呢，这种逆向思维就少有人注意了。

逆向思维是从原因或结果的反面去考虑另一种原因与结果。第二次世界大战时，为了战胜纳粹德国潜艇对大西洋海运的威胁，同盟国不是着眼于击沉德国的潜水艇，而是增加运输船只的生产，使新船下水大于被击沉数，结果保持了经大西洋到欧、非战场的航运供应。这是逆向思维的结果。

传统的医学伦理学习惯于顺向思维，道德规范是研究的主要对象，因此常常是"应该什么"或"不应该什么"的规范，是按照形式逻辑的矛盾律进行思维的。

按照传统医学伦理学的观点，要把卫生事业办成福利事业，就不该按经济核算收费，要经济核算就不是福利事业。事实上恰好相反，一家医院越讲经济核算办得越好，福利性才越能发挥作用。把一家医院办成设备陈旧没有更新的烂摊子，这不是医务人员之福，更不是病人之福。当然经济核算不是乱抬价或见死不救，不是要见钱不见人。如果不为病人服务，医院也就变质了。

第二是悟性。思维分四期，即准备期、酝酿期、豁朗期、验证期。思维的豁朗期带有一定的悟性。悟性含有再生性思维和创造性思维的矛盾。再生性思维是学习、记忆、迁移等，即重复以前在类似情景中学会的方法。创造性思维是提出新的和发明性的解决办法。创造性思维重视灵感和顿悟的作用。闻一以知十，举一而反三。

统传的医学伦理学习惯于再生性思维，它停顿在规范阶段就必然只着眼于医患关系，"五戒"、"十要"等就成为最适当的表现形式和学习内容。因此在性道德上只能停留在"不猎色"方面。性研究和性治疗方面有什么道德问题，保护妇女方面有什么道德问题，同性恋是否合道德，性公开和性解放等是否合道德，传统的医学伦理学可以不去过问，因为过去也没有碰过或者回避了，但是现代医学伦理学可不能回避这些问题，这就要在思维方法上有所转变。

第三是序性。思维的序性包含有序和无序的矛盾。思维的序性表现是人们按形式逻辑或辩证逻辑进行思维，但可不可以胡思乱想？可不可以进行形象思维呢？似乎科学是只能容许逻辑思维而排除形象思维的，更不能胡思乱想。形象思维和胡思乱想都是无序思维，现代医学伦理学恰恰需要无序思维。

人有权利。风景有没有权利？树木、河流、资源有没有权利？土壤有没有权利？野生动物有没有权利？把环境中的动物、植物、矿物人化，它们便有权利。而这正是环境道德假设的。因为你破坏了环境，掠夺了资源，资源就要报复你。有环境法就有环境道德，道德正是法的基础。环境道德的理论出发点就是环境拟人化，"拟人化"就是无序思维。

悖论思维不是逻辑实证主义，也不是脱离唯物辩证法的异端。悖论思维一点不能脱离实际，它不是概念游戏。悖论本身就是一种逻辑矛盾，它也不能离开唯物辩证法，但它确是唯物辩证法的一种特殊思维形式。

现代医学伦理学不仅要研究有所得必有所失，或有所失必有所得，还要研究没有失是否就有所得，没有得是否就没有失。因此还要研究在什么限度内，有所失是可以接受的。在辩证法中已经加入价值的理论，已经不完全是原来形态的辩证法了。这也就是现代医学伦理学研究对象所关心的。

我们从医学伦理学的方法论上提出悖论思维的基本特征，是根据现代医学科学技术对传统医德的冲击，阐述在方法论上的新转变，归根结底还是要回答伦理学中有没有辩证法？回答当然是肯定的，不仅有辩证法；而且有辩证法的一种特殊思维模式：悖论思维。

原载《医学与哲学》1986，(11)：20～23

潜生命控制道德的逻辑分析
与价值分析

潜生命是指从受精起到分娩止胚胎发育过程中的生物体。潜生命控制有广义与狭义之分。狭义的是指用人工方法干扰妊娠的一种医学实践，包括避孕、人工流产、绝育、产前诊断、遗传咨询、性别控制、DNA 重组、无性繁殖、人猿杂交、人工授精、体外受精等。广义的还包括妊娠卫生、围产期保健、胎教等。本文只从狭义方面加以探讨。

一、道德冲突

现代生物医学工程技术进展对传统道德的冲击是巨大的，归纳说来有四个方面。

（一）对生命神圣论的冲击。人类在一万年前，地球上大概有五百万人口。死亡率高，平均寿命短；人口增长率低，因此生命更显得宝贵，加上自我保存的本能和意识，逐渐形成了一种道德观念——生命神圣论。时至今日，一方面是人口数量激增，另一方面是人口素质下降。过去由于医疗技术水平限制，许多无法维持生命的残疾儿童，他们患有严重的遗传疾病，如今都可以延长生命，存活一个相当长的时期，生命神圣论继续影响人们的思想和行动，使人口结构中病残的组分增加。生命质量论又使人不容忽视产前诊断、中止妊娠和新生儿安乐死可以对先天缺陷和其他患有严重遗传疾病的胎儿实行妥善处理。消极优生学有助于生命质量论取代生命神圣论。先进的医疗技术用于上述两种患儿身上，只能增加社会和患儿家庭的负担。B超和绒毛培养等新技术如果用于医疗性的胎儿性别选择，将是重视生命质量，提高生命价值的重要手段。避孕、绝育、人工流产的广泛开展，无疑是对生命神圣论的直接冲击，人工授精和体外受精是对生命神圣论的间接冲击。对严重先天缺陷的患儿实行新生儿安乐死简直是否定了生命神圣论。因此，神学伦理学家称这些行为是对人的亵渎。

（二）对传统婚姻道德的冲击。传统道德认为：结婚的目的就在于生儿育女，夫妇的义务就是繁衍后代。一方面是避孕、绝育和人工流产使性行为和生育分开，结婚不一定要生孩子。另方面人工授精、体外受精和试管婴儿等技术又可以认为有孩子而不必结婚。在西方社会，由于同居、试婚盛行，避孕、绝育、人工流产成为性解放的手段，助长了婚前、婚外或无婚姻关系的性行为。

（三）对传统亲属伦理关系的冲击。这包括父母子女关系，兄弟姊妹关系；直系亲属和旁系亲属关系。第一个问题是"谁是父亲"。配偶外人工授精的供者（AID）以及无性繁殖体细胞的供者是否是婴儿的父亲？人工授精本应对 AID 进行体检，并应对手术作出科学纪录，但这又将违反三盲（供者、受者、手术者都互不知道）原则。一旦泄漏，谁是婴儿的父亲？如果保持三盲，手术不作纪录，日后的道德与法律问题（如近亲结婚、亲子 DNA 鉴定）如何处理？配偶外人工授精的婴儿，长大后是否有权知道生身之父？至于无性繁殖的体细胞供者，以及所谓高智商的人工授精供者，大都是知名人士，新生儿的父亲是谁是不易保密的，因此供者应否作为婴儿事实上的父亲呢？如果答复是肯定的，则供者的道德权利和义务是什么？受者丈夫的父亲地位是否受到影响？第二个问题是"谁是母亲"。人工授精、体外受精和无性繁殖的受者都可以是受雇怀孕的，不必是配偶内的受者。目前西方已经有雇人怀孕的，并因此引起诉讼。这些事实上的母亲十月怀胎一朝分娩，便被剥夺了作母亲的权利是否合道德？由于事实上的母亲知道婴儿的下落，日后发生的道德和法律纠纷如何处理？第三个问题是近亲结婚的可能性。随着精子库的成立，同一供者的精子很可能在不同时期，不同地点，或同一地点扩散，由于"三盲"的缘故，近亲结婚的几率日益增加，至少不能排除近亲结婚的可能性。

（四）对传统的社会伦理关系的冲击。这表现在社会关系杂乱化；社会生活单调化；性别比例失调和繁殖功能丧失等方面。有人设计进行人猿杂交试验，冀图探索灵长目中类人猿同人杂交的机制，以便日后可以由这种"杂交种"提供器官、肢体移植的材料，甚至可以让其接受"人"体试验。人猿杂交如果成功，必将引起严重的道德问题，因此国际伦理学界对此持慎重态度。否定的意见是比较多的，因为这种种系外的杂交，本来就是违反生物的本能的，而且一旦真的获得成功，到底属人属猿很难确定，用这个"杂交种"进行"人"体实验或器官移植都是不道德的。潜生命控制不能有损种系的纯洁，至于无性繁殖，现在还处于实验阶段。有人估计，本世纪可望获得成功。这是一种细胞核移植的技术。把供者体细胞的细胞核分离，移植到受者去核的受精卵中去。这样可望培养出跟父本完全一致的新个体。这种技术的好处是可以对一些伟大的科学家、文学家、艺术家等杰出人物实行复制，出现许多"副本"。我们暂时撇开后天获得性是否可以遗传不谈，即使成功也会使社会人口变得千人一面；社会生活趋向单一化。

二、逻辑分析

上述四个方面的冲击，造成了许多道德难题。即一方面潜生命控制对提高生命素质，探索生命奥秘有重大的道德价值；另一方面又冲击了传统的道德关系和道德意识，从而评价这种道德行动处于两难境地。在逻辑学上，这属于二难推理和多难推理。

（一）多难推理是由三个或三个以上的选言判断和三个或三个以上的假言判断作为前提而组成的假言推理。如人猿杂交可以有助于探索人与灵长目中类人猿的遗传机制；有助于用作器官移植的供者；有助于用作肢体移植供者；有助于在放射性环境中工作。但人猿杂交破坏了种系的纯洁性；人猿杂交使人的生殖功能受到损害；人猿杂交使伦理关系无法确定，因此是否进行人猿杂交研究是一个道德难题，选择的结果都陷入难以接受的境地。

常见的是二难推理，而且上述的道德难题都可以归结为二难推理。

（二）二难推理

二难推理又叫两刀论法或两难论法。指由一个包含两个选言肢的选言判断和两个假言判断构成的假言、选言推理。二难推理有四种形式：简单构成式；简单破坏式；复杂构成式；复杂破坏式。潜生命控制的道德难题都可以归入这四种形式。如人工授精会破坏伦理关系（父母身份难以确定），不采取人工授精也会破坏伦理关系（因家庭缺乏子女，影响夫妇感情，不利于家庭的巩固），所以进行不进行人工授精都会破坏伦理关系。上述推理属于简单构成式。

对待二难推理的办法，一是看它是否是正确的二难推理，如果属实，用避角法去解决。但上述推理①假言前提并不虚假；②选言前提穷尽；因此属于正确的二难推理，不适用避角法（或称执角法）。但上述道德难题是一种正确的二难推理，实质上是一种悖论。所谓悖论是指一种逻辑上自相矛盾的状况，肯定一个命题，就得出它的矛盾命题；同时如果肯定这个命题的否定，同样又得出它的矛盾命题，也就是说，如果肯定命题 A，就推出非 A；如果肯定非 A，就推出 A。例如：控制潜生命提高生命质量是对的，保持原有伦理关系就是错的，就不要提高生命质量；如果保持原有的伦理关系是对的，控制潜生命提高生命质量就是错的。悖论有三种：逻辑悖论；集合论悖论；语义悖论。上述的二难推理属于一种道德方面的逻辑悖论。解决的方法要用价值分析法。

对道德评价不仅要有定性分析，还应有定量分析。价值分析是道德定量分析之一。

价值分析法，方式有三：代价/效应分析，代价/效益分析，风险/效益分析。

（一）代价/效应分析（cost/effect analysis）即付出一定代价，出现什么效应。效应有正作用和副作用。当代价大正作用小时，是不可取的；代价小副作用大也是不可取的，正作用小于副作用也是不可取的。这是人们最习惯的一种价值分析。生物医学实验和临床实践，一般是注意到付出一定的代价能起到什么作用和副作用。比如绝育手术、输精（卵）管结扎的效应较卵巢（睾丸）摘除要好，这从机体损伤或生殖功能的恢复来比较都很明显。黏堵输精（卵）管的手术，可以免除开刀的损伤，但因针头刺不准管道而增加的损伤和麻烦也不可忽视。这种代价/效应分析，常常是判断一个实验的成功或失败的评价标准。

（二）代价/效益分析（cost/benefit analysis）

代价/效益分析即对付出一定代价实现的经济效益和社会效益进行分析。当代价大经济效益小时是不可取的;代价不论大小,当社会效益小时也是不可取的。经济效益服从社会效益,但社会效益大经济效益小时也未必可取,要看付出的代价大小而定。在潜生命控制方面来说,代价是经济开支和副作用。既注意经济效益又注意社会效益,这就超越了临床效应和实验室效应范围。

例如人工授精,代价是经济开支和副作用(感染、痉挛性下腹痛),但效益是好的。配偶外人工授精成功率在 50～60％。配偶内人工授精差一些,也达 15～30％。给不孕夫妇一个孩子,在社会效益方面是大的。因为不孕症的发生率占育龄夫妇 10％左右,而男性不孕约占不孕夫妇的 25～35％。但配偶外人工授精(简称供精人授 AID)的经济效益不如配偶内人工授精(简称夫精人授 AIH)。因为要冷冻、储存以及一系列的检验操作。所以人工授精的战略眼光不能只停留在精子库上,夫精人授也要开展,而且精子库要把这一项作为重要业务。但是夫精人授只适用于性交障碍;精子在阴道内运行障碍;精液检查有轻度异常等。对于绝对性的男性不育;男方携有不良的遗传因素或夫妇间特殊的血型或免疫不相容因素所致的不孕,则适合供精人授。人工授精,使因男方生殖功能缺陷无子的家庭获得一个孩子,它的社会效益是好的,但是能不能扩大这个业务,比如让出征军人储存一份冰冻精子,或者让探险家储存一份精子,甚至让男性结扎者储存一份精子。使家属获得一个生育保险。从这点看来,冷冻精子库的业务就不应只限于供精人授的业务,重点甚至要放在夫精人授方面。当然这种储备可能大多数是用不上的,作为一种社会保险,它的经济效益和社会效益都是很高的。让男性结扎者保存一份精子的经济负担可能比输精管复通手术节省。让出征军人留下一份冰冻精子可能增加了经济负担,但社会效益好。让男性结扎者留下一份冰冻精子有可能促进男性结扎的开展,减少顾虑,妥善地处理因婚变或夭折带来的子嗣问题。

体外受精的试管婴儿,论社会效益是好的,因为可以让排卵困难的妇女获得一个孩子,而且在胚胎学研究方面也有重大意义,但是经济效益并不高,因为技术要求高,成功率低,花费如此大的人力、物力去试验一个潜生命控制项目,在科研价值上是有的,但推广的前景并不太好,只有实验室价值而极少实用价值,甚至在中国目前的情况下,按照我们现有的人力,财力、物力是否值得在这个项目上花钱还值得斟酌。至少这只能在少数研究单位中进行。试管婴儿大面积推广已多年，牵涉到稀有医学资源的分配和人的道德问题亟待总结。

（三）风险/效益分析（risk/benefit analysis）

人们习惯于代价/效应分析，也愿意接受代价/效益分析，但对于风险/效益分析就不是那么容易接受了。如果经济效益和社会效益都大，冒一定风险还是值得的。风险/效益分析就是要分析风险的可接受性及接受程度。我国处理先天缺陷严重的新生儿，要冒杀婴的风险，这种风险则是可以接受的。对于我国目前比较突出的先天缺陷婴儿的安乐死问题，由于许多肉眼观察可以诊断，而现代医疗技术又可以支持存活一定时间的新生儿，是否进行新生儿安乐死是要冒风险的。给予安乐死会冒杀婴或见死不救的风险。运用新技术进行挽救是浪费资源，把一个成为社会负担的废人救活。我国目前残废人超过千万，再不能增加下去了，如果加上轻、重型的精神分裂症患者，是一个惊人的数字，这就要求人们改变关于生命标准的传统观念。新生儿脱离母体，因为严重先天缺陷而没有得到社会承认，就不能算作生命已经开始。从而也就可以改变新生儿安乐死的传统观念，承认处理先天缺陷的新生儿是合乎道德的。

计划生育应该是自觉自愿的，但在控制社会人口方面，是否可以带强制或半强制，特别是在"超生"时，强制或半强制人工流产或绝育，并加以罚款，对于这种行为，有人怀疑是否合乎道德的，这就必须要改变传统观念，那种认为生儿育女是个人的自由权利的观点一定要改变。要加强宣传教育，但是在传统观念未根本改变的时候，也要采取强制措施，冒社会舆论不同情甚至谴责的风险。不如此，人口数量得不到控制，社会主义四化建设是要落空的。

风险/效益分析是解决医学悖论的重要方法。凡有所得，必有所失，悖论要解决的是什么损失是可以接受的，蒙受这些风险可以得到什么效益，这些风险在什么情况下可以降低到最低点。比如强制或半强制性的人工流产和绝育，就可以边宣传、边处罚；或者处罚后继续教育，把群众的抵抗情绪消除到最小限度，但一定要有强有力的措施。

原载《医学与哲学》1986，（5）：30～33

三、医学伦理学

生命的定义及标准

生命是什么？我们信手拈来，就有几种定义。

"生命是动物和植物不同于泥土和石头等的一种情况。"（牛津字典）

"生命就是能够完成吞咽、代谢、排泄、呼吸、运动、生长、繁育，对外部刺激作出反应的一些功能。"（新大英百科全书）

"生命是由高分子的核酸蛋白体和其他物质组成的生物体所具有的特有现象。"（辞海）

人们从各个角度研究生命，因此有各种定义。

医学伦理学所指的生命是指自觉的和理性的存在，是指人的生命，即性命。

生命有两重性：生物性和社会性。生物性即自觉的存在（生物学存在），社会性即理性存在（社会存在）。没有离开社会存在的生物学存在，也没有离开生物学存在的社会存在。

生命从什么时候开始呢？

生命是从分娩后得到社会承认后开始的。离开母体具有活动能力是生物学存在，得到社会承认，但未脱离母体，不能说是生命。脱离了母体，但没有社会承认也不能说是生命，这只能是生物学生命，不是性命，因为人性还没有进入生物学生命。

但不是说对于分娩前的生物学生命就不是医学伦理学的研究范畴。从我们对下一代的义务来说，我们还得要研究分娩前的生物学生命的伦理学问题，而且有许多还是生命道德的重要问题。把生命定在从分娩开始，古犹太法律和现代英美法律也都是这样规定的，后者规定：胎儿出生后才被承认是"人"。因此这并不是新发明。加上社会承认是因为牵涉到生命的质量。在新石器时代，人口增长的加倍时间是几千年（中国是 2500 年）。在当代，加倍时间平均是 35 年。因此有必要强调生命的质量，不及格的不能承认是人的生命，即性命。

在现代，关于生命的开始时间，大体上有两种观点：一种是个体/生物学标准，强调生物学存在；另一种是承认/授权标准，强调社会存在。

个体/生物学标准又可分为三种：早期说；晚期说；全期说。

早期说——从受精卵起，生命就开始了。这种主张是神学和新托玛斯主义的产物。拉姆齐（Ramsey，1973）认为人的生命并不是人类本身内部所特有的；而是上帝赏赐的。生命的神圣是上帝从外部赐给的尊严，因此即使是一个受精卵，也有它的尊严和价值。不过奇怪的是罗马天主教的道德，虽然主张人的生命开始得很早，但又认为尊严是外部来的，而不是内部固有时。上帝赐给了生命，生命的出现应该通过辩论来解决。这种理论是一种新托玛斯主义的物活论。有许多人还是支持它的。他们认为真正的人的生命的开始，其标志就是受孕。胎儿的连续性和进行性发育，在各个阶段是没有明显区别的。奴安（Nooan，1976）按照天主教的传统分析，支持早期开始一说，理由是：①受精卵已和原来的精子及卵子有重大区别；②胚胎和成人的性状都是一样的；③关于交叉影响的观点已受到批判，受精卵是一个动态的兰图，只要有适当的环境和条件便可发育成长。奴安认为现代遗传学证明了这些论点的正确。

卡瓦兹（Chiavacci）等虽然不赞成生命从受精卵开始，但仍属早期说。（Nooan，1976）他们认为在第二、三周未着床之前，受精卵可以成为双胎，也可以重新组合，而且更重要的是个性还没有出现，而个性才是真正人类的最基本特点，在新的形成体出观之前，人化就不可能发生。大约有 50% 的受精卵在母亲不知不觉时流产了，这些都不是真正的人。雷巴托尔则辩解说：双胎和重新组合都是不常有的，不能以此为例。双胎可以做这样解释，即直接注入了一个新的灵魂。

以上观点我们可以看出明显的神学色彩，只是披上一件现代生物学外衣罢了。因此，连别的新托玛斯主义者也不敢苟同，他们提出所谓两阶段说。

唐济尔说阿奎那和别的中世纪的神学家们，都接受一种拖延人化论。(Donceel，1970) 他认为几个世纪以来，在天主教内坚持的所谓"直接生机论"，是受笛卡儿二元论的影响，预先形成论的见解不见得正确。因此唐济尔的主张是拖延生机论或拖延人化论，即灵与肉是相互补充的。肉指物质问题，灵指灵魂即形式问题。人的统一性要求身体的和物质的因子能高度地组织起来，以便接受真正的形式（灵魂）。形式（灵魂）只有在有能力接收的物质中才能被接受。受精卵、桑椹卵、胚胎卵或早期胚胎都还不能有一个智慧的灵魂，所以还没有生机。人类的灵魂就是这些器官的功能，如感觉器官、神经系统、大脑，特别是皮质的功能，在头几个星期，这些东西都不能出现，因此，有人主张主要器官出现才是生命开始。

格里塞茨 (Grisez，GG 1970) 用另一种神学理论修补了托玛斯主义。他说阿奎那根据的是贫乏的生物学知识，种子在人世中是最活跃的元素，但它在新生命到来之前，便在母亲的子宫中死亡了。不管阿奎那的认识是否正确，有一点可以确定的是，这些早期出现的器官，并不能构成真正的或非真正性命的差别。这一阶段还缺乏自觉性和理性，只能意味着是另一阶段的开始——一个由内在目的论指引的阶段已经在胚胎或胎儿中出现了。

鲁夫 (Ruff，1970) 把生命的开始定在大脑皮质形成的时候。妊娠第八周，可以发现胎儿的脑电活动，这一理论是有科学根据的。人的生命的特点就是意识和自我反映。这两者所不可少的基质就是大脑皮质。既然近年来有人把死亡的标准定为大脑的死亡，（脑电波及其他反射消失）已为许多人所接受，因此，把生命的开始定为脑电波开始出现也无不可。但是皮质的形成毕竟是另一阶段继续发育的开始，并不是真正的性命和非真正的性命区分有了质的差异。生命开始和生命终结的凭据须要一致是说得过去的。但实际上未有脑电波活动之前，自发的生命功能已经开始了。因此，生命开始的物理试验就不能和生命终结强求一致。

格里塞茨和鲁夫把生命的开始定为两个阶段：第一阶段为受精卵阶段；第二阶段为受精卵继续发育的阶段。本质上仍是早期说。

晚期说——把生命开始定为胎儿发育的晚期，即有了生活力之后，或者直到分娩才是生命的开始。他们反对把早期胎儿当作真正的人。真正的人不能简单地就凭这一些遗传学或生物学的活体材料来决定。即使有一个可以决定生命何时开始的时间，要找到这个时间也是无谓的。脑电波消失，或其他为大家接受的死亡标准出现之后，即使人的生命已经终结，低级的生物学生命还会继续存在一个时候。这一研究成果可以划清人的生命和人，生物学生命和人的生命，人的生命和"人化的生命"的界限。因此这一派主张人的生命的开始，应该是有了生活力之后。

全期说——集个体/生物学标准之大成，认为怀孕的各个阶段都是生命的开始，由受精卵、着床、到胎儿的发育，有生活力、分娩以至分娩后的某些时间，亦即由受精到围产期，是人的生命开始的时间。

上述个体/生物学标准的各家学说，除了带神学色彩的外，都有其科学根据和真理性。但人是一种社会性的高级动物，生命开始的时间不能光从生物学的、遗传学的、胚胎学的或其他科学数据来解决。正如死亡时间不能光从生理学或其他科学数据来加以解决一样。人是一种生物学存在，同时又是一种社会存在，必须统一加以考察。同时，个体/生物学标准也不是完全正确的。单凭婴儿出生作为生命开始也不是一点问题也没有。分娩前一天和分娩后一天的婴儿，就没有很大的质的区别。脱离子宫的婴儿，照样对母亲有很大的依赖性。分娩对于个体的区别来说，只是在子宫内外的差别。生活力有时也作为生命开始的解释，实际上也只是地点的差别而不是质的差别。有生活力之前的胎儿和生存的胎儿并无质的差别。而且生活力是个不大贴切的名词。因为随着医学和科学的进展，生活力也是可变的。将来的一个胎儿，在早期发育阶段，可能在人工子宫或人工胎盘中生活。

这样，有人把视线转到社会存在问题；这方面也有两种观点：亲属标准说和授权标准说。

亲属标难说——胎儿必须得到父母和社会的接受才算生命开始；波希尔（Pohier 法国天主教道德神学家）等认为 [2：20] 完人的生命或人化的生命，必须在亲属这个名义之内才能算数。过去客观主义认识论者认为受孕体便是人，现在他们又特别强调亲属关系，尤其是父母和受孕体的关系。作为社会存在的人，除了生物学方面的问题之外，还有政治的、经济的、心理的、文化的、宗教的各方面的问题。因此仅仅生物学标准不能解决生命开始的问题。特别是父母打算防止这些结果就更不行了。如果父母不想承认其为子女，生命不算已经开始。

反对论者认为亲属标准只能为那些杀婴论者和那些要杀害不被当作亲属的成人大开方便之门。实际上，婴儿在出生之后，才能有人的亲属关系。这种关系不能存在于分娩之前。而且婴儿在出生后还要为社会所承认。拿人的两条标准（自觉和理性）去衡量婴儿，婴儿也没有具备。所以里德堡（Leaderberg，1967）说：婴儿要变成人，要在一年之后。片面强调被承认是亲属才算生命开始，这确实为杀婴论者开路。但如果抹煞父母的承认，就要出现本章开头提出的问题：爱琳必须活下去吗？孩子是家庭中的一个成员，家庭由一个生产的单位兼而为消费的单位和教育的单位。尽管在有的社会里，生产单位的作用逐步消失，但教育单位和消费单位的作用仍然在不同程度上存在着。婴儿或胎儿不被承认为亲属关系，也就不能进入社会。容许一些没有取得社会成员资格的个体进入社会，只能造成社会和父母的负担。这种非真正的生命如果也值得保护，无异是对真正生命的践踏。只能让生的摆脱累赘的和死的，不能让死的拖住生的，一往直前。

社会授权标准——这是针对胎儿和成人同样有权的观点来说的。胎儿的权利是谁给的？不是上帝给的，是社会承认之后才获得的。因此只有社会授权时，生命才算开始。格林认为，"所有的人，显然都有平等的基本权利，但确实也有一些人还没有能力行使这种权利，社会不能授权"。（Green RM）格林就是用所谓权力的理性论来解决生命何时开始的棘手问题。那么权力该给谁呢？他说，应该给同阶级的代表人物；拥有理性能力的代表人物；讲道德的代表人物。格林有一个授权标准：我们的同情能力起作用的；某一特定人物的兴趣能起作用的；一般来说，理性人物的道德标准能起作用的。代理人有了这三重标准，就被允许授权给新生儿，但八周以内的胎儿无效。（Green，RM 1974）

关于授权的标准，还有另一种说法，就是要取得最佳的社会效果（William/Hardin）。因此认为生活力是生命和无生命的分界线。哈定认为婴儿是不是人，只是个定义问题，不是个实际问题。社会授权标准带有强烈的阶级色彩和种族色彩。勃伦特（Brandt，1972）看到了这点，因此他说：划分得是否妥当，要看理性的和公正的人，没有个人打算的人，现在或将来的人是否同意。完全公正这个条件特别重要。勃伦特没有看到或不愿看到，在阶级社会里，由于阶级利益和阶级偏见，完全公正是不存在的。把一个想活的人杀死，谁都知道这是不对的。但婴儿还没有判断和选择能力，要靠他的代理人。实际上，生命何时开始的问题还不能解决。

除了前面提到的个体/生物学标准和承认/授权标准之外，还有一个复合标准。复合标准着重解决片面强调生物学存在或社会存在的问题。卡拉汉认为人的生命开始要根据生物学的、生理学的和文化的因素。这一观点是比较合乎实际的。他认为即使是受精卵，也已经是一个个体的生命，但不能因为生命开始了便有完全的价值。他没有具体论述生命开始的细节，只指出大脑活动应是生命的开始。这一标准有好处：①方便妇女要求流产；②避免了生物学研究的片面性；③避免了亲属标准中杀婴的危险性。

与生命何时开始有关的问题是胎儿的权利与价值问题。生命存在有二重性，胎儿的权利与价值也有二重性。

强调生物学存在的，把胎儿当作真正的人的生命，当然胎儿就要有其他人类的一切权利和价值。因此，对于流产，一般是反对的。但对胎儿赋予的价值越大，合法流产的理由就越足。为了控制人口，为了母亲健康，为了胎儿畸形或其他经济问题，人们可以有许许多多流产的理由，这就使片面强调生物学存在论者陷入窘境。所以，罗马天主教也声嘶力竭地呼喊："胎儿不是非正义的侵略者，他们只是躲在母亲的子宫里保护自己，母亲不能在自卫中把胎儿当敌人杀掉。"

片面强调社会存在的，把胎儿只当作母体的一块组织，母亲就像对待自己的财产一样，爱怎样处理就怎样处理。妇女如果得到自由，便有完全的能力控制自己的生育能力。可是对母亲赋予的权力越大，母亲就越不能决定胎儿的去留。对于因有外遇或因被强奸、乱伦而妊娠的胎儿，社会道德是谴责的，胎儿虽无罪，但母亲可供选择的路是不多的。对于出现人口爆炸的发展中国家，国家采取强制手段控制人口，母亲可供选择的路也是不多的。

参考文献

[1] Brandt, RB. The Morality of abortion, Monist 56 (1972)：503—6

[2] Curran, CE. New prospective in Moral Theology Notre Dama Ind：Fides，1974，163—193

[3] Donceel, JF. Theological Studies. (1970：76—105)

［4］　Green，RM. J. Regious Ethics 2 (1974)：55－75

［5］　Grisez，GG. Abortion：The myths and realities and the argument. New York Cor-
pus Books. 1970

［6］　Hardin，G. Euthanasia and abortion. University of Colorado Law Review 38 （1965
－66）：178－201

［7］　Leaderberg，R. Ann. Int. Med. 67 supp 71967：25－27

［8］　Nooan J. T. Jr. The morality of abortion. Cambridge. Havard U. Press. 1976

［9］　Ruff，W. Theology and phylosophy 45 （1970）：24～59

［10］　Ramsey，P. Thomist，37 （1973）：74－226

原载《医学伦理学概论》（1983）广西医学院，89～92

死亡的定义及标准

死亡是一个过程，社会学家把它分为社会死亡、知识死亡和生物死亡三个阶段。医学家把它分为濒死期、临床死亡期和生物学死亡期三个阶段。但是人们总想划一条线，以判断什么时候开始算死亡。这就是死亡定义或标准的来历。这条线不可不划，但又不易划准。千百年来，生和死是容易区别的，但是生物医学和医学工程的进展，使划线复杂起来了。我国民间一向以"断气"作死亡标准。国外有的地方却以心脏停止跳动作标准。现在争论的也大体上是以心肺功能或脑功能停止活动作为死亡的标准。现在技术科学的发展，使得大脑即使受到严重破坏，脑功能没有了，心脏功能和呼吸功能还可长期维持。在胸外科手术时，即使心脏或肺脏功能停止，如果使用人工心肺机，大脑功能还可保持其完整性。过去一向认为大脑功能和心肺功能是互相依赖的，现在把二者分了家，这就使过去把某一器官的生命力作为死亡标志的理论动摇了。

然而死亡定义又不能不下，由于器官移植的进展，需要从尸体身上取出活器官，这个时间越早越好。但是不确定一个死亡标准，早了就成为杀人；过晚了器官的成活率降低或者等于零。所以有的功利主义者主张从价格利润观点去分析死亡的定义，并不是要决定死亡在什么时候开始，而是要决定在什么时候就不值得延长一个人的生命。

死亡的定义不好下，不仅在于医学界有各种主张，而且医学和法律又不同，法律和民间传统又不同。死亡定义不仅关系到器官移植，而且牵涉到人寿保险、遗产继承、纳税、杀人等民事、刑事的诉讼。但是尽管如此，死亡的定义是一个医学伦理学范畴，不能单从医学技术出发而忽视了伦理学的意义。因此，十多年关于死亡定义的争论，由分而合，再由合而分，由简到繁又由繁到简，离不开一条原则：人的生命是宝贵的，不能用价格/利润分析去衡量。

最有代表性的是 1968 年美国哈佛医学院一个专门委员会拟定的死亡标准，这个死亡的标准就是脑死亡。因为这种完全的脑破坏是不可逆的。该委员会对不可逆的昏迷作了详细描述：①对外部刺激和内部需要无接受性和无反应性；②自主的肌肉运动或自主的呼吸消失；③诱导反射缺如；此外还规定要得到脑电波平坦（等电位）的证实和持续 24 小时。这个标准为英美医学界所接受，但法国则不接受这种标准。法国通行 Mollaret 标准，方法是连续测量脑功能。研究脑功能的前提条件，如颅脑血液循环，这样又把神经标准回到循环标准。此标准通行于法、德、奥。但神经标准和循环标准跟英法等国现行法律不同，英美的法律都是：一切生命功能全部停止才算死亡。

注：哈佛委员会的中心结论如下：

一切器官，不论脑或其它，不再有功能或者已经丧失功能的可能性，这实际上就是死亡。我们首要的问题就是确定脑功能永远消失的特点。

处于这种情况的病人，出现深度昏迷，此点可由下列 1、2、3 点诊断出。脑电图提供证实的数据（第 4 点）。如果脑电图方便时，应该利用。如果脑电图不方便，确定脑功能只能单纯靠临床体征的描述，或靠视网膜血管内血液停滞判断循环消失，或靠心脏活动的消失。

1. 无接受性和无反应性——对外部刺激或内部需要完全无知觉和完全无反应——这就是我们对不可逆性昏迷的定义，即使最强烈的疼痛刺激，没有声响或其他反应，连呻吟一声、伸伸四肢或呼吸加速都没有。

2. 没有运动或呼吸——无自主肌肉运动，或无自主呼吸，对疼痛、触摸、声音或光无反应，医生必须观察一小时以上才符合标准。病人戴呼吸器，必须在取开后三分钟自主呼吸消失才算自主呼吸完全停止。还要观察有无任何办法可使对象恢复自主呼吸。（取开人工呼吸器的时间，

应是在试验期间，一氧化碳的强度达到正常范围，在试验前病人已呼吸室内空气20分钟以上）

3. 反射缺如——中枢神经系统活动消失的不可逆性昏迷，它的部分证据是诱导反射消失。瞳孔固定和散大，对任何直接光源无反应。由于在临床实践上，固定和散大的瞳孔是十分清晰的，因此它的出现是可靠的。眼球运动（转动头部或往耳朵灌冰水）和眨眼消失。没有什么姿势活动的证据（脑失去作用或其他）。吞咽、呵欠、发声中止。角膜和食道反射消失。

一般来说，腱的后伸展反射不能诱导，如用反射槌轻敲二头肌、三头肌和前旋肌、四头肌、腓肠肌，不能引起相应肌肉的收缩，蹠的刺激或其他有效刺激无反应。

4. 脑电波平坦——脑电波平坦或等电位有重大的证实价值，假设电极安放正确，机器运转正常，操作人员胜任，我们小心地在机器留一波道作监测心电图之用，为的是如果电阻大，心电波会在脑电波导联中出现，留一波道就可方便识别。还可在脑电波消失时，心脏活动可以显现。我们还主张另一波道用作非头部的导联，这样可以接收空中产生的或振动产生的人工产物，并加以识别。这种监测非头部电极最简便的方法是把两根导线置于手背，最好是右手，这样心电波会微弱或消失。因为这种测试的一个要求就是没有肌肉运动，这两个手背电极不会受肌肉的人工产物所干扰。机器运转的标准放大系数可 $10\mu v/mm$，$50\mu v/mm$。要加倍电位时，标准放大系数也可以 $5\mu v/mm$ 或 $15\mu v/mm$。脑电图的记录最好足够 10 分钟；20 分钟更好。

最好能在某一点把放大系数开尽一个短时间（5～100 秒），看看出现什么，通常出现的是特护组内的人工产物占领图像，但这些是可以识别得出来的，噪声或挤压对脑电图无影响。

所有上述试验必须毫不走样地重复 24 小时以上。

以上数据适用于不可逆的大脑损伤。但有两种情况例外：低温（32.2℃以下）或中枢神经系统抑制。

哈佛标准规定的临床体征，也不是准确无误的。即使前三条出现并不一定就是脑功能的全部消失。因此还要靠医生的临床经验和脑电图的证实。美国有人曾经自始至终观察过 503 例怀疑是脑死亡的临终病人，发现有 17 例在脑电图上出现脑活动的脑电波。

除英、美、法、德标准外，1972 年又出现北欧标准，即斯堪的纳维亚标准。这是把哈佛和莫拉雷特标准综合起来的产物。Igvar 和 Widen 提出把三个方面合而为一作为死亡标准，即：①传统的临床体征；②脑电活动；③颅脑的循环停止（局部的循环停止）。这是在一个专门讨论死亡标准的讨论会上提出的。出席会议的代表还提出：病人如有原发性或继发性的损害，无反应性昏迷，呼吸停止，大脑功能（包括脑干反射）消失，单一的脑电图显示没有生物性活动，X 光检查脑血管封闭等，这些可以认为是一个无活力的脑的客观证据。如果用标准的放射科办法灌注脑血管不成功，还有两种简便方法可以确定脑循环损害，这个标准有相当吸引力。因为：①可以用多种方法作交叉证实；②毋须排除药物中毒或低温等，脑血管不受影响，脑循环仍是正常的；③不需要长时期持续的观察，时间可减至 25 分钟，这对于等候移植器官的医生或病人来说，自然是件好事。

1973 年，日本又有人提出血压标准，上木、竹内、桂田等人认为，临终病人的特点，肉眼可见的是原发性脑部损害、深度昏迷、双侧瞳孔散大、瞳孔及角膜反射消失，以及脑电波等电位等。但还可以看到血压降至 40 毫米汞柱时，如果持续在 6 小时以上，也是迫近死亡的体征。这样又把神经标准拉回到循环标准。

死亡标准这样多，各国不同，各派不同，官方和民间不同，这就不免要出现许多不愉快的事甚至不幸。这种情况在器官移植未广泛开展的时候不会成问题，反之，问题就突出了。美国曾经流传着三件医生被控杀人的案子。其中最突出的是 1972 年 Tucker 控告 Lower 杀人，要求赔偿十万美元一案。

被告 Lower 等是弗京尼亚医学院器官移植组的医生，被控在 1968 年 5 月 25 日在一次心脏移植手术时（当时是世界上第 17 例），未经亲属同意，在病人未死亡时就取出心脏。原告举出证据说：他的兄弟是从高处跌下，头部受伤入院的。作了神经外科手术之后，罩上了人工呼吸器。可是病人脉搏正常，体温正常，呼吸正常，血压正常，就活生生地被取去了心脏。事实上这些控诉都是不实之词。该病人已经取掉人工呼吸器，并已宣告死亡。因为病人是由药物和器械维持的，并不是自主的功能，当时脑已经停止活动。一旦取去呼吸器后，呼吸便告停止。法官开始时认为被告无理，死亡应该遵循传统的定义。所谓死亡的性质，应该是生命的停止，血液循环的全部停止；对动物来说应该是呼吸和脉搏的停止。法官根据法律关于死亡的观点驳斥了被告，说是不能用神经外科关于死亡的医学观点来作为法律的根据。法官要陪审员调查，在结束病人生命之前，一切延长病人生命的工作是不是做到家了。他还让陪审员斟酌死亡的可能原因，包括颅脑创伤和呼吸、心跳停止等。结果判决被告有理。但原告不服，还要继续向州法院上诉。

另外两例发生于 1974 年加利福尼亚州：医生被控告从两个犯人身上取出仍然跳动的心脏，因此被控告杀人。医生的根据自然又是脑死亡。当时有一位法官认为这是由于死亡定义所致；但其他法官不同意，最后还是把两名医生判了罪。

由于医学科学的进展，特别是维持生命的技术和器官移植的进展，一个适合新情况的死亡定义是很需要的。但是这由谁来定呢？由医生吗？各种见解不一，标准自然就不一，勉强一致，易招非议。心脏试验和脑试验就不同，一般人可能不同意用脑死亡而乐意用心肺标准，因为这符合传统。但医学科学已证明，不可逆的脑破坏，即脑死亡，意味着人的生命结束，因为其他生命活动将接着停止。把死亡时间定在这个关节点上，不但有利于器官移植，也有利于稀有物资的分配。用器械或药物维持病人的生命，可能出现三种情况：①成功了的可以停止使用药械；②失败了的也不用再使用药械；③由于创伤或病情恶化，药械维持生命，既不成功也不失败，病人处于深度昏迷，可以维持生命。但已无恢复的前景，如果药械支持停止，生命也就结束。这种情况就不易处理。如果这时候宣告死亡，可以节约许多人力物力。如果不算死亡，停止药械支持是不道德的。然而这时候维持病人的生命又算人道主义吗？抢救已经无望的垂死者，还有一个意义是让家属安心和安慰家属。

这个定义由医生来作出，不好办，那么由法庭吧，法庭没有专门的技术人才，只能求教于医生，最后又有橡皮图章的危险。死亡定义不单纯是个法律问题，甚至可以说，主要的还是伦理学问题。关系到一个人的生死大事，离开了群众的感情，离开了人民的习俗，即使在科学上有根据，人民是通不过的。合理的事情可能合法，但不一定合情，合理不合情，不是伦理学。一个儿子长大了，结了婚，有了职业，有了固定收入。父亲退了休，有养老金，要是儿子不管老子，因为你有一双手，我也有一双手。你有一张口，我也有一张口。你有收入，我也有收入。但是这合法不合情，当然理也亏了一点，这还是不道德的。

经过多年来学术界的讨论，Capron 和 Kass 提出了一个综合意见，作为法定死亡定义的建议。这个建议最后又回到脉搏和呼吸去了，这个建议全文如下：

"如果一个医生认为：根据一般标准和医疗实践，一个人的自主呼吸和循环功能已经经历了不可逆的停止，则该人可被认为已经死亡。在人工支持的器械撤去，上述功能已经停止的时候，如果一个医生认为：根据一般标准和医疗实践，一个人的自主的脑功能已经历了不可逆的停止，则该人可被认为已经死亡。有关功能停止的时候，死亡就出现了。"

这个建议虽然由两个人提出，但它代表了十多位美国知名的医学家和哲学家的意见，是经过"死亡和濒死的研究小组"讨论后草拟的。这个定义据作者说有如下特点：

①用"一个人的死"这种字眼是说，决定一个人是否死亡，这是根据某种活的身体功能的估计作出的。这些功能的永远消失就说明：他已经不再是一个活人。把一个人的死亡作为整体来说，是指在这关节点之后，虽然有些细胞、组织或器官还活着，或是在此之前，有些功能已经停止，但只要合乎上述标准，死亡就从关节点算起。

②建议指的是一个人，是适用于一切人，标准实际只有一个，不是两个，并没有承认脑死亡。只是说人工支持工具撤去的情况下，可决定呼吸功能和心脏功能停止，实则仍是适用前标准，并没有提出两个标准。作者也喜欢关于自主的脑功能问题，但因医生们也习惯于心肺验证，故从众。

③建议只提某种活的身体功能的停止，不用特定标准或试验之类的字眼，医生采取什么方法测验这些功能存在与否，可以不受限制。

参考文献

[1] Reich. W. T （ed）: Encyclopedia of Bioethics. The Free Press/Collier Macmillan

Publisher，1978

[2]　Humber. J. M. /Almeder. R. F：Biomedical Ethics & the law. Plenum Prum Press，New york，1979

原载《医学与哲学》，1983，(6)：23～26

生 命 论

如何对待生命是医学伦理学的核心问题。关于对待生命的伦理观念，有生命神圣论、生命质量论和生命价值论，这一些观念成为某一特定时期占主导地位的伦理思想。

一、生命神圣论

生命神圣论是传统的医德思想。随着当代医学技术的发展，生命神圣论受到挑战，但仍然不失为医德的重要思想。

（一）生命神圣论

生命神圣论是强调人的生命不可侵犯和至高无上的道德价值的一种伦理观念和医德观念。生命神圣论从动物的本能和社会风俗中形成，并在道德意识中得到发展，是历史的产物。古人说："蝼蚁尚且贪生"就是这种道德的概括。

1. 理论根据

（1）普遍性

生命神圣的观点无论古今中外，宗教的或非宗教的伦理思想中普遍存在。《内经素问》说："天覆地载，万物悉备，莫贵于人"。唐朝孙思邈说"人命至重，有贵千金"。古希腊思想家柏拉图和毕达哥拉斯都认为生命是神圣的，因此我们不能结束自己的生命或别人的生命。中世纪欧洲的神学伦理学家托玛斯·阿奎那说："谁杀死自己就是对上帝的犯罪。因此不论自杀还是谋杀，一律都是犯罪。只有上帝才能注定谁人什么时候死，什么时候活。"世界医学会1948年的《日内瓦宣言》说"即使在威胁之下，我要从人体妊娠的时候开始，保持对人类生命的最大尊重，绝不利用我的医学知识，作违反人道原则的事"。

（2）法制性

杀人偿命不仅是道德而且是法律。庸医杀人，古代法律从严惩处，出于对生命的无限尊重。

（3）至上性

生命高于一切，生命道德高于一切。恶死乐生是人之常情，早在《内经·素问》已指出了。人们认识到失掉生命也就失掉了一切。

（4）人道性

孟子和休谟都提出人皆有恻隐之心，因此竭力挽救死亡。但东方道德提倡生不毁肤，死要全尸。印度的妙闻医学时期，虽然在鼻子再造手术有很高成就，但仍然反对尸体解剖。阇罗迦只允许把尸体浸泡七天后，等腹腔破裂才观察脏器。中国在儒家思想影响下，生要全肤，死要厚葬。直到清末，尸体解剖在中国是非法的。

2. 理论背景

（1）原始人类在自然威胁下（饥寒、疾病、毒蛇、猛兽、洪水），寿命极短。北京猿人化石，在4岁以下占39.5%。尼安德特人化石，11岁左右占40%。

（2）文明时代，瘟疫使居民大批死亡。中世纪的伦敦，人口平均年龄22岁，德国1687年～1691年平均年龄33.5岁。在烈性传染病被控制之前，人类平均年龄49岁。

（3）战争使人口大量死亡。中国汉朝末年，河南、陕西一带，尸骨露荒野，千里无鸡鸣。由汉初到明末1800年，人口徘徊在6000万。第一次世界大战，各国共死亡840万，受伤2100万。第二次世界大战各国共死亡3500万～6000万，其中中国2300多万，苏联1300万。

3. 生命神圣的理论意义

（1）对胜利的讴歌

在战争、瘟疫和饥饿威胁下，人命很值钱，能够保存下来的生命，也就变得更加可贵。

（2）对成果的捍卫

生命的保存和维持，来之不易。人民对医务人员的期望高。随着人的价值的提高，医生的尊严日益受到尊重，医"生"是医生义不容辞的职责。

（3）对追求的鼓舞

在医生面前，病人的生命是神圣的，所以我们才全力以赴，救死扶伤。如果不是因为生命是神圣的，许多医学家不会皓首穷经，不断探索生命的秘密。

4. 生命神圣论的模糊性

生命神圣论的模糊性来自理论的阶级性、历史性与相对性。

（1）阶级性

生命是神圣的，又不是神圣的，敌人的生命就不神圣。高尔基说："敌人不投降，就消灭它。"对那些不杀不足以平民愤的罪大恶极的犯罪分子，他们的生命也不是神圣的。不给敌人和少数犯人的生命价值以神圣地位，正是为了保护广大人民生命的神圣。敌人对我们的生命也并不看作神圣，所以他们才敢肆意屠杀。

革命者为事业献身时，也不认为自己的生命是神圣的。但把同志、战友的生命看作是神圣的。自己的生命不神圣，正是为了保证集体或别人的生命。

（2）历史性

当生产力低下的时候，生命也不是无条件神圣的。对中、青年是神圣的，对老年就并不神圣。老年人在原始社会有时候被杀掉、吃掉或弃置不理。在近代，还有一些游牧民族转移时把老人扔掉的。原始社会视老人的生命如草芥，那是为了保证中、青年的生命价值。

当妇女处于从属地位，只是一个生儿育女工具的时候，不准堕胎，即使威胁到妇女生命也在所不惜。胚胎和婴儿的生命是神圣的，但母亲的生命并不神圣。一旦堕胎手术的危险性减少，妇女地位提高，母亲的生命是神圣的，因此力求母子平安，否则弃胎保母，这时候胎儿生命的神圣程度降低了。

（3）相对性

历代的思想家都宣传生命神圣论，但生命神圣论可以采取绝对形式，也可以采取非绝对形式。天主教内部反对人工流产，反对计划生育，采取的是绝对形式。但在中世纪的神学统治下，多少僧俗人民，以及杰出的思想家和科学家被教会处死，教廷又不念"生命神圣"这本经了。孔曰成仁，孟曰取义。古代中国的思想家也不一般地反对献出自己的生命。为了革命的理想，为了保卫祖国，我们什么时候都提倡革命的英雄主义精神，发扬爱国主义精神。我们长期以来就把保命思想看作是同共产主义思想背道而驰的。在共产主义思想中，生命有生物学生命和政治学生命两种，生物学生命和政治学生命都是宝贵的，神圣的。生物学生命是可以结束的，政治学生命是不容玷污的，是不朽的。在革命烈火中献出自己的生物学生命，我们的政治学生命将在这革命烈火中得到永生。我们尊重生命是因为尊重生命的时间。生命，它给我们革命的力量。这就是生命的价值。人就是生命的载体，他（她）不是抽象的人。

生命神圣论是一种道义主义，结果只偏重了生命的数量。生命之所以可贵，那是因为人类社会生产、文化继承和发展所必需的。如果一个人生来对社会无补，或者反而有害，那是虽生犹死。这种生命并不神圣。如果一个人造福社会，服务人群，这种生命是神圣的，虽死犹生。生命神圣论的生命指社会性的生命或人类生命，而不是个人生命。绝对化了的生命神圣论是指个人生命，结果只偏重了生命的数量。人类的生物学生命并不是越多越好。生命的数量同生命的质量有辩证关系。生物界存在一种生态平衡。生态平衡受破坏，生命的质量就要受影响，生命的数量也跟着受影响。

（二）现代医学技术对生命神圣论的挑战

1. 避孕、绝育、堕胎是对普遍性特点的挑战。

生命的形式可以用人为的方法防止甚至破坏。生命神圣论并不是放之四海而皆准的戒律。而且避孕、绝育、堕胎的方法不仅是多种多样的，就道德方面来说也是多种多样的：避孕有无婚性避孕、计生性避孕和治疗性避孕。避孕使性道德发生变化。传统观点认为性行为的目的就是生育被彻底动摇。绝育也一样，除了方法是多样之外，在伦理学方面也是多样的；有避孕性、优生性、社会性、治疗性和惩罚性绝育。治疗性绝育和惩罚性绝育是剥夺了一部分人的生育权利。避孕性绝育是解除了一部分人的生育义务。至于堕胎，就是不承认胚胎已经是完全意义的生命，因此堕胎并不是杀人。这是对生命神圣论最大的挑战。

2. 器官移植和安乐死是对法制性的挑战。

医生不仅医"生"，还要医"死"。让患不治之症而又痛苦异常的病人安然死去被当作医生的责任已经是犯天条的了，慈善杀人更触动法制。组织、器官移植需要在临床死亡时摘取器官或组织，脑死亡标准动摇了传统的心肺标准。一个心脏和呼吸功能还能维持的病人，只要出现脑死亡便可摘除器官。

3. 生殖技术是对至上性的挑战。

人工授精、体外受精、无性生殖把生殖同性行为分开，而且把生殖过程作为研究的对象，这是对传统的生命神圣论的亵渎，因而也是一种挑战。一向认为生命是不可能操纵的，要操纵就是亵渎。至此，生命神圣论已经不是至高无上的道德。

4. 尸体解剖与遗传咨询是对人道性特点的挑战。

尸体解剖就是不让死人拖住活人。遗传咨询是不让劣的拖住好的。传统观点认为胚胎不容侵犯，尸体不容侵犯。胚胎是开始了的生命，尸体是结束了的生命，二者都不能破坏。

二、生命质量论

生命质量论是现代实验医学的产物，它不停留在保证生命的数量方面，而是对生命的存在提出了优质的要求。

（一）生命质量论理论

生命质量论是强调人的生命存在价值的一种道德理论和医德理论。存在包括两方面：生物学存在和社会存在。价值也包括两方面：时间价值和空间价值。生命质量论是第二次医学革命（控制烈性传染病成功）后开始出现，伴随优生学的发展而发展，到世界人口出现爆炸性增长后为人们所重视的医德理论。生殖技术的发展，使潜生命控制成为可能，生命质量论又成为生命伦理学的理论核心。

1. 生命定义

生命是自觉和理性的存在，是生物属性和社会属性的统一体。这个定义是区别有生命和无生命，动物生命和人类生命，生命神圣论与生命质量论的界线。脑死亡就是生命的结束，因为自觉的存在已经消失。动物有感觉，但不是自觉（自觉是一种意识），没有理性思维，动物的生命不同于人类生命，人类生命是生物属性和社会属性的统一，这就有别于其他生物学、医学或生物化学关于生命的定义。后者只是偏重生物属性，如蛋白质、核酸结构，或者吸收、排泄、呼吸、循环及新陈代谢等功能。人类生命即人化的生命（humanized life），它还有社会属性，即为社会所承认并有能力参加或即将参加一定的社会生活。严重出生缺陷的婴儿，为社会（首先是母亲）所拒绝承认，或将来没有足够能力参与社会生活的，不具备生命的条件。不是凡有生物属性的便是生命。因此，对未具备生命条件的生物体停止其生物学存在，是符合道德的行为。

2. 生命标准

即生命何时开始的问题。生命从分娩后得到社会承认（首先是母亲承认）开始。这个标准区别了生命神圣论与生命质量论的界限。生命神圣论认为从受精开始，生命也就开始。关于生命标准的界定，学术界有两种理论：个体/生物学标准和授权/承认标准。个体/生物学标准又分不同的时间差异，计有早期说（始于受精；着床；受孕8周后脑电波开始出现），晚期说（始于28周，胎儿离母体有生活力），和分娩说（脱离母体生命才开始）三种。个体/生物学标准是生命神圣论的标准，它反对一切生育控制的行为。授权/承认标准是胎儿出生后要得到社会承认才算生命开始。但谁代表社会呢？父母，首先是母亲。由社会授权父母加以承认，即使分娩出来也不算生命开始，这就为杀婴大开方便之门。但是如果父母承认便算生命开始，对于有严重出生缺陷的新生儿，父母溺于爱子之情，不肯处理，日后将成为家庭和社会的包袱。这又成为消极的生命神圣论。生命质量论是积极的生命神圣论，它承认从受精开始，生物性的生命已经开始，因此要讲究优生，要注意给孕妇一个良好的环境，充分的营养和休息，注意妊娠期的保护。但生命的开始必须得到社会的承认，不能授权父母承认，社会承认的授权给医生，按照现行医学标准，凡不符合人的生命素质的人，一律不予承认。

3. 生命素质

生命的质量有两个方面：

（1）人性素质　指智力和沟通的素质。这是主要的素质。又称极小标准。达不到这个标准，对生命不予承认。如严重的脑畸形、先天愚型、PKU 等疾患的新生儿，长大后智力低下，成为家庭和社会的负担。有一些主要的人性素质在娩出时便可辨认。

（2）附属素质　指好奇心、理性与感觉的平衡、特异反应性等，又称极大标准，是参考性的素质。参考性素质在出生时无法辨认。

佛赖特彻尔把人性素质用智商来计算，规定 40～20 个智商的是成问题的人，20 个智商以下的不算人。按照 H.J，艾森克的标准，50～70 智商的人称为愚钝，25～50 的人称为痴呆。佛赖特彻尔把 20 智商以下的不算人，标准并不算高，问题是已经生长便意味着得到社会承认（虽然这是没有监督的默认），这种不算人的生命不能人工结束。

人的素质问题在中国是个突出问题。严重出生缺陷的新生儿约占 1%，而 0～14 岁的儿童中，弱智者又占 1%。

（二）生命质量与生命和死亡的控制

1. 优生学重视生命的空间价值。

积极优生学提倡优生优育，重视围产期保健。遗传咨询尽力消除由于环境因素和遗传因素引起的畸变妊娠。联合国辐射委员会 1977 年报告，世界人口中的遗传负荷已达 10.8%。据中国不完全统计，大约有 12% 的人患有多基因遗传疾病。全国先天愚型和重度精神分裂症患者约有 1000 万。消极优生学是对没有生育价值的父母实行绝育或避孕。他们是：

（1）有严重遗传疾病的患者。我国儿科疾患的发生率，遗传病和先天性畸形已占首位。新生儿死亡约有 1/3 与遗传有关。其余 2/3 可以依靠医学维持生命及生长。因此医务人员对妊妇不要无选择地安胎（容易天然流产的多是有遗传疾病的胚胎），也不要盲目救治。

（2）精神分裂症患者。全国估计有 500～1000 万。精神分裂症患者，我国有的地方报导，家族史阳性率为 22%。

（3）近亲婚配者。中国近年来近亲婚配发生率有增高趋势。尤其边远地区居民较明显。近亲婚配的原因是人口中隔离群的存在，无知也有关系。亲上加亲和男权思想指导下，姑表婚较少，舅表和姨表婚较多。这是对同姓不婚的误解。中国在周朝便有"男女同姓，其生不蕃"的记载。罗马皇帝狄奥西多一世曾严令禁止表亲结婚。《犹太法典》禁止 69 种亲戚结婚。但是近亲结婚的恶果并不是所有人都接受或懂得。现代遗传学表明，在理论上，兄妹配合的近交系数（即从共同祖先处接受相同基因并把它传给子女的概率）是 1/4，叔侄配合是 1/8，姑表（姨表、堂兄妹）是 1/16。

（4）高龄父母。中国一向珍视晚年得子，说是"老蚌生珠"。其实，晚年最好不要生子，因为先天愚型等病婴娩出的概率增多，35～39 岁的母亲，娩出几率为 1/260，40～44 岁为 1/100，45 岁以上 1/50。父母 60 岁以上得子，生白发病、阿佩尔氏综合征、软骨发育不全症、纤维发育不良等患儿，要比 30 岁父母所生多 10 倍。

2. 安乐死是重视生命的时间价值。

对于不治之症的患者，濒临不可逆阶段，且又痛苦异常，已没有生命的价值，人为地延长其生存时间，只有增加病人的痛苦，无效地消耗社会资源，因此安乐死是合道德的。

3. 生命质量论的理论意义

（1）可以作为决定延长、维持、结束或缩短一个人或个体生命的依据，如流产或安乐死在何种情况下是适宜的。

（2）可以决定用什么方法避免出现人的或准人的生命，如避孕、节育、绝育等。

（3）可以判断是否降低了人的生命质量，如人工授精、无性生殖等。

（4）可以据此提出相应的社会政策，如人口政策和环境政策。

4. 生命质量论的局限性

主张生命质量论的人，常常说生物医学界必须在伦理学方面转变观念，生命质量论的伦理观必须代替生命神圣论的伦理观，因为生命神圣论只注意数量，对生命神圣采取了极端的立场，反对堕胎、绝育、避孕，反对安乐死，千方百计保胎和保存肉体生命，不重视生命的质量。另一方面，主张生命神圣论的人，又反驳说对方否认生命的神圣价值，为救命而救命。

上面两种立论都有欠周到的地方。生命质量论的理论基础是功利主义或效果论。效果论有两种类型：个人型与社会型。个人型的效果论是根据参加者个人的利益决定，肯定的时候公式是："如果是个有用的生命，就要保存患者的生命。"否定的时候公式是："不要伤害病人，除非病人因此得到好处。"社会型的效果论是根据功利主义的著名公式："最大多数人的最大利益。"保存或结束病人的生命，不仅要看病人可能的结局的数量计算，还要看社会或有关团体所订的生命质量标准。

生命神圣论和生命质量论的分歧可以归纳如下：

生命质量论　　　　　　　　**生命神圣论**

1. 理论基础：功利主义的效果论　1. 理论基础：道义主义的动机论

2. 不同的生命质量引起的社会效　2. 对生命一视同仁，不问具体
　果不同，因此对生命必须区别　　条件
　对待。　　　　　　　　　　　3. 生命神圣是一般的道德方向和

3. 如果一个生命并无价值，就没　　坚强的道德信念，因此生命必
　有义务加以保存或保护。　　　　须无条件地保存和保护。

（三）产前诊断和新生儿安乐死

产前诊断是控制未出生的准生命，新生儿安乐死是控制出生的准生命。

1. 产前诊断

（1）方法

产前诊断常用作诊断性别和染色体异常。方法是羊水细胞染色体分析，胎盘绒毛膜上皮细胞，孕妇血细胞、孕妇子宫粘液等的分析，胎儿镜和 B 型超声波等，产前诊断要防止重男轻女者借此消灭女胎。

（2）适应症

必须坚持临床适应症：

①40 岁以上（中国一般定为 35 岁以上）的高龄孕妇。国外报导欧洲 6121 例产前诊断材料，高龄孕妇染色体畸变率达 4.6%。

②有分娩染色体异常婴儿史的经产妇，这类孕妇再生这种病婴的几率为 1/60，比正常孕妇高 10 倍。

③夫妇有染色体平衡易位的。

④已生过一个无脑儿等神经管缺陷的孕妇，再生机率为 5～10%。

⑤父母有先天性代谢病；或已生过一个病孩的，再生的几率为 1/4。

⑥母亲为性连锁疾病的携带者，所怀男胎有一半发病。

⑦羊水增加过速，疑有胎儿异常的。

（3）道德考虑

①产前诊断的重点是防止有严重遗传疾病的胎儿出生。产前诊断的阳性率为 5%。西方学者主张产前诊断的重点是为 95% 的胎儿放行。从生命质量论观点出发，重点应是对 5% 的胎儿把关。

②产前诊断为阳性的胎儿，它的最佳出路是选择性流产。产前诊断阳性的出路有四：①流产，②产前治疗，③足月分娩后接受这一畸形儿或病婴，④足月分娩后结束父母的责任（杀婴）。产前治疗目前还未有好的办法。接受既成事实则增加社会和家庭负担，人口质量下降。而杀婴仍是有争议的问题。目前较可行的出路是人工流产。

2. 新生儿安乐死

（1）杀婴的现代概念——新生儿安乐死

婴儿死亡率的降低是一个国家健康水平提高的表现。但随以俱来的是一些出生缺陷儿的死亡率也降低了，生命质量和人口质量并不理想。出生缺陷或早产的婴儿能够成活是医学技术水平提高的表现。医学技术提高与生命质量降低的矛盾是一个医德难题，必须加以解决。这一难题即新生儿安乐死。

（2）杀婴是不是杀人

①动机论——从动机论来说，道德问题有二：①婴儿是不是人？②杀一个"准人"是否错误。

婴儿还没有精神生活又未得到社会承认时，不能算生命已经开始。在未离开产房之前，不能作为已得到社会承认。具备人的资格要有四个条件；①不同时期的精神状态可以被记忆所统一，②是拥有思想和意识的实体；③有自觉的能动作用；④同其他人在社会道德方面相互作用。至于刚出生的婴儿即使是个准人，也同胚胎在社会属性上无本质差异。因此，杀婴不能算错误。

③效果论——从效果论看，道德问题也有二：①杀婴是对禁杀原则的动摇，②是父母对子女感情的削弱。因为婴儿还未具备人的条件，上述问题迎刃而解。

（3）新生儿安乐死的适应症

对有严重先天缺陷或遗传病的患儿实行安乐死，主要的根据是严重出生缺陷，没有能取得社会的承认。但对健康婴儿进行安乐死是犯罪的行为，特别要谴责杀死女婴的行为。何者属于严重出生缺陷，仍是医学临床值得探讨的问题。罗泊尔（Lorber，J）提出以下病婴可以不予治疗：①脊椎分叉，②肉眼观的四肢麻木，③胸椎和骶骨损伤，④脊柱后弯或脊柱侧弯，⑤肉眼观的儿头膨大，⑥娩出时颅内损伤，⑦其他肉眼观的先天性缺陷（如紫绀性心脏病、胆囊异位、痴呆症等）。海德（Hide，HW）认为出现脊柱膜突出症时，可综合下述情况不予治疗：①婴儿体重，②儿头大小，③麻木程度，④其他异常；⑤父母健康情况。

三、生命价值论

生命价值论是生命观念的一种新的飞跃，不仅是生命神圣论和生命质量论相互补充，而且成为生命伦理学的理论核心，成为当代医德思想的主导思想。

1. 生命价值理论

生命价值论是生命神圣与生命质量统一的理论，把生命的物质价值、精神价值和人性价值作为衡量生命的个体效益和社会效益的尺度的一种医德理论。

（1）理论来源及其特点

①古典的生命价值论

是一种社会历史观点。孙思邈把生命看得比千两黄金还宝贵（人命至重，有贵千金），裴多菲认为生命可贵，但自由和爱情比生命更有价值。他们仍然离不开用交换价值来说明生命价值。也就是用传统的价值观去认识和描述主体和客体的关系。

②生命价值论的来源

把价值学移植到医学伦理学的一种新理论。价值学是对于最为广义的善或价值的哲学研究，是从经济学、伦理学、美学以及逻辑学等各方面对问题进行的综合研究。从 19 世纪开始，欧洲便有了各式各样的价值学，如新康德主义价值学，人格主义价值学，实用主义价值学，新托玛斯主义价值学等。这些价值学实际上都一致认为价值的存在是由于认识（主体的想望）而产生的，而不是客观存在的。近代的价值学还有非认识主义的，他们不是主张价值判断主要是感情作用，就是主张价值是一种描述作用。马克思主义的价值论认为价值就是客体对主体需要的满足。马克思主义的生命价值论认为生命价值是客观存在的生命的物质价值、精神价值和人性价值。它不排除人的认识在生命价值中的作用，但这是在满足人的精神需要方面表现出来的。离开了人的精神需要也没有生命的精神价值和人性价值。

③生命价值论的表现

物质价值　人是创造物质财富和精神财富的主体，是历史的主体，保存一个人的生命或维持一个人的健康，有很高的物质价值。著名医学家高士其，在严重残废中度过了 50 多年，由于保存了生命，为中国的科普教育作了杰出贡献。新托玛斯主义和人格主义价值学都否认物质价值。前者以天主教神学家为代表，后者以新教神学家为代表。他们把价值看作是上帝意志的象征。认为伦理道德价值便是价值的表现。这是一种道德决定论。不过在实际生活中，这种思想并不是只有在宗教界才存在。有的人为了表示对患者的无限关怀或敬意，对于一个身患不治之症已经到了濒死阶段的患者，还要求医务人员不惜任何代价进行抢救或延长其生命。有的人对一个严重出生缺陷的畸形儿进行抢救或维持其生命，耗费卫生资源，这是否认生命的物质价值。

精神价值　即生命的心理学价值。生命的保持是某些个体或群体的一种心灵的慰藉和精神的寄托。老年丧子，中年丧偶，幼年丧亲，或者一个团体失掉一个领袖人物，这是最不幸的事。维持这个患者或濒死者的生命，是对其亲密者的最大的安慰。维持一个濒死者的生命，以满足其会见亲人的愿望，对于死者和家属双方，其精神价值是难以估量的，即使是短暂的一刻。实用主义否认精神价值，他们可以把价值区分为技术价值/工具价值，或者贡献价值/终极价值，但都不肯承认精神价值。而他们所承认的物质价值也只限于能产生实际价值的经验。例如声音能影响耳鼓便有价值，否则便无价值。在医疗活动中，强调医务行为的目的是为了保护劳动力，这是一种实用主义的说法。少年和婴儿没有劳动力，老年人已经丧失了劳动力，而这两类患者恰恰消耗了社会最大份额的卫生资源。有的人不正是为这两部分人口的医疗开支而煞费苦心吗？对于这些明天或昨天的劳动力加以保护，是因为这些生命有很高的精神价值，对鼓舞作为今天劳动力的青壮年和中年人，有极其重要的作用。归根结底，这同时又体现了物质价值。功利主义的价值观认为效益便是价值，"价值是任何有益的事物。"一旦患者或人群对他没有直接的效益或眼前的效益，便会被认为没有生命价值。

人性价值　即生命的道德价值。把工伤者或战伤者救治，即使他生活已不能自理，仍然有很高的道德价值。甚至对一个自杀者也这样。从人道出发，必须对被遗弃的残疾婴幼儿收容抚养，虽然这些生命已不能对社会作出任何贡献。对于战俘或严重犯罪者进行治疗也是从人道出发的。虽然这种作法还带政策目的。如果片面理解生命价值，这些人便不该救治。因为这些人已没有生命的精神价值和物质价值。有的严重残废和毁容的患者，甚至时萌死念。

2. 生命价值论的实践

全部医疗活动都是生命价值论的实践。在当前，生与死的控制有突出的道德意义。生的控制主要指潜生命的控制。死的控制主要指安乐死。本节只讲潜生命控制，安乐死另有专门章节叙述。

潜生命是指从受精起到分娩止胚胎发育过程中的生物体。潜生命控制有广义与狭义之分。狭义的是指用人工方法干扰妊娠的医学实践，包括避孕、人工流产、绝育、产前诊断、遗传咨询、性别控制、DNA 重组、无性繁殖、人猿杂交等。广义的包括妊娠卫生、围产期保健、胎教等。狭义的潜生命控制道德难题很多。主要的表现是：

（1）生命质量问题突出

随着人口爆炸形势的出现，特别是生物医学工程技术的发展，潜生命控制越来越成为生命伦理学焦点。而潜生命控制技术的发展，不仅是人口数量或生命数量的问题，更重要的是人口素质和生命质量问题。人猿杂交是想用一种似人而又非人的动物作器官移植的供体或人体实验的对象。无性繁殖是企图复制出杰出人物的复本。产前诊断和遗传咨询要碰到人工选择婴儿性别问题。避孕引起的结果是性行为同生育分开，性行为的目的和社会影响已产生并将继续产生强力的冲击波。当人工授精或体外受精还是个别进行的时候，道德问题不易为人注意。一旦大范围试验时，医学伦理和家庭伦理便交错出现了。上列问题都牵涉到生命质量，即我们不仅要对今天和明天的生命质量负责，而且还要对遥远的世代的生命质量负责。以无性繁殖来说，它只能接受遗传，没有变异性，一旦环境发生激烈变化，人的种属将出现灾难性的结果。

（2）生命质量论冲击了生命神圣论

历史上由于烈性传染病和新生儿疾患难以控制，加上饥饿和营养不良，居民大量死亡，青少年大批夭折，自然淘汰是可怕的。由此调节了生命质量，使生命神圣论是不可动摇的。消极优生学的出现，虽然也冲击了生命神圣论，但由于优生学创始人"血统论"的理论缺陷，以及德国法西斯借消极优生学之名进行大屠杀，使优生学名声不振，生命神圣论仍然占据重要地位。但时至今日，一方面是人口数量激增，另方面人口素质下降。过去由于医疗技术水平限制而无法存活的残疾新生儿，如今都可以短期或长期存活。维持严重先天缺陷的新生命只能使生命质量下降。避孕、人工流产和绝育的广泛开展是对生命神圣论的直接冲击。人工授精是对生命神圣论的间接冲击。因此神学伦理学家称这些行为是对人性的亵渎。

（3）生命价值论的实践是要解决由生命神圣论和生命质量论矛盾带来的道德难题

既要讲精神价值，也要讲物质价值和人性价值，既要讲目的价值（固有价值），也要讲技术价值（工具价值），既要讲贡献（部分）价值，也要讲终极（整体）价值。这种矛盾的解决办法是按系统论的最优化原则，进行价值分析，用最小的损失或代价，取得最大的效益。对于医德难题的解决，如人工授精、试管婴儿（体外受精）、重组 DNA 以及安乐死的争论，不是要生命神圣论和生命质量论互争胜负，这种悖论性的问题或者二难推理的问题，可以争论十年、百年以至千年，都不能达到一方取代另一方的结论。因此，人们只能权衡轻重，因时、因地、因人制宜。一个革命领袖即使已经到了弥留，仍要竭力抢救，这是革命人民的精神寄托。人工授精是母亲的权利，要不要丈夫知情同意，那就因人而异。一般来说，应该要丈夫知情同意，但保密得好却有特殊效应。因此要有价值分析。

原载《医学伦理学导论》1990；194～213

公 益 论

生命伦理学的哲学基础是公益论，它是为维护医疗群体、医学科学、社区和人类后代的公益服务的。公益论绝不是医学伦理学旧理论的补缀，而是医学伦理学全新的理论。

一、公益论的产生

公益论是生命伦理学理论发展的哲学概括，它的产生有特定的理论渊源和历史背景。

1. 公益论的理论渊源

公益论即从社会和人类的利益出发，公正合理地解决医疗活动中出现的各种利益矛盾，不仅有利于病人，使人人得以享受医疗卫生保健，还要有利于人类及其后代，有利于环境的改善，有利于医学科学和技术的发展。

公益（istislah）原是伊斯兰教法用语，即在经训无明文规定的情况下，解决教内疑难问题的准则：先社会，后地方社团，最后才是个人利益。

公益思想在古希腊哲学中也可找到。梭伦、赫拉克利特和柏拉图等人都论述过公正。而在亚里士多德的论述中，已明显涉及到公益观念，[1] 他把公正分为广义和狭义两种。广义的公正是依据全体成员的利益，使行为符合社会公认的道德标准。狭义的公正主要是调节个人之间的利益关系。亚里士多

---

① 章海山，西方伦理思想史，第 1 版，辽宁人民出版社，1984 年，第 12～26 页。

德同柏拉图一样，都强调城邦国家和奴隶主阶级的整体利益。

公益论的进一步阐述是 18 世纪欧洲的功利主义派。但是在启蒙时代，功利主义哲学家标榜的公益是不彻底的，虽然他们最早提出个人利益和公共利益的关系。爱尔维修认为人与人之间的利益本来是一致的，没有冲突，利益冲突是等级制带来的，在合理的社会中，个人利益和公共利益将趋于一致。边沁认为社会利益与个人利益是同一的。因为他认为社会利益只是一种抽象，它不过是个人利益的总和，只有个人利益才是唯一现实的利益。到了功利主义另一代表人穆勒那里，在个人利益与社会利益之间，他突出了冲突的一面。他认为二者冲突时，可以用法律和良心来加以调节。功利主义把追求多数人最大幸福当作最高道德，依据法律和良心来调节个人和社会利益的矛盾，这些思想，对公益论的形成有重要作用。

马克思主义并不一般地反对功利主义。公益论在马克思主义中有了新的发展。共产主义道德的集体主义精神提倡眼前利益服从长远利益，局部利益服从全局利益，个人利益服从集体利益。共产主义道德大大丰富了公益论的内容，克服了功利主义的虚伪性和片面性。

2. 公益论的现实背景

把公益论引进医学伦理学是本世纪 70 年代的事。生产的发展和生物医学技术的发展，使人们突破了医患关系道德的范围，考虑环境、人类和后代的问题，即我们除了对病人担负道德义务之外，对环境、人类和后代必须担负什么样的道德义务。公益论的产生是同生命伦理学的产生同步的。第二次世界大战以后，在生物医学方面经历了如下重大事件：

（1）人体实验问题。40 年代，由于纽伦堡审判纳粹战犯法庭的揭露，纳粹分子借医学名义杀害几百万无辜的平民和战俘，人体实验道德问题因此出现。

（2）稀有资源分配问题。50 年代，由于肾移植成功，人工心肺机开始使用，血液透析用于尿毒症等，稀有资源分配问题出现。

（3）死亡标准问题。60 年代，由于从脑死亡供体中摘取活器官，第一例心脏移植成功，引起世界性的死亡标准讨论，脑死亡标准出现。

（4）安乐死问题。60～70 年代，由于生命维持系统的技术进步，人工呼吸机、人工心脏起搏器、高能合剂、血液透析等技术发明，在临床上可以使一个脑死亡的患者或严重先天缺陷的新生儿维持呼吸心跳，安乐死和新生儿安乐死的问题出现。

（5）环境道德问题。60年代以来，世界经济迅猛发展，随以俱来的是工业、农业的污染增加。环境因素成为致癌和畸胎、出生缺陷严重的危险因素，防癌和防细胞突变，优生和劣生的问题出现。

（6）人口道德问题。第二次世界大战以后出现的几次生育高峰，人口呈爆炸性的增长，特别是不发达国家，人口学牛顿定律正在起作用。人口爆炸加剧了环境污染和资源耗竭、1973年，在美国召开的"保护健康和变化中的价值讨论会"上，琼森（Jonsen）和赫尼格斯（Henegers）首次把公益论引入医学伦理学。

3. 医德规范的变化

从医德史中医德规范的变化，可以看出公益论的出现是必然的。历史上的医德规范，就形式来说，离不开"誓词"、"合约"、"箴言"、"守则"之类，就内容来说离不开平等和人道。医德规范要调整的只是医患关系和医际关系，特别着重前者。古希腊的希波克拉底誓词维护的是病人利益。印度的阇罗迦誓词（公元一世纪）维护的是"对病人不能推开不管或者伤害病人。"希伯莱的阿萨福誓词（公元3～6世纪?），维护的是"不作庸医害死别人。"哈里·阿巴斯的《医生须知》要求的是"对病人的精心治疗。"其他的古典医德文献都是集中在对病人无伤和尽力挽救方面。

中国的《黄帝内经》着眼的是"天覆地载，莫贵于人"。孙思邈着眼的是"人命至重，有贵千金"，离不开五戒十善。陈实功提出的规范是五戒十要，仍然在病家的贫富、男女方面打转，力求不违仁术。龚信有医家二箴。龚廷贤有医家与病家十要。李梴有习医规格。缪希雍有祝医五则。历代诸医论医德，仍然不脱儒、释、道的窠臼。儒家讲仁术，君子之道有：三道、三益、三损、三乐、三愆、三戒、三畏，都是规范。佛家讲慈悲，佛门戒律有五戒。道家讲长生，道门戒律有七伤、十戒和二十七戒。中国传统医德规范无论在内容和形式方面，深受儒释道三教影响。

即使到了近代，从帕茨瓦尔的《医学伦理学》开始，许多国家医院和医学团体相继制订了医德守则，虽然医疗活动也逐步由个体行医逐步被医院所代替，但医德规范仍然局限于医患关系和医际关系。"一切以往的道德，归根结底都是当时的社会经济状况的产物。"

第二次世界大战以后，医德规范便逐渐从"仁爱救人"强调人的价值扩展到公益道德论，并以各种宣言和守则的形式确定下来。1968年修正的《日内瓦宣言》提出了"即使在威胁之下，我要从人体妊娠的时候开始，保持对人类生命的最大尊重。"由此将医德规范扩展到整个人类。《国际护士守则》更明确宣告："护理的需要是带全人类性的。"本世纪中叶以后，世界医学会和西方各国的医学团体陆续颁布的《宣言》、《守则》和《指导方针》，都涉及全人类公益。1964年的《赫尔辛基宣言》规定人体实验的道德原则。1968年的《悉尼宣言》规定死亡标准。1975年《东京宣言》规定对囚犯治疗的医德规范。1979年国际红十字组织的《国际人道法的基本原则》规定在战时对战伤和战俘的医德规范。1967年在巴西发表的《圣保罗宣言》规定医生对付环境污染的道德义务。1968年的《悉尼宣言》规定死亡标准，实际涉及到器官移植的问题。1970年在挪威的奥斯陆发表关于中止妊娠的声明，涉及到的是后代公益问题。

上述医德规范的新变化都体现出公益观念，它们以种种形式被确定下来，使现代医学伦理学有了更广泛的社会影响。新的医德规范有三个特点：①原则性。都是在总的原则上作某种规定。如在医疗群体公益方面，规定为人类服务是每个医生所必须遵循的最高原则。②灵活性。医学问题不仅是技术问题，更多的是伦理道德问题。每个国家、民族的具体情况不同，患者的情况也各有不同，因此不把规范定得过细、过死。如《悉尼宣言》对死亡标准既承认传统标准，又肯定脑死亡标准，并把最后决定权交给各国。③定义性。对道德规范作出定义性的界定。如《日内瓦宣言》对平等和保密的界定，《国际护士守则》对护士四大任务的界定，都是定义性的。

4. 医德关系的变化

医德规范变化的新趋向是由医德关系变化决定的。

医德关系是在医疗实践活动中，按照一定的社会利益、阶级利益和职业利益形成的一种特殊的道德关系，它首先是由经济关系决定的。

在自然经济条件下，自给自足的农业经济，医生只能是个体行医的游医。一旦商业经济发展，城镇繁荣，有一部分医生便由游医转为堂医，坐堂看病。医院的出现是城市经济发展的结果。在奴隶社会，医生的社会地位相当于奴隶，因此希波克拉底不容许徒弟作外科手术和处方毒药。在中国的封建社会中，除了失意的官僚和落魄书生行医者外，医生属于下九流。当然历代的太医等卫生官或高级医师不在此列。在资本主义社会，医患关系是出售者和消费者的关系，医生属于自由职业者，社会地位较高，但是不论奴隶社会、封建社会或资本主义社会，医患关系和医际关系基本上仍然是个人利益的关系。

第二次世界大战以后，随着地区性的政治、经济联合体的相继出现，各国政治、经济以至军事、文化合作的密切，人员往来的频繁，人口、环境、粮食、疫病控制、肿瘤防治以及死亡标准等问题，已经越出了人际关系或医患关系成为社会性的问题。医德关系也就从传统的医患、医护和医际三种模式扩展为同社会、同人类和同医学的关系。医务人员必须从公益的角度考虑自身之间、医患之间、同社会及未来所发生的道德关系。社会物质利益是医德的基础。同一般伦理学阐明的一样，医学道德的基本问题有两个方面，首先是医德的基础是社会利益，而且首先是全社会和全人类的利益。其次是个人的利益不能损害全社会和全人类的利益。

5. 医德意识的变化

医德意识是医德关系的反映。医德意识的变化，正是医德关系变化的反映。医德意识是指医务人员在医疗活动中形成的道德观念、情感、意志、理想和理论。本世纪中叶，医德意识的变化有生命价值观和医学人道主义两大方面。

（1）生命价值观的变化

生命之于人是神圣的，这一观点在东西方文化中都是源远流长的。由于对死亡的神秘感与恐惧感，"死"这一无条件的自然规律蒙上一层神秘色彩。然而，当人类的生活条件改善，医疗技术改进之后，世界人口出现了爆炸性增长，弱智人和先天缺陷者日渐增多，人群中坏基因的携带者不断增加，生命神圣论便被动摇了。人们把目光转向了自己，要求人们的生命是高质量的，希望身心健康，长寿，智力和体力都是优质的。这些愿望由于医疗卫生技术的发展不断得到满足。于是，着眼于生理价值的生命质量论便诞生了。用昂贵的稀有资源可以延长一个濒死患者的生命，代价/效益的问题发生了。

今天，试管婴儿的出现，DNA 重组设计生命的技术有望实现，生命可以通过科学技术延长到过去难以想象的长久，人们不禁要问，人类生存的目的是什么？这个问题取代了生命质量论中如何处理生命的问题。生命应该具有价值而不仅仅是高质量，更不局限于神圣论。只有强调生命的神圣、人的生理价值和社会价值的生命价值论，才能概括当代的医德要求。

（2）医学人道主义

在医学史和医德史中，既往的医学人道主义是医生对患者负有人道主义的道德义务。尽管各个时期的医学人道主义都打下了时代和阶级的烙印，有特定的局限性，就是在我国革命战争时期的革命人道主义是彻底的医学人道主义，也还没有突破医生与患者的范畴，医务工作者只是为患者的个体或群体担负起道德义务，而且这种道德义务只是单向的。本世纪50年代以后，随着社会经济的发展和科学技术的发展，面对着人口数量的猛增，生命质量的下降，环境污染的严重，生殖技术的新发明，遗传质量的恶化，癌发率的增加，艾滋病的蔓延，医务人员面临的道德义务不仅是临床的个体患者或社区的防疫卫生，还要从言论到行动对我们的后代负起道德义务，人口道德、环境道德、生命道德、死亡道德陆续包括在医学人道主义之中。医学人道主义在新时期，主张道德主体和道德客体都是相互承担权利和义务的。而环境也成为道德的主体。

6. 公益论与价值分析

公益论的实质就是革命功利主义。公益只是原则，革命功利是效果。用什么尺度去衡量革命功利呢？这就要有价值分析。把价值学（axiology）引进医学伦理学是医学发展的要求，生命伦理学如果能够真正成为医学走向未来的桥梁，离不开价值学。把价值学延伸到哲学领域是19世纪开始的。1926年，R.B.佩理更把价值学延伸到道德、宗教、艺术，科学、经济学、政治、法律和习俗等八个领域，但我们提倡公益论不是要区分工具价值和技术价值，或者区分贡献价值和终极价值。我们的价值分析只是要区分正价值和负价值。一个医疗行为必然会出现多种结果，有的结果是正价值的，有的是负价值的，有的是同一结果正负价值并存的。就某一单独结果或总体结果来说，又有正价值和负价值的比重问题。医学行为的效果又有远期效果和近期效果之分。因此在价值分析方面还要区分远期价值和近期价值。在价值分析方式上，我们因此采取代价/效应分析，代价/效益分析和风险/效益分析等三种。

二、后代公益

后代公益是生命伦理学提出的新问题，医务人员不仅要对当代人的健康负责，而且还要对后代，包括遥远世代的后人的健康负责。

1. 对后代有无道德责任

伦理学家的回答只限于繁衍和创业。优生学的创始人高尔顿只重视优生，没有看到劣生。进化论的创立者达尔文只看到遗传，还不知变异。传统的医学伦理学只看到医患关系，没有看到医学与人类的关系，只看到医学科学技术对人类的促进作用，不知其对人类的消极作用。生命伦理学的回答是肯定的，人们尤其医学家对人类后代负有义不容辞的道德责任。

（1）医学家有控制人口数量的责任

由于生活条件和医疗条件的改善，用战争、饥饿和疾病来控制人口的历史已经结束，而世界人口正爆炸性地增长。医学要在避孕和绝育方面有突破性的开拓，否则地球有人满之患的危险。

（2）医学家有提高生命素质的责任

残疾和弱智的人口比重日增，精神病人日多，绝不是社会健康的表现。产前诊断和优生学要相应发展，否则人类有面临退化的危险。

（3）医学家有保护环境的责任

环境污染（包括物理性、化学性和生物性污染）和生态破坏（包括动物生态、植物生态和大气生态）是人类致癌、致畸、致细胞突变的重要病因。医学家不仅不能参与这种破坏，也不能倚赖环保工作者。医学家，特别是卫生学家要从病因学去阐述环境保护的重要性，并协同环保专家采取有效措施。

（4）医学家有保护资源免受耗竭的责任

药物的研制与使用，特别是中成药和动、植物制剂，不能掠夺性地消耗药物资源，如不注意，即使贮存丰厚的甘草，或者少用的鲟鱼血液和蛇毒，也有耗竭的危险。

（5）医学家不能干扰天然的性别比例平衡

性染色体的分离技术、产前诊断技术和生殖营养学的进展，特别是超声诊断技术的进展，已能在早期妊娠时识别胎儿性别，大性别操纵方面已出现了成功的前景，这些技术只能用于遗传疾病的预防，不能用于消灭女胎。

（6）医学家有维持人类种系延续及其纯洁的责任

人猿杂交有损人类种系的纯洁性。无性生殖同人猿杂交一样，后代是否还存在有性生殖的能力存疑。而且无性生殖只有遗传性，缺乏变异性，不能适应环境的剧烈变化。这两类技术不应转化为社会性的行为。

2. 医学家应负什么道德责任

人类应该对自己的后代负起道德责任。就医学家而言，他们的道德责任应是计生、优生、保生、安生和洁生的责任。

（1）计生的责任

控制人口的增殖，计划生育。让家庭的子女数目控制在合理的限度内，不仅研究避孕和绝育，还要研究不孕及其治疗。

（2）优生的责任

包括积极优生学和消极优生学。不仅要发展围产医学和医学遗传学，还要正确处理严重先天缺陷胎儿的流产和善后。

（3）保生的责任

保护环境，保护生态。环境污染是疾病的危险因素。生态破坏影响人类生存。资源耗竭将使后代做无米之炊。

（4）安生的责任

保持人类的天然性别比例平衡，否则将使人类的婚姻关系失衡，成为社会生活的不安定因素。

（5）洁生的责任

人为万物之灵，决不能作人的种系外杂交，冒渎人性的尊严，医学家有责任保持人类（Homo sapien sapien）种系的纯洁性。

3. 道德原则

医学家关于后代道德的原则可分人与环境和人与种系两方面。总的原则是趋利避害，趋善避恶，有所为又有所不为。

（1）人与环境的道德原则

趋利避害，化害为利，不增加祸害。人对环境不能以征服者的姿态出现。为了生存，人类要战胜自然。同样地为了生存，人类决不能掠夺自然，否则将受到自然的报复。

（2）人与种系的道德原则

生育研究无禁区，生育操纵有禁区。既要超前研究，又要反对滞后研究。超前是生育控制技术，滞后指重男轻女。决不能把基因工程用于战争，选择男胎或人猿杂交。

原载《医学伦理学导论》1990 年，88～114

医学工程应用的道德价值
和道德要求

医学工程是综合运用现代自然科学和工程技术的理论和方法，从工程学角度研究人体结构、功能及其相互关系，以解决医学中有关问题的一门新兴的边缘学科。但是在应用方面，它的道德价值却带来许多矛盾，从而对医学工程的应用提出若干道德要求。

一、道德价值

医学工程应用的道德价值可分为实用价值、生命价值，人的价值和职业价值四个方面。

（一）实用价值

首先是检验的精确度增高，速度加快，有利于诊断、治疗、保健和康复。到 1983 年，我国病床数已较解放前增加 25.4 倍，但还有 2000 万人住不上院。门诊的容量和质量仍是个大问题。发展医学工程技术，对于短期内不能大量增加医务人员和病床的情况下，能以较快速度和较高质量完成门诊和收治任务，带有战略意义。医学工程的使用促进了医疗质量的提高，拓宽了医学科学和技术领域。但医学工程又使诊断和治疗断裂化，容易脱节，诊断与治疗器械彼此不适应，容易出现先进诊断和落后治疗的矛盾。医疗器械的工作效率和精确度的提高，人工智能在医疗器械自动化方面的应用，无疑都有利于诊断、治疗和康复，但不利于创造性临床思维。在临床思维方面出现停滞，主要的表现是满足于再生性思维，墨守成规，依赖仪器。信息来源也缺乏感性材料。医学工程是人类智慧的结晶，但也可使一些医疗关系冷却，使部分科学思维凝固，医疗费用增加。越是高、尖、精的医疗设备，越是收费昂贵，稀有物资的分配就越成为突出的道德问题。CT 大量使用，必然占去他人的公费医疗费用。英国有 90％应接受肾透析治疗的人，因费用高无法得到治疗。

（二）生命价值

医学工程的应用，人的生命价值无疑是大大提高了。呼吸和心搏停止可以人工恢复和维持。低体重的早产儿可以成活。出生缺陷的婴儿可以维持短期或长期生命。医学工程提供了维持生命的有效设备，提高了生命价值，同时却使生命素质降低了，甚至保留了没有价值的生命和非生命的植物性生命。于是又出现劣生与优生，好死与恶死的矛盾。目前世界人口年增长2％，遗传负荷 10.8％。（我国分别为 1.12％和 12％）可见并不是一切生命都应该无条件地不惜代价地予以保护。对于先天性遗传疾病的新生儿是养还是弃？对出生缺陷的患儿是养还是弃，体重过轻的早产儿以及滞产儿如何处置？对救治无望的患者是否可以让他安然死去？这些也都成为突出的道德问题。

（三）人的价值

生命价值的提高，也就是人的价值提高。人是生命的载体，生命是人的自然属性。离开了生命价值，也很难理解人的价值。当人们大量发展医学工程技术，并广泛用于人类的保健事业，尽管医疗费用不断提高，但也说明人正被不惜代价地保护着。只要还有可能挽救的生命，一定不惜代价地保护，这是社会进步的表现。由于医学科学的发展，医务人员可以间接地接触患者，可以通过遥控进行治疗和护理，心理治疗、心理护理和心理诊断被忽视。由于机械的过多使用，对一些患者在紧张中造成的后果，可能抵消器械所提供的优越条件。因为患者的安全感更多地寄托在对医生的信任上，而不是寄托在对器械的信任上。

人的价值是人对自身的价值，即客体的人对主体的人的需要的关系，指人对于别人和整个社会的贡献。人的价值实际上决定于他创造的价值。一方面人的生命被不惜代价地保护着，人的价值空前提高，另一方面由于医药资源分配的不均，有的人被拒于医学工程大门之外，人的价值相对降低了。

（四）职业价值

医学从经验医学发展到实验医学，首先是应用了现代物理和现代化学技术。一旦医学采纳了自然科学的理论和技术之后，医务工作者的素质普遍提高，职业价值也随之提高，受到人们更多的尊重。职业尊严要求医务人员要有良好的职业素养。医务人员特别是护士的社会地位，主要靠自己的职业修养去保证和提高，而不是靠人为来提高的。

二、道德要求

（一）技术精益求精

在提高医学工程的实用价值和医务工作者的职业价值方面，有必要强调学习技术和理论的重要意义。医疗器械大量采用光纤、激光、电子、红外、射流、同位素、高分子合成和电脑技术，突破了许多操作的局限性，达到过去意想不到的良好效果。但技术不断革新，要求操作者的知识不断更新。它体现在服务道德的进取性、多向性和周密性。

1. 进取性要求医务人员有较强的求知品格，执著的品格和竞争的品格。

求知的品格一方面是知识的更新，它不是片面地用新的代替老的（老的不能简单否定），而是用新概念置换老化了的旧概念。另一方面是知识结构的调整，环绕新技术的需要，增加新的知识。

执著的品格是对理想追求的重要品格，不论职业理想、政治理想或道德理想的追求，都离不开执著的品格。执著的品格有三个特征：定向性（不轻易改变）；连动性（不轻易停顿）；反馈性（保持动态平衡）。这三个特征相互联系、相互作用。

竞争的品格是承认竞争的必要性，不因循守旧，清楚地认识到没有竞争就没有发展。

2. 多向性是多方面为患者设想，它要求有逆向品格、顺向品格和横向品格。

逆向品格是对患者过去的健康状况负责，不能因应用医疗器械而加重病情或出现并发症。对适应症要严加掌握，对可能的危险要及时防止和排除。

为救人而发生技术事故是不可取的。如埋置心脏起搏器，测试阈值之后，不能让自主搏动停止，以免发生心脏意外。

顺向品格是对患者的将来负责，不能因医疗器械的使用，影响将来的身体健康。如宫内避孕器的使用，要注意致癌因素、移位、嵌入肌肉等。对精神病人使用电抽搐治疗的道德争论，就是集中在病人的记忆力损伤和治疗时的痛苦上面。

横向品格是对群体和环境负责，不能因医疗器械的使用而污染环境（药物污染、微生物污染、放射污染），威胁社会的安全。

（二）生命神圣论与生命质量论

生命神圣论与生命质量论的统一，这是生命价值的道德要求。

在医务工作者面前，患者的生命、新生儿的生命是神圣的，所以我们才全力以赴，救死扶伤。如果不是因为生命是神圣的，许多医学家就不会皓首穷经，不断探索生命的秘密，而医务工作这个职业也不会受人尊重到这种程度。把一个体重在 1000 克以下的早产儿救活，使一个重度窒息的婴儿得救，毕竟是医学的一个重大成就。把一个无可救药的患者暂时延长一下生命或维持呼吸和心跳，无疑也是一个重大成就。人道主义认为生命不仅是神圣的，还要高质量的。而不是像过去宁可差些，但要多些。过去人类死亡率高，只能靠高出生率维持人口的数量。死亡在今天要好一些，而不是苦一些。医学工程的应用，不应增加患者弥留时的痛苦。

英国的罗泊尔主张以下病婴可以不予治疗：脊柱分裂；肉眼观的四肢麻木，胸椎和骶骨损伤，脊柱后弯或脊柱侧弯；肉眼观的头膨大；分娩时颅内损伤，其他肉眼观的先天性缺陷如紫绀性心脏病、胆囊异位、痴呆症等。

海德认为在出现脊柱脊膜突出症时，可结合下述情况不予治疗：婴儿体重，儿头大小，麻木程度；其他异常，父母健康情况。

（三）医疗权利的公平原则

把公平原则引进医疗关系，这是人的价值在病人权利上的体现。稀有资源（药物、人体器官或人工器官、昂贵的精密仪器）的分配，一向是医学伦理学关心的问题。越是新、精、尖的医疗器械，价格就越昂贵，医疗费就越高。人工肾对治疗肾功能衰竭的价值是很高的，在美国，每人每年要花 14000 美元。一个时期以来，世界出现 CT 热。各种 CT 装置用于颅脑以至全身检查，但成本高（每台 40、150 万美元），收费贵（美国每次颅脑检查 100、150 美元。我国颅脑检查 100～200 元，全身检查有高至 1000 元的），美国有 CT 的地方，医疗费用增加 7 倍。我国有 CT 的地方，对公费医疗权利的合理分配有一定影响。

原载《中国医院管理》1989 年，9（2）：15～17

浅谈健康道德的内容与实质

开展健康道德的研究，是生命伦理学的一个重要课题。笔者就几个基本问题，以浅显之见参与商讨。

一、健康道德这一术语能否成立

健康道德一词，记得是 1986 年陈元伦同志首先提出的。此词国外文献未见记载。健康道德成为全国医伦界的议题，无疑这是伦理学以至医学伦理学的一大进展。就在 1986 年夏天，我国有的知名学者还公开怀疑人口道德、环境道德等划入医伦范围的科学性，到那年秋天便改变了看法。这说明人同环境的关系，人同后代的关系逐渐引起医伦学界的注意，而应用伦理学的发展，已经使医学伦理学套在理论伦理学框子里的状态有了重要的改变。

"健康道德"能否成立？我认为这个概念应予肯定的。既然医学可以有预防、基础、临床和康复医学，医学伦理学就有临床道德、基础研究道德、预防道德和康复道德。既然护理学是从医学分出来的独立学科，可以有护理道德和护理伦理学，卫生学也是从医学分出来的独立学科，自然也就可以有卫生道德或健康道德，健康与卫生的英文都同是 health 一词，可见这是相通的。我理解的健康道德是广义的卫生道德。狭义的卫生道德指公共卫生道德或预防道德。

二、健康的定义

要对健康道德作出界定，还要先从健康定义说起。健康定义决定健康道德的定义。而健康定义的模糊性和不稳定性很大，因此会影响对健康道德的理解。

健康与疾病同样是一个模糊的概念。停经对中、青年妇女是疾病，但对孕妇却是健康。饭后 15～20 分钟血糖增高是健康，2 小时后仍然增高又是疾病。因此关于健康的定义，各家的说法很多，归纳言之有几种模式：

1. 生理学模式，为人熟知的定义是"健康就是没有疾病，疾病就是不健康"。这是美国 1948 年提出的。鲁宾孙（K. Robinson）把它写成方程式是：疾病 A＋治疗＝健康[1]。《Taber 百科医学辞典》、《辞海》（1979）基本属此模式。都是强调功能正常。《国际医学生物学辞典》虽然增加了一个心理因素，仍然强调生理功能的正常状态。

2. 整体论模式，近年人们熟知的是世界卫生组织 1948 年在《总章》中提出的定义，属于整体论模式。这个定义过去的译文有值得斟酌的地方，似应译如下文较妥："健康是一种在躯体、心理和社会方面的完全良好状态，而不单指没有疾病或不虚弱"。《多伦医学辞典》和《中国医学百科全书》基本上是这一模式。问题是怎样才能算为良好（Well－being）。里奇曼（J. Richman）说："良好的维度（dimenson）实际上是指有关个人健康的不同价值体制"。"一个人要生许多疾病是现实的结果，但一个人一生发多少次病才是可以忍受的，这个限度就不好说了"[2]。艾德林/戈伦蒂（G. Edlin/G. E. Golanty）评价世界卫生组织的定义时指出：这个定义无疑是正确的，因为人的健康要受环境影响，但界定得太宽，说了等于没有说。他俩主张传统的健康定义，如同爱情和幸福一样，都是难以界定和衡量的生命质量，只能用 5 种负值来表示（即 5d）：死亡、疾病、不适、伤残和不满[3]。

3. 个人主义模式，1977 年美国卫生培训委员会一个研究报告中指出："健康就是一种力量，它使我爱怎样过就怎样过一种有成人味的生活——我要怎么样便怎么样"。[4]个人主义模式，实际上是享乐主义和纵欲主义，它反映了美国生活方式的腐朽性。

4. 环境论模式,《简明大不列颠百科全书》的定义,"健康是个体能长时期地适应环境的身体、情绪、精神及社交方面的能力"。按照这个定义:(1) 各种职业的从业人员,各种地区的居民健康要求不同,要考虑环境的改变,(2) 体质同健康不是同义语,(2) 体格很好,对疾病有抵抗力,能适应艰苦的环境,但精神不健全,这种人也不能算"健康良好"。

卡佩尔(L. Capel)的定义,"健康是人的发育和环境相互作用过程中,周期性地或短暂地体验的一种基本良好状态"[5]。

魏尔(A. Well)的定义:"健康不是简单的没有疾病,健康是构成和环绕人类的一切元素的动力学的协调和均衡"[6]。

直到 1987 年 7 月,《加拿大医学会杂志》还发表了麦克·惠涅利(Mc-Whinney)关于健康与疾病定义的专文,他说:"健康同疾病都是素质,难以明确界定,正如真、善、美一样,只能描述其素质。但健康可以抽象地界定。比如说健康是一种统计概念,健康是对环境的适应,或对环境的适应潜力,健康是一种主观体验等[7]"。

5. 医学伦理学模式,上述这些定义实际上都是或多或少涉及环境,特别是麦克·惠涅利提出健康是对环境的适应或适应潜力的界定有启发意义。因此,可不可以有一个医学伦理学的模式,我想健康的定义是否可以界定为:人对环境的适应和适应潜力,在躯体、心理和社会方面的完全良好状态。

那么,健康的概念是否也可以具体一些呢。艾德林/戈伦蒂认为:健康包括三个正值:(1) 尽可能消除疾病的症状和疼痛;(2) 在适当时间内能够积极和干练地作所想做的事;(3) 大部分时间处于良好的精神状态。关于健康的内容,他俩提出有 15 个方面。我基本同意下述内容:(1) 身心的协调;(2) 营养;(3) 运动;(4) 体重控制;(5) 应激;(6) 情感忧伤的消除;(7) 药物的使用与滥用;(8) 酒精的使用与滥用;(9) 吸烟;(10) 心血管疾病和肿瘤的预防;(11) 环境的危险物;(12) 性;(13) 妊娠与分娩;(14) 老化与死亡;(15) 医疗于服务[8]。

三、健康道德的内容和现实意义

健康的定义既明,健康道德的内容便可以推理了。是否可以界定健康道德的内容是：增强人类对环境的适应力，调动人或人类对环境的适应潜力，消除人类在生理、心理和环境方面制造的危险因素有关的道德理论、道德情感和道德意识。

健康道德的内容牵涉到生活方式（享乐、纵欲、禁欲或严肃）、生活习惯（烟、酒、运动）、生活环境（污染或隔离）、劳动环境（污染和安全）、医疗预防制度（医疗复盖面）、和人口密度（人口素质和资源分配）。

从伦理学的内容来说，健康道德牵涉到我们对社区的道德义务和对后代的道德义务：健康是权利还是义务；环境是道德的主体还是客体；人生观在健康道德中的作用；社会公德在健康道德中的作用；健康道德的主体是医生、患者还是全人类；健康道德的教育对象；公正原则与增进健康；健康的价值体系；健康的自由选择；生活方式与价值判断；营利、税收与国民健康的价值判断等等。

健康道德的现实意义是人类的自救运动。瘟疫、恶性疾病是健康的敌人；贫穷是健康的敌人，饥饿是健康的敌人，但是人们往往忽视了愚昧也是健康的敌人。我们战胜了贫穷和饥饿，以及一部分恶性疾病，不等于健康的大敌已除。愚昧仍然是健康的大敌。当我们战胜了科学技术上的愚昧，如果我们在道德上还处在愚昧状态，不知道我们污染了环境，养成了不良的生活习惯（如烟、酒、嫖、赌），在健康道德上极端愚昧，我们是在不经意地杀害自己，而且是杀人成性，这种道德愚昧，也是道德悲剧。健康道德的义务是要促进这种道德觉醒。这不仅对个人有现实意义，对于政策的制定者和执行者也有现实意义。

四、健康道德的实质

健康道德是不是医学道德？在本质上仍然属于医学道德。医学的基本任务仍然是"增进健康，预防疾病，恢复健康和减轻痛苦"。医学既然有预防医学、基础医学、临床医学和康复医学之分，医学道德当然也可以有健康道德（或预防道德）、临床道德、医学科研道德、康复道德之分。在预防医学方面，有环境卫生、公共卫生，二者俱属医学科学范围，公共卫生道德和环境卫生道德当然也属医学道德范围。至于增进健康的内容，国内外的医学家也没有把它从医学分开。1987 年，世界卫生组织规定社区卫生（或译健康）工作者的任务[9]就有行医一项。他们的任务共有五条：（1）促进环境和社区的健康，（2）保持家庭卫生，（3）妇女卫生，（4）儿童卫生，（5）行医。

泰勒（R. B. Taylor）等在《增进健康：原理及临床应用》一书中[10]，也没有把健康同医学分开。该书把健康的增进分为八大项：（1）营养，（2）体重控制，（3）运动，（4）酒精使用，（5）废除烟草，（6）合理用药，（7）休息与睡眠，（8）应激处理。

健康道德的提出并不是理论的新发现，也不是一个新突破，但它确是理论的新进展。这是从医学伦理学的进展以及预防医学在中国的进展密切相关的。但健康道德又不同于一般的医学道德，如同卫生学不同于医学的一般原理是一样的。健康道德不仅同环境卫生、传染病学、营养卫生学、公共卫生学或社会医学相关，它同许多新科学也相关。例如，环境医学或地理医学、历史人类学、医学人类学等也相关。中国为什么存在一个克山病带、大骨节病带等、非洲为什么存在一个艾滋病带，中国江苏的启东、广西的扶绥县为什么是肝癌的高发区，河南林县是食道癌高发区，广东省是鼻咽癌高发区，这是医学人类和地理医学饶有兴趣的问题。健康道德的研究将从上述学科的研究中吸取有用的材料。南太平洋的新几内亚有一个名叫库鲁（Kuru）的小岛，居民中的妇女和儿童常患一种类似脑萎缩（Alzheimers Disease）的疾病，经过调查，原来是一种吃人风俗残留所致。岛上居民死后，必须把尸体的头部割下，由妇女煮熟取食人脑，煮时男人离开，只有妇女和儿童在场并进食。后来在尸体的脑部分离出一种病毒，它是这种疾病的病原体，因名库鲁病毒。库鲁病毒的发现，其发现者曾因此获得诺贝尔奖金，其实这首先是医学人类学的胜利和健康道德的新发现。要治疗库鲁病，先要清除吃人肉的不人道陋习。

历史人类学家阿克尔克涅特（Ackerknect）（1983）发现早期人类（人科动物）便有关节炎，当时某些动物甚至恐龙也有[11]。猎人则有变性的膝盖疾病。这同原始人的生活习惯有关。现代爱斯基摩人患膝盖疾患也很多，原因是长时期在冰上匍匐所致。

现代世界兴起一门叫世界医学（Cosmopolitan medicine）的新学科，使用比较文化医学的方法研究人类的疾病与健康的文化差异。例如，它研究日本人因何胃癌发生率高，华人鼻咽癌高，菲律宾人肝癌高，海地人宫颈癌高，而穆斯林、犹太教徒、祆教徒和尼姑都低。朗格斯（Longs）（1982）提出佛教徒和日本神道教徒重清洁，在进入圣殿之前都要洗手、漱口，这同癌发率有关[12]。比较文化研究也将使健康道德获得新资料。在国外，华人的鼻咽癌发生率最高，而华人中又以广东人最多，广东人又以操广州方言的最高，在中国大陆的调查资料同海外的结果相同。这种遗传学上是无法证明的，因为广东人在历史上是来自中原，而中原现在的居民鼻咽癌发生率并不高。如果从地理原因去说明，则海外广东人照样高。因此医学人类学和健康道德在这里大有用武之地。

五、健康道德不仅是一个概念

健康道德既然是医学道德的一个组成部分，就不仅是一个概念，概念是人们对于客观对象的认识到达理性阶段的产物，它的语言表现形式是词和词组。健康道德的概念可以形成这是完全可以肯定的。你承认它也形成，不承认它也能形成，反正已经在一些研究者中形成了。问题是健康道德作为一个范畴，甚至作为医学伦理学的分支学科能不能成立。

我的想法健康道德是一个范畴，因为它是反映客观事物普遍本质的基本概念。健康道德不仅是一个道德范畴，而且还可以发展为医学伦理学的一个分支学科。所以健康道德的概念不是成立不成立，而是如何发展的问题。

如前所述，健康道德是医学道德一部分，但又不同于医学道德。健康道德的学科地位属于应用伦理学，亦称道德政策。它的任务是说明政策的道德基础，属于伦理学的第三层次，学科地位同环境道德、生态道德、人口道德、医学道德属于第二层次的伦理学，即实践伦理学，它包括科学道德和职业道德。我们国内习惯把第二、三层次通称应用伦理学。

健康道德谴责法西斯分子利用医学手段杀人，这就为人体实验和禁用生物、化学、核武器的政策提供道德理论基础。艾滋病在目前已成为一种恐怖，被称为同性恋瘟疫（英国皇家护理学会预计，1990 年世界将有患者 100 万[13]；世界卫生组织去年报道到 1991 年将达 110 万），原因是起因不明和后果严重。但由于传染途径已经弄清，国外有的国家或地区已经规定不作尸检，实行火化，救护车人员带防毒面具，避免与带毒者对口呼吸进行复苏术，监狱官的住处要有保障，严格限制传播。美国有的地方规定艾滋病患者要受 2～10 年的隔离，不准与健康人性交和供血、供组织。健康道德将为控制艾滋病提供道德依据。

解放前梅毒在中国的传播很广，城市患病率 4.5～10.1％，农村 0.85～3.8％，健康道德将为禁娼、禁乱交、禁性病宣传提供道德理论根据。

因此，健康道德的教育对象是全民的，而不限于医患关系双方，甚至局限于医务人员一方，这又是健康道德同医学道德不同之处。

参考文献

[1] J. Clark J. Henderson （ed）：Community Health, Churchill Livingstone 1983，New York. p. 12.

[2] J. Richman：Medicine and Health, Longman, London, 1987, p. 7.

[3] G. Edlin E. Golanty：Health & Wellness, 2nd ed. Lones & Bartett, 1985, p. 6.

[4] 同 [1]，p. 15.

[5] 同 [1]，p. 16.

[6] 同 [1]，p. 7.

[7] I. R. Mc Whinney：Health & Disease：Problems of Definition, Canadian Medical Association Journal 1987 July，136 （8）：815.

[8] 同 [3]，p. 55－617.

[9] WHO：The Community Health Worker, Geneva, 1987，p. 29－332.

[10] R. B. Taylor：Health Promotion：Principles & Applications，ACC Co，USA，1982，p. 101－369.

[11] 同 [2]，p. 9.

[12] 同 [2]，p. 24.

[13] 同 [2]，p. 18.

原载《上海医学·全国健康道德学术讨论会专题发言及大会发言论文专辑》，35～39

医学文化人类学与中国
老人及其疾病

医学文化人类学是医学与文化人类学的交叉学科，把文化人类学引入医学，是研究人类个体及群体生、老、病、死的心理特征与行为特征的学科。西南居民嗜辣，江浙居民嗜甜，广东人嗜老火汤；中医主张吃什么补什么，西医主张长什么割什么；过去贵州有句谚语：吃不得辣椒上不得高坡，穿不得长衫讨不得老婆。这就有医学文化人类学的气息。

一、医学文化人类学产生的必然性

历史性。春秋之礼"同姓相婚其生不蕃"，人死后停尸三日，以判定病者死亡，这是中国最早的发现。《劳动在从猿到人转变过程中的作用》（恩格斯）是经典之作，虽然当代有的分子遗传学家有异议，但它毕竟影响了百多年的思想史。Gajdusek, D. C 在巴布亚新几内亚 Kuru 人妇女嗜食死入脑组织的风俗中发现 Kuru 病毒，1976 年获诺贝尔生物医学奖，是本学科最著名的成果。

现实性。当今巫医遍地，气功盛行，迷信剖腹产，迷信出生日期，仙丹处处，仙水汪汪。支持者有在朝、在野，有高位、低层；有鸿儒、白丁。有"科学的"迷信，有迷信的"科学"，始作俑者不信，无知者笃信。这些医学文化现象耐人寻味，值得探索。

操作性。黄曲霉毒素致肝癌，那是"火鸡 X 病"研究的结果。1966 年前后。非洲乌干达的火鸡大量死亡，发现是肝癌致死，经研究乌干达盛产花生，火鸡以花生为饲料，发霉的花生易产生黄曲霉毒素，是致癌因子，由此便找到了乌干达是肝癌高发区的流行病学因素。在这一成果启发下，中国在几个癌症高发区找到致病因子。广西扶绥县肝癌高发是由于玉米储藏容易发霉或食用污水；江苏启东县肝癌高发是因为食用污水；河南林县食道癌高发是由于习惯食用腌菜；广东人鼻咽癌高发，是因为爱食咸鱼。

当前还有一个人口的男女性别比例问题。由于重男轻女，城乡流行消灭女胎，性别比例失调已略见端倪。这将导致严重后果。据 1994 年 WHO 报道的数据推算，中国城市性别比为 105.3。0 岁 108.2，1～4 岁 106.2，5～14 岁 106.3，55～64 岁 102.7，75 岁$^+$69.6。中国农村性别比 104.2，0 岁 110.5，1～4 岁 108.9，55～64 岁 105.3，65～74 岁 88.9，75$^+$岁 64.0。这些数据提示：农村性别比重失调，消灭女胎和追求男胎严重，老年男性死亡率高于城市。性别比失调将是性泛滥或买卖妇女的根源。

二、医学文化人类学与中国老年生命

中国人的预期寿命已增至 72 岁，但老年生命的人类学意义在于生命的数量与质量问题。

1. 失落感产生：老人由社会或家庭的主角变为配角，丁蕙荪（1997）报道，城市中子女对重大问题征求父母意见的 75%，不理父母的 4.9%。农村更高些，征求父母意见的 40%，很少征求的 31.1%，间或征求的 28.9%。至于机关、企业或事业单位，人走茶凉，感慨时闻。

角色变换中的落差大。城市老人因历次运动荒废了中青年的宝贵时光，正要补回失去的岁月，却忽然退休。农村老人是在一大二公的反复折腾后获得第二次解放，生活正开始富裕，突然分家造成老人相对贫困。失落感严重容易导致抑郁，因此许多城市老人设法再就业或作社会义工，摆脱这种心境，农村老人继续参加农业劳动和家务劳动。1994 年国家统计局统计，所谓 9 亿农民，实际只有 7.79 亿住在农村，真正务农的人 4.2 亿，这就是妇女和老人，谐称为 3860 部队，其余便是丧失劳动力的老人。

2. 晚年精神贫困：退休有积极作用也有消极作用，前者表现为减轻甚至停止体力劳动和脑力劳动，有利于身心健康，休养生息，或作一些自认为有益但过去无法做的事；后者表现为休闲时间过多，无法支配。城乡中没有找到适当工作的，或丧失劳动能力的，精神空虚严重，含饴弄孙未必可以消除空虚，于是只好沉迷于赌博或接受术士、巫术、邪教的影响，支持或参加一些伪科学、伪气功等社会越轨活动。"老化意味着什么？"有相当的人没有解决，"延长了长命，又枯竭了生命本质。"（T. R. Cole 语）河南城镇社会调查，70％的老人打麻将及打牌。中国老龄研究中心（1993）调查，老人的余年只有 1/5 到 1/4 时间为心理健康期（自评）。城市老人，男子 4.76 年，女子 4.04 年；农村男子 4.22 年，女子 3.71 年。心理健康时间短暂，同老年文盲占全国之半有关，城市中文盲较少（4.2％），平均学龄 4.2 年，农村文盲 74.2％，平均学龄 1.2 年（中国老年报 1994 年 2 月 3 日）。

3. 孤独感增加：全国单身老人 4000 万，1990 年普查有偶的 59.62％，未婚 1.31％，丧偶 38.72％，离婚 0.81％。有病由配偶照顾的，城市占 56.6％，农村 47.0％，丁蕙荪等调查，25.7％的人有孤独感。老人再婚愿望普遍强烈，如同老人离婚少一样，再婚也少。大约有 60％的孤寡老人有再婚愿望，但再婚的功利性重。男方希望得一个长期保姆，女方希望对方有钱有屋，所以再婚后并不稳定。家庭规模缩小，核心家庭普遍，更加重老人孤独感。1990 年人口普查，二代户占 68％，三代户 18.5％。中国家庭规模 1982 年 4.4 人，1990 年 3.96 人（《世界发展报告》）。联产承包后，农业户口急剧分家，老人分散到几家就食，连有配偶的也时常分离，代沟又增加老人的孤独感，老人常有今不如昔之叹。

4. 依赖性增加：丁蕙荪等（1996）报道 12 个省市 1083 份问卷调查，81.9 能自理生活，做饭、洗衣、打扫卫生。需要人帮助的 14.8％，半自理（除洗、漱、食外）1.8％，不能自理的 1.5％。75 岁以上完全自理的 73％～80％。

5. 缺乏保健措施：丁蕙荪等（1996）调查，城乡合计，49％有保健措施，其中 27.2％参加体育锻炼，11.6％生活有规律，7.7％控制饮食，进补品的 2.5％，50％～60％的人无烟酒习惯或戒掉烟酒。91％一日三餐，3.9％一日四餐，4.7％一日二餐，0.4％一日一餐。农村男有 64.6％，女有 76％未有保健措施，耐人寻味的是女子又较男子长寿。

三、医学文化人类学与中国人口老化进程

中国人口老化的人类学意义在于主观速度与客观速度不同步。中国人口的老龄化经历一个双曲线过程，由 50 年代的成年型到 60 年代的年轻型，70 年代又回到成年型，80 年代向老年型过渡，90 年代进入老年型，65 岁以上人口占 6.2％，15～64 岁占 67.6％，14 岁占 26.1％。人口老化速度超过经济发展速度。

1. 老化快，底子薄：中国 60 岁以上人口占总人口的百分比，1982 年为 7.6，1990 年为 8.6，2000 年为 9.86，即进入老龄化国家。预计新世纪，老龄化速度将加快，2010 年占 11.75％，2020 占 15.72％。2030 年占 21.82％。老龄化速度快并不是可怕的事。主要的发达国家，老龄人口比率高我国 1 倍。老龄化对经济发展有消极作用，更有积极作用。消极作用的表现是劳动年龄人口老化，老年人供养系数上升，用于老年人支出加大，储蓄率下降和扩大生产的投资减少。但老龄化意味着生育率下降，人口低增长，人均预期寿命延长。问题是发达国家进入老龄化时的人均 GNP 都在 5000 美元以上，而我国只有 800 美元。

表 1　老龄化社会经济情况对比 (1994～1995)

国家	中国	美国	日本	法国	德国	英国	加拿大	意大利
65 岁以上	6.1	13	14	16	16	16	12	16
预期寿命	69.9	75.6	78.6	76.6	75.6	75.8	77.2	76.9
总供养系数	25.4	53	44	53	47	55	49	46
人口年增率	0.91	1.1	1.1	0.6	0.1	0.5	1.2	0.5
家庭规模	4.23	2.7		2.7				
人均 GNP 年增长率	7.3	1.7	3.6	1.7	2.4	2.4	1.8	2.2
排行榜	104	8	3	6	11	10	1	22
居民年均人收入(美元)	490	24740	31490	22490	23560	18060	19970	19840

2. 精神赡养与物质赡养困难：中国自古有敬老爱亲传统，儒家伦理，百事孝为先。樊迟问孔子孝的内涵是什么？孔子答："无违"；"生事之以礼，

死事之以礼，祭之以礼"。子游问孝于孔子，孔子答不仅要养，还要敬。孟武子问孝于孔子，孔子答"父母唯其疾之忧。"但《论语》书载逸民骂孔子"老而不死是为贼"，也成了反面教员。

城市老年人口的物质赡养，在于机关、企业、事业单位和民政部门。由于社会保障机制不健全，包袱越背越重。

表2　城市人口退休职工的社会负担预测

年　份	退休人数	在职与退休比例	退休金占工资总额%
2000	3654万	4.9：1	19.91
2010	5147万	3.9：1	26.13
2030	9127万	2.3：1	41.72

农村老人的物质赡养主要来自责任田，有自耕，有儿子代耕，除东部发达地区外，只能维持低水平的生活，五保户更加困难。零点公司调查（1999），老人中有16.1%对养老担心，28.1%有点担心（袁念琪，1999），丁惠苏等报道（1996），城市中孝顺子女91.6%，有孝有不孝6.2%，即有近10%的儿女不同程度地成为精神负性刺激因子。丁氏调查农村中孝顺子女74.9%，不孝5.0%，有孝有不孝20%。这个调查比较乐观。陈功报道（1999）。调查9663名城市老人，25.4%评价子女不孝顺；9944名农村老人，29%评价子女不孝顺。以上两项调查都提示农村负性因子较城市高，这也同文化素质和经济收入有关。

农村虐待、遗弃老人现象严重，占3%，属于极少数。但因为农村有7200万老人，被虐待遗弃的竟达200万人，玷污了传统道德，破坏了国家形象。在这种贫病交迫情况下，农村老人有病听之任之的占13.9%，拒绝治疗的占0.5%（中国老年报1993年2月22日）。

养老院床位不足，全国有能力进养老院的城市老人需要360万床位，目前只有100万。经济发达地区的农村同样是僧多粥少，家庭规模缩小，老人自理能力下降。养老院的需求日益增多，有的地方把幼儿园改成养老院虽属创举，但毕竟是杯水车薪。

四、医学文化人类学与中国老年疾病

1. 面宽残重：中国老人的疾病特点是面宽残重。60 岁以上老人，1/2 至 3/4 有各种慢性疾病。伤残期（视力残、听力残、语言残和复合残）男子为 3.78 年，占余寿 3.6%；女子 5.12 年，占余寿 27.2%（《中华老年报》1994 年 2 月 3 日）失聪、失明的多见。丁蕙荪等调查，自诉记忆力减退的 15%，城高于乡。其次是关节痛，也是城高于乡。城市老人生活多样化，文化生活较丰富，思维活动较多，反而记忆力衰退程度高。生活条件和劳动条件都较农村好的城里老人，反而关节痛多，这是一个饶有兴趣的课题。

2. 中国老年疾病谱（见表 3）：城市中的大气污染较严重，但呼吸道疾病的发病率反而较农村低，农村中因感冒合并肺炎可能与乡镇工业大气污染有关。城市人口的脂肪摄入较农村人口高，循环系统疾患的几率较农村高可以理解，但脑血管疾患和心脏病的几率比较接近便有待探索了。恶性肿瘤的发病几率城比乡高，与环境污染程度有关。但农村污染引起的土壤污染、水体污染、食物污染不容忽视，同样肆虐城乡。

表 3　城乡发病几率（1994 年）1/1000

疾病	农村	城市
循环系统疾病	363.2	430.9
呼吸系统疾病	327.5	219.3
脑血管疾病	215.8	215.5
心脏病	124.0	163.2
恶性肿瘤	132.2	189.9
传染病和寄生虫病	24.8	13.4

资料来源：WHO：World Health Statistics Annual. Geneva：1995：65～66

有必要提醒注意的是由于细菌对抗生素的耐药性增强，我们站在传染病世界危机的边缘上，各国无一幸免，传染病仍是世界范围内的第一位死亡原因。来自首次感染和重复感染的威胁是抗生素耐药菌株惊人地增长。结核病染病正面临一个复兴的时代，据中国 1990～1995 年 12 个省市的统计，结核病发病人数 593 万，年感染率为 1.2%，估计全国发病人数 1400 万，推算老年患者应在 200 万以上。

老年精神病的发病率也增加，常见的是老年痴呆症，记忆衰退。有的老年精神病人收集垃圾，小偷小摸等，往往被误解为道德问题。

3. 老年躯体健康期短：中国老龄科研中心（1993）调查，城乡老人自我感觉健康的 37.5%，一般的 43.1%，不健康的占 21.2%。丁蕙荪等调查，老人自评的预期健康期，城市男子 5.96 年，女子 5.03 年，农村男子 6.75 年，女子 5.98 年，即只有 1/4～2/5 的余年感到健康。男子自我感觉较女子良好，死的也早。值得注意的是自评躯体健康的年数比心理健康的长，更应引起注意。过一个欢快幸福的晚年，需要营造一个良好的环境，口惠而实不至，哀哉！

4. 公费医疗覆盖面窄：城市老人公费医疗覆盖面 65.4%。农村在体制改革后，完善的医疗保险制度仍有待建立。尽管如此，城市公费医疗的漏洞多，城市老人的医疗费也成为大包袱。丁蕙荪等（1996）调查。城市老人年医药费 500 多元者，占 43.6%，农村为 15.5%。50 元以下的，城市为 15.5%。1952～1978 年公费医疗费用上升，老龄化因素只有 1.5%，1985～1988 年则达 6.4%。

5. 医疗费用涨价幅度大：1978～1994 年，人均医疗费涨了 12 倍（128 元），门诊人次收费涨了 13 倍（17.66 元），住院床位费涨了 34 倍（7Z.52 元），住院平均天数由 5 天减至 1.7 天。丁蕙荪等报道（1996），看病无困难的，城市占 59.79%，农村占 42.3%。老人看病难是实际存在的，以平均住院日收费而言，住院 1 天便要稻谷 100 多斤，门诊 1 次便要稻谷 20 多斤。这对以粮食为主要收入的农民来说，是一个重负。有的地方调查，农村温饱户重新破产的，有 1/3 是由于重病住院。老人重病，子女未必肯付出如此大的代价，即使子女至孝，老人也未必肯接受。有 1/3 城市老人，70 岁以前每月 1 次，其余几月 1 次，75 岁以上逐渐减少。

6. 定期为老人体检的覆盖面窄：城市只占 19%，农村低至 1.8%。丁蕙荪等（1996）调查，从未为老人作过体检的，农村 71.6%，城市 27.4%。

原载《医学与社会》2000，13（5）：36～51

医学文化人类学与中国
老人的死亡

一、去也何如

人类的死亡有 4 种：自然死亡、事故死亡、自杀和他杀，中国老人死亡亦如此。

1. 死亡率：由 1987—1994 年的统计显示，老人死亡率呈下降趋势，但城市 75 岁以上老人死亡率上升。

表 1 老人死亡率对比 1/10 万 (1987~1994)

年度	性别	55~64 岁	65~74 岁	75$^+$ 岁
（农村）1987	男	1808.4	4465.7	10542.7
	女	1133.9	2992.5	10542.5
1994	男	1644.3	4469.4	11046.8
	女	1073.7	2750.2	8436.7
（城市）1987	男	1373.4	3969.9	10450.8
	女	1042.2	3039.4	9497.7
1994	男	1237.9	3898.3	11482.7
	女	851.3	2576.8	9229.6

资料来源：WHO；World Health Statistics Annual. 1998；1995

老人死亡率，男比女高（所以 65 岁以上老人．性别比例女高于男），乡比城高。但也有例外，75 岁老人，近年城比乡高。

2. 自然死亡谱：

表 2　农村老人死亡谱 1/10 万（1994）

死因	性别	55～64 岁	65～74 岁	75⁺ 岁
一切原因	男	1644.3	4469.4	11046.8
	女	1073.7	2750.2	8436.7
传染病及寄生虫病	男	77.9	165.2	207.1
	女	35.7	72.4	109.6
结核病	男	2.0	4.1	4.5
	女	1.0	2.7	2.0
恶性肿瘤	男	484.3	905.8	1062.0
	女	266.8	477.5	591.6
循环系统疾病	男	463.2	1499.6	4212.1
	女	339.0	977.7	3233.8
脑血管疾病	男	274.7	913.7	2494.7
	女	183.5	569.4	1916.2
呼吸系统疾病	男	332.8	1296.4	3873.3
	女	239.0	817.9	3040.0
消化系统疾病	男	99.5	222.9	400.4
	女	57.8	129.7	297.2
心脏病	男	158.3	484.9	1448.8
	女	1 34.1	347.4	1140.2

资料来源：WHO；World Health Statistics Annual. 1995.

农村老人心血管疾病是第一死因，依次为脑血管和癌症。因此猝死者众，或说无疾而终。1994 年与 1987 年相比，除呼吸系统疾病死亡率升高之外，癌症 75 岁有升，55～74 岁有降，其余表列疾病死亡率下降。但总死亡率增高。

表3 城市老人死亡谱 1/10 万 (1994)

死因	性别	55～64 岁	65～74 岁	75⁺ 岁
一切原因	男	1237.9	3898.3	11482.7
	女	851.3	2576.8	9229.6
传染病与寄生虫病	男	27.4	70.7	132.6
	女	12.7	28.2	61.1
结核病	男	0.8	1.8	6.3
	女	0.7	1.9	3.8
恶性肿瘤	男	444.3	1114.4	1736.4
	女	255.2	572.2	862.6
循环系统疾病	男	467.9	1643.9	5049.4
	女	345.0	1176.3	4164.7
脑血管疾病	男	280.9	1041.2	2879.7
	女	196.9	688.8	2214.1
呼吸系统疾病	男	120.2	633.6	2784.8
	女	90.0	417.6	2143.7
消化系统疾病	男	54.8	118.4	318.8
	女	31.7	79.4	278.7
心脏病	男	166.5	543.2	1974.3
	女	131.5	438.7	1780.4

资料来源：WHO：World Health Statistics Annual. 1995.

二、事故死亡

事故死亡率男较女高。1987 年与 1994 年比，城市下降，农村略有上升。1994 年，农村第一位事故为高坠，第二位为车祸，第三位为溺水。城市第一位为高坠，第二位为车祸，第三位为其他事故的负效应和晚效应。1987 年农村第一位为高坠，第二位为车祸、溺水、重物下坠、触电等，城比乡高。1987 年事故死亡率，只有 75 岁以上年龄段城比乡高。

表 4　事故死亡率对照表 (1987~1994) 1/10 万

死　因	性别	农村			城市		
		55~64 岁	65~74 岁	75+ 岁	55~64 岁	65~74 岁	75+ 岁
1994	男	122.3	207.6	355.0	53.7	97.4	308.8
合计	女	78.1	132.9	253.3	32.0	66.0	340.0
车祸	男	26.4	36.9	45.0	23.5	31.8	41.1
	女	14.1	15.8	18.3	10.8	12.9	i9.6
其他交通事故	男	1.4	1.7	2.7	1.2	2.0	6.5
	女	0.8	1.0	1.2	0.4	2.0	6.5
中毒	男	6.7	9.7	15.0	4.1	8.3	21.2
	女	2.4	4.8	6.3	2.9	6.4	19.6
火伤	男	1.6	5.3	22.5	0.6	2.1	7.4
自然和环境因素	男	2.1	3.1	9，1	0.7	2.7	12.5
	女	1.1	3.1	7.9	0.7	2.4	23.5
溺水	男	7.9	12.2	34.5	1.7	4.1	8.7
	女	4.1	12.0	25.2	1.5	2.2	8.1
机械性窒息	男	0.5	0.5	1.1	0.3	0.1	0.5
	女	0.2	0.2	0.4	0.1	0.5	0.4
重物下坠	男	3.7	2.1	1.8	0.8	0.6	0.9
	女	0.8	2.1	1.8	0.8	0.6	0.9
机械性创伤	男	0.4	0.1	0.5	0.5	0.3	0.4
	女	0.0	0.1	0.2	0.1	—	0.1
触电	男	2.3	2.9	1.6	0.6	0.7	0.2
	女	1.0	1.0	0.6	0.6	0.7	0.2
其他	男	4.4	6.7	16.6	2.7	4.3	26.8
	女	2.1	3.5	17.0	1.9	5.0	49.2
1987	男	112.3	179.6	312.2	58.5	116.2	343.6
合计	女	73.7	117.9	269.9	44.1	99.2	419.5
车祸	男	20.0	22.5	29.0	17.9	23.7	37.1
	女	6.9	9.9	11.1	8.1	12.2	16.4
其他交通事故	男	1.8	2.0	4.0	2.2	2.8	11.8
	女	2.0	0.8	3.5	1.5	3.8	10.8

死　因	性别	农村			城市		
		55～64 岁	65～74 岁	75+ 岁	55～64 岁	65～74 岁	75+ 岁
中毒	男	7.0	9.3	13.5	5.2	11.5	26.6
	女	2.9	4.8	4.7	4.1	8.8	17.9
火伤	男	2.0	4.5	27.0	1.0	3.5	9.3
	女	0.7	4.4	22.9	0.6	2.7	8.7
自然或环境因素	男	2.6	4.5	8.6	0.7	1.1	3.6
	女	0.9	1.2	5.1	0.5	1.3	6.3
溺水	男	6.9	13.3	29.5	2.9	4.7	7.3
	女	4.7	9.5	31.9	1.5	2.5	5.5
机械性窒息	男	0.4	0.2	0.3	0.0	0.4	0.7
	女	0.1	—	1.4	0.1	0.2	0.9
重物下坠	男	5.1	4.3	4.9	1.0	1.2	1.1
	女	1.4	1.4	2.5	0.4	0.2	0.9
触电	男	1.9	0.5	2.0	0.5	0.5	0.9
	女	0.8	0.3	—	—	0.4	0.9
其它	男	4.6	8.9	20.7	4.7	11.6	44.6
	女	1.3	3.9	16.0	2.7	7.6	53.3

资料来源：WHO：World Health Statistics Annual. 1995；1989.

　　心血管疾病依然是城市老人第一位死因，依次为脑血管疾病和恶性肿瘤，死因谱与农村相同，但城乡死亡率比较。传染病乡高于城。癌肿城高于乡，心脏病也是城高于乡。与 1987 年相比，城市老人死亡率。75 岁以上的心血管疾病、恶性肿瘤升高，男子脑血管疾病增高，其余表列疾病下降。

三、自杀死亡率

　　城市人口自杀率下降，包括城市老人下降，但农村老人自杀率升高。1979 年全国（不包括台、港、澳）自杀率为 17.07/10 万，1994 年为 13.0/10 万。

表4　中国城乡老人自杀率比较（1/10万）

		1994 年			1987 年		
		55~64 岁	65~74 岁	75+ 岁	55~64 岁	65~74 岁	75+ 岁
农村	男	48.6	101.5	142.6	46.6	87.4	108.9
	女	44.8	74.7	100.5	47.8	70.5	96.9
	合计	46.75	87.32	81.47			
城市	男	9.0	16.9	38.2	14.1	30.4	55.5
	女	8.6	15.9	32.8	17.9	33.6	54.2
	合计	8.82	1 6.38	35.00			

资料来源：WHO：World Health Statistics Annual. 1995. 706~713. 1989. 362~375

农村老人自杀率高主要是经济困难。四川合江县（1989）因赡养或不敬问题占自杀 63%。广西全州（1981）老人自杀 30% 属经济困难。上海（1988）170 万人口地区统计，老人自杀率半数为低收入者或无收入者，15% 为农民。其次是家庭矛盾（起因于争吵）。慢性疾病所苦、重症、抑郁（75%）。上海老年自杀者，有 15% 有精神障碍。近年自杀率增高快的原因同老龄化速度和社会心理因素有关。

四、他杀

他杀死亡率与事故死亡一样，男性比女性高，可能与男性户外活动较女性多有关。1994 年与 1987 年比，城乡都有所上升。人际关系复杂化，社会分配不公，社会越轨行为增加是他杀死亡率增高的原因，老年人也不被放过。

表5　他杀死亡率对照表（1987~1994）1/10 万

		1994 年			1987 年		
		55~64 岁	65~74 岁	75+ 岁	55~64 岁	65~74 岁	75+ 岁
农村	男	3.2	2.4	0.9	1.2	1.4	0.9
	女	1.2	0.7	1.6	1.4	1.3	1.4
城市	男	2.3	2.5	3.3	1.2	1.4	1.9
	女	0.9	1.3	2.5	1.0	1.3	1.4

资料来源：WHO：World Health Statistics；Annual. Geneva；1995. 1989.

五、安乐死倾向大

安乐死分主动安乐死与被动安乐死两种，主动与被动又分自愿与非自愿的。被动安乐死就是让病人死的策略。许多医院实际早已有之，每当病人弥留之际，医生所作的不是拖住死人的脚，而是让他安息，把有用的药留给更需要的人，除给氧输液外。一般不再给药。这种安乐死，一般争议不大。但如果撤去一切支持系统，性质便改变了，属于有争议的范畴。主动安乐死有3种类型：

（1）自愿和直接的。病人自己选择。自己执行（如把医生处方的镇静药积存下来，然后服药过量）。实际是一种病人自杀。

（2）自愿但间接的。病人考虑到出现了个人无法忍受的情况，如医药开支无法继续，或者疾病折磨已不堪忍受。因此预立遗嘱。请别人执行。

（3）非自愿但直接的。病人过去和现在都没有提出过结束生命的请求，例如，所谓"慈善杀人"，完全是医生加在病人身上的。这种方式争议最大，涉讼最多。安乐死问题，争议最大的是非自愿的。无论主动或被动，都带杀人性质。为了说明中国老人对安乐死的态度，图解如下：

	自愿的	非自愿的
主动的	自杀	杀人
被动的	自然死亡	他杀

关于安乐死争论的现代趋向是伦理肯定，法律否定；美国热烈，言而无行；荷兰先行，各国滞后。中国的现状是在有司法允许的前提下，大部分医生认同安乐死。

吴海红、刘国柱（1988）曾经在上海调查了149名老人。对象分为3组：病人组72人，平均年龄65岁；医务组75人，平均年龄65岁，身体健康；另加对照组68人，身体健康，平均年龄46.5岁。本文作者根据吴文数据进行统计再处理，结果如下：

对绝症病人的处理，赞成安乐死的：病人组只有37.5%，医务组

57.33％，对照组 42.64％。主张任其发展的：病人组 6.9％，医务组 8.0％，对照组 8.82％。主张尽力抢救的：病人组 47.2％，医务组 37.33％，对照组 37.33％，老人思想的特点是不怕死亡，多数认为是自然规律，总有无可奈何的感慨。

对死亡的看法统计如下：

	病人组	对照组	医务组
害怕死亡	4.17	0	26.67
痛苦	4.17	5.88	6.67
自然规律	59.72	47.05	52.00
任其自然	16.66	14.70	18.67
患绝症望早死	13.89	20.59	30.67

对安乐死的看法统计如下（％）：

	病人组	对照组	医务组
不人道	8.33	8.82	1.30
残酷	1.39	1.47	0
犯法	0	4.42	
违反传统	9.72	11.76	1.20
不赞成	2.78	0	0
赞成	61.11	73.52	82.66

即使赞成安乐死的人也不是都要自己服药或医生赐死，而是多数主张到医院等死。主张逐渐加麻药的 13％～18％，一次性用药的 40％，只有 12.5％的病人主张在家中安乐死。40％～60％要求进医院或进临终医院。国内有许多调查报告，都说对象赞成安乐死的 60％～70％。实际不然，邓颖超同志生前公开赞成安乐死，但最后岁月是人工造胃瘘维持生命的。

临终关怀。原文是 Hospice，始于 641 年或 660 年的巴黎，是医院的一部分。建国前珠江三角洲有"方便所"之设，供流浪老人住食之地，民间称为"升仙亭"，但供宿不供食。临终关怀不是方便所。1840 年天主教慈善修女会建立，方便临终老人安息之地。日译为宿泊所。中文有的译为招待所、济贫院、垂危病医院、死亡医院、安济院、安宁院等，不一而足。香港名为善终服务，台湾名为安宁照顾。天津于 1988 年成立中国第一所，创办人译名为临终关怀，从此名声大振。这种组织，没有方便所那样凄凉，没有安息院那样刺耳。中庸之道，让绝症病人在临终阶段，过一个无痛或少痛，无忧或少忧，不扰人或少扰人的安宁日子，安然度过令自己和亲人伤心的阶段。这种机构，日本 1977 年便开始，英国在 1984 年便有 81 所，美国 1985 年有 1200 所。我在美国新泽西州肯尼迪医学中心附近便看到一所 Hospice，规模不亚于前者。

临终关怀似乎不像一个机构的名字，更像一种行为。而且临终二字十分刺眼，如同"死亡医院"、"垂危病医院"一样，刺耳又刺眼，大有再斟酌的必要。取名"安宁院"易与精神病院混淆。"安济院"又未必不收费。Hospice 可否称为"福寿院"或"长寿院"。当今社会，居民讳言死，必曰"去"、"走"。棺材称为"寿"，陪葬衣称"寿衣"。棺材板称为"寿材"。如此而已，岂有他哉！

原载《医学与社会》2000，13（6）：40～45

同性恋在中国的不可接受性

同性恋问题在国际学术界已经引起浓厚兴趣。1987 年 12 月，在荷兰召开了一次"同性恋疾病以外问题国际会议"。会议讨论了三大问题：同性恋与精神卫生；同性恋研究的科学前景；同性恋的政治与法律。我有幸被邀请参加这次会议并安排在会上报告这个题目的论文。后来我因事没有去成，本文收入本次会议的论文集。

同性恋有男性和女性两种，引起争议最大的是男性同性恋，中国称为鸡奸。本文着重分析的也是男性同性恋。1973 年，美国有 600 个同性恋的团体。《时代周刊》估计，美国有 800 个同性恋集团，400 个同性恋酒吧，一种全国性报纸（发行 6 万份）。金西曾报导在 50 年代之前，美国人敌视同性恋。亨特报导，近年美国有很大变化。有近半数读者认为同性恋必须合法化。1973 年美国内政委员会采取行动，使同性恋家庭合法化。同年美国精神病学会宣布同性恋不是精神病。

同性恋在中国则被认为是非法的和不道德的。北京某医院门诊还发现有同性恋团伙，成员中还有外国人，他们因性病求治，但以"隐私"为名，拒绝说出真实住址和活动内幕。中国的同性恋为社会指责，原因是中国带有不可接受性。

同性恋的起源可能是男女性别比例的不平衡。人类到达婚育年龄时，性别比是大体平衡的。虽然新生儿出生时的性别比可以是 104～106。但这是指大面积的人口来说的。就一个局部地区来说，性别比就未必会平衡。在原始社会，交通不便，每一个原始群缺少交往。为了解决居民的性欲问题，只有两个方法：血缘杂交和同性恋。同性恋在原始社会是符合风俗的，因此这个性习惯可以流传下来。明朝谢肇淛的《五杂俎》就说："男色之兴，自《伊训》的顽童之戒，则知上古已然矣。"但肛交在动物进化上只有最低等的哺乳动物单孔类才有残留。因此，同性恋在灵长目动物中也是反进化的，是倒退的。时至今日，在人口的隔离群中也只存在近亲婚配。艾滋病正是给这些反自然行动的一个惩罚。

据正史记载，至少在春秋时，中国已经把同性恋视为合法。汉朝的第一个皇帝汉高祖刘邦，宠幸了一个叫籍孺的人，此人"傅脂粉与上卧起"，"公卿皆因关说"。连把中国建成第一大帝国的汉武帝，也同他的爱国将领卫青、霍去病有同性恋关系。

在中国历史上，同性恋由合法变成不可接受是由于特殊的文化传统使然。同性恋最大和最有力支持者是国君或皇帝。同性恋的起落也同他们是否支持密切相关。

1. 同性恋者实际上是双性恋者。同性恋的对象最早的名字叫面首，胡三省注云："面取其貌美，首取其发美"。面首可以是男人的玩物，也可以是女人的玩物。有时，面首是太子的玩物。到太子登位，面首又是太后的玩物（北魏王睿和徐义恭就分别是明帝和宣武帝以及他们的太后的玩物）。卫灵公宠幸了个面首弥子瑕，但他的夫人则是以淫出名，养了许多面首。这种宫廷的性关系混乱，一度是得到承认的。南朝时期的宋朝，有一个废帝是个双性恋者（其实许多皇帝都是两性恋者），一方面他有许多同性恋者，还宠幸了一个叫华愿儿的，封为散骑常侍；另方面又有"六宫万数"。他的妹妹山阴公主也是个"淫恣过度"者，她对废帝说："妾与陛下虽男女有殊，俱托体先帝。陛下六宫万数。而妾唯驸马一人。事不均平，何至此！"废帝于是给公主面首 30 人。南朝宋朝孝武帝就有面首 180 人。然而面首同时是男女的玩物，这种同性恋与两性恋同时存在；不利于男权统治与皇权统治，增加宫廷的性关系混乱，最后要被皇帝所摈弃。

2. 同性恋的对象是皇帝的近身人物，历史上称为幸臣。他们往往对内参与机密，干预内政、外交和人事大权，对外交结公卿、诸侯，结成朋党，贪污受贿，经济实力恶性膨胀，最后威胁了皇帝的政治统治和经济统治，有的人弑帝、害王，卖官鬻爵。西汉董贤家财 43 亿钱，南朝戴法兴与王室争富，这些人都是面首。得宠于前，被诛于后，最后不免一死。西汉有 14 个皇帝，幸臣有 13 人，都是权倾中外的，有 6 人就被皇帝逼害致死。只有 2 人因军功未受影响。北魏幸臣有 6 人，有 2 人被逼死，1 人被逐。历史上有两个著名的幸臣弥子瑕和董贤，最后也不免一死。

弥子瑕是春秋时卫国国君卫灵公的同性恋对象。为了要见自己的母亲，他假传圣旨坐了卫灵公的车去找母亲。有一次他吃桃子刚吃了一半，觉得好吃竟随手把剩下的给卫灵公吃。迷上了弥子瑕的卫灵公，不仅不惩罚他，反而大加称赞。卫灵公把全国的兵权交给了这个性对象，最后又把他杀了。

董贤是汉哀帝的同性恋对象，也是执掌全国兵权的，曾官至大司马。他与皇帝出同车，睡同榻。有一天午睡，董贤枕着皇帝的袖子。皇帝先起，怕惊醒董贤，宁愿把袖子割掉。但董贤权大威胁了皇权，最后被迫自杀。

古代中国皇帝的办事机构及其人员称黄门。黄门的人员一部分称黄门侍郎或给事中，这些人"多奉筵第之曲"，就是说要他们在筵席和床上侍奉皇帝的，他们是没有被阉过的男性近身人员。另一部分为太监。太监也有成为皇帝的性对象的。历史文献把这两类皇帝的同性恋对象而又掌握朝中大权的称为幸臣。据正史记载，西汉时有幸臣 8 人，南朝有 21 人，北朝有 39 人。值得注意的是北朝有的统治者是鲜卑族（通胡族），属于游牧民族，而同性恋的对象有的是西域（今新疆和中亚细亚地区）人。但东汉一朝及南朝以后，正史无近臣记载。皇帝倚重的是外戚与宦官控制政权，这反映了皇帝由同性恋和双性恋转为异性恋。同性恋对象不能再操纵政治。

3. 中国的思想家谴责同性恋。韩非在他的著作中，三处批评了弥子瑕的事。①第一处提到，国君不能因同性恋宠幸一人。《内储说上七术·倒言》中提到，有一个侏儒去见卫灵公，开口就说"我作了一个梦，果然都是真的。"卫灵公问："你梦见什么？"答；"我梦见一个灶。"灵公问："人家见国王都做梦见太阳，你怎么倒梦见灶？"侏儒说："太阳可以照遍天下，谁也遮盖不了。灶只供一个人取暖。现在不也是只有一个人得到国君的温暖吗？我梦见灶有什么不好呢？"②韩非指出，靠同性恋宠幸只有悲惨结局，"色衰爱弛，得罪于君"，总不免一死。好比一条龙，它爱你时，可以任你骑。如果你倒抹它的鳞，它要把你杀死。③韩非指出同性恋好比身上的痈疽，必须坚决除掉。《难四》中又记载了弥子瑕的事迹，并说："人君兼照一国，一人不

168

能壅（遮挡）也。"韩非把弥子瑕之流当作"痈疽"。是"痈疽"就该除掉。"去雍锄（痈疽），退弥子瑕……是去所爱而用所贤也"。韩非反对用人唯亲，这亲首先不能是同性恋者。

4. 历史学家谴责同性恋。司马迁在《史记》中、首先编了一个专栏叫《佞幸传》，这种体例一直相沿至《北史》，前后历经700多年。司马迁说："非独女以色美，而仕官亦有之，昔以色幸者多矣。"他为什么要写弥子瑕，就是要把他当作一面历史的镜子，让后人看到这些以美色争宠的人，其人格是何等低下（"弥子瑕之行，足以观后人亦佞幸矣，虽百世可知也，"）《前汉书》作者班昭是个女历史家，她说："并不是只有女的才谄媚，男的同样有，这种男色，尽管掌握大权，但都没有好结果，由爱变成害，这是因为不是从正道得来的。"（柔曼而倾意，非独女德，盖亦有男色焉……然进不繇道，位过其位，莫能有终，所谓爱之适足以害之者也。）《北史》的作者李延寿把同性恋称为"秽辱宫帏"。

5. 有的王室贵族也讽刺同性恋。南朝萧纲（503～551）曾经当过两年皇帝，在当太子的时候，自称"癖爱诗文"，提倡淫艳的宫体诗。然而正是他写了一首《娈童诗》，内有"娈童娇丽质，践董（贤）复超瑕（弥子瑕）"的句子，连他也是对同性恋鄙视的。而董贤和弥子瑕则是鼎鼎大名的玩物。汉朝的皇室刘安，在其主编的百科全书《淮南子》中提到孔子为了要实现自己的政治主张，曾经想通过卫灵公的夫人以及弥子瑕去争取国君的支持，刘安说孔子使用的手段是恶的，但目的是善的。这是"游不论国，行不避污"。刘安把卫夫人和弥子瑕看作是垃圾（污），把弥子瑕的行为称为"丑"和"邪"。

6. 知识分子把同性恋看作是失节和疾病的同义语。北齐时，废帝问当时的国子监助教许散愁的生活方式，许答："自少以来，不登娈童之床，不入季女之室，……不知老之将至！"晋朝诗人嵇康在一封信中说："若吾多病因，欲离事自全，以保余年，此真所乞耳，岂可见黄门而称贞哉。"（意思说"我年老多病，多一事不如少一事，正是我渴望着的，怎么能够见了黄门这号人却跃跃欲试，反而自称干净呢？"）嵇康把"黄门"当作"不贞"的同义语。

由于上述的特殊文化传统，因此主动的同性恋者被看作是有罪的，被动者则被认为是可耻的。同性恋的别名，到后来已由面首（专指女方的性对

169

象）变为娈童，男色、契弟、兔崽子，这些都反映了不可接受性的因素。

1. 娈童是同性恋的对象，它是奴隶社会和封建社会被侮辱与被损害的象征。在宫廷和富贵人家，除了众多的后妃和妻妾之外，还有娈童。娈童是女性化的男少年，常涂脂粉。从心理学来说，这种人可能属于两性化，在特质上有弱的男子气，强的女子气。中国的封建王室和富贵之家，并不是由于特殊的家族史和生活史，使他们对同性恋有特殊爱好，而是由于他们对一夫多妻的性生活玩腻了，追求一种新的性取向。他们并不是任何年龄的都可以成为性对象，而必须是"娈"（美貌）和"童"，一旦老了，或者虽童而不娈，也不能充当。娈童实质上是遭受一种超政治和超经济的剥削和压迫，所以它是被侮辱与被损害的象征。即使当了大官，但也难逃劫运，董贤为汉哀帝所宠，22岁当大司马，次年便自杀，命运并不美好。

2. 男色意味着一个人堕落为男娼妓。男色分三种：应诏（受皇帝所召）；应聆（应太子之召）；应召（应贵族之召）。英国有人称娼妓为"不犯罪的犯罪"。在中国，"男盗女娼"是一句骂人的话，实际是比犯罪还要丢脸，至少同抢劫是一样的。如果倒过来是"男娼女盗"，那就罪加一等了。因为传统的习惯，盗没有女的，娼没有男的。

3. 契弟是青少年放纵生活的标志，是南方人蔑视别人的用语。在广州话中已成为骂人的话。《红楼梦》的贾宝玉是个两性恋者，他的同性恋性对象是秦钟，异性恋的性对象是秦的姐姐和一些婢女。在旧中国大陆和香港等地，也有一些下层社会的男人当男娼的，这种人在香港，广东都叫契弟。契弟实际是男娼。因为女娼在华南就叫契女。

4. 兔崽子是人类性行为倒退的标志，是北方人命的诨名。因为哺乳类都很少肛交的，只有兔子等动物例外。所以"兔崽子"是北方人的骂人话，相当于广东方言的契弟。

男性同性恋既然在风俗上为道德所不容，在法律上被谴责为"鸡奸"便顺理成章了。鸡奸者要受到法纪的惩罚。他的性对象也将感到羞耻。同性恋是一种性变态，不能脱离社会因素去分析心理因素，也不能脱离心理因素去分析社会因素。

原载《道德与文明》1989，（4）：31～33

同性恋的社会伦理评价

1987 年 12 月，在荷兰 Urecht 市召开了一次"同性恋疾病以外问题会议"。会议讨论了三大问题：同性恋与精神卫生；同性恋研究的科学前景；同性恋的政治与法律[1]。我有幸被邀请在大会上发言，但因故未去，论文《同性恋在中国的不可接受性》收入会议文集。据大会主席写信给我，并从会议文件获悉，代表一致赞成同性恋合法化。近年，西方大国的一位总统更公开支持同性恋。从此学术界更加热闹。

我因应杜治政教授约稿，为同性恋的社会伦理撰文。我的新观点是：不仅在中国不可接受，在世界范围也不可接受其道德性与合法性。不揣冒昧，申述如下。

一、同性恋违反自然规律，是反常的性行为

性是什么？性就是雌雄的区别（韦伯斯特大辞典和多伦医学辞典）。性是人类躯体的一种功能，也是一种本能。

广义的性包括性染色体、性细胞、性器官、性分泌腺、性吸引和性行为。狭义的性指性行为。性是指具有不同雌雄特征的个体的生理功能。同性相斥，异性相吸，万物皆然。至少在动物界和物理界皆然。相同的性因子可以导致相吸，这只是一种异常，违反自然规律。男花旦上台，男观众看到的是扮女人，女人看到的是男人扮。男观众不可能对男旦受到性吸引。以上是性的自然属性。除此之外，人类的性还带社会属性。

二、同性恋违反社会进化规律

人类的性既然在自然属性之外，还有社会属性，在文明社会受道德和法律控制。在原始社会受原始道德的控制。原始社会有性禁忌，如经期、妊娠期不得性交，年龄悬殊不性交等。文明社会有性禁锢。从农耕社会开始，由一妻多夫制转为一夫多妻制（卖淫通奸是补充形式）。性道德有很大的地域、文化、历史差异。

希腊传统是纵欲，妓女被称为圣妓，以献身于神的名义在神庙卖淫。妓女有较高的文化和较多的自由。

罗马传统由于需要拥有庞大的军队去占领殖民地，允许男同性恋存在。希腊化时期开始又继承希腊的纵欲传统。

希伯莱传统反对通奸，手淫也是不道德的。

基督教传统，从奥古斯丁——托·阿奎那时起，直到英国的维多利亚时代，"只有结婚的床上才是合法的。"

佛教传统提倡禁欲主义，但密宗以性交为修行手段。

伊斯兰教传统反对淫乱，但允许男人有 4 个妻子。

儒家传统，以先秦儒家的孟子为代表，借告子的话阐明饮食和性欲都是本能，但男女授受不亲。后儒把孔子的"非礼勿言，非礼勿视，非礼勿听，非礼勿动"从政治范畴转移到道德范畴，成为对妇女的性禁锢，对男人则采取双重标准。宋明道学的性道德被称为"假道学"。即满口礼义廉耻，满腹奸淫邪盗，封建官僚制度，集其大成。

道家传统提倡房中术，御女采补，宝精益脑。

当代西方社会的性道德是宣布维多利亚时代终结。连 1978 年版的（生命伦理学百科全书）也承认："我们西方社会，已经不再有坚实的道德基础。"[2]响亮的口号是"性公开"、"性解放"。文艺作品描写性行为是时髦的并且是不朽的。婚前、婚外以及一切异常性行为都可以划入个人隐私、人权、自由的范畴，个人主义性道德思想流行。

这是因为性的自然属性与社会属性相互影响，相互制约又相互促进。

性的自然属性使人类有利用其躯体的优势吸引对方，占有对方。武则天养面首，一曰漂亮，二曰根雄。汉武帝爱细腰，天下女人减肥缠脚。"女人是祸水"，得罪了半边天。但美人计的确时常奏效。自然属性影响其社会属性。

性的社会属性更影响性的自然属性。因为劳动，人类解放了双手，能直立，使人类的性行为在体位和视角有了改变，可以面对面性交，增加了性器官的接触和接吻，方便抚摸等爱昵动作的进行，使人的性交体位有异于动物，增加欣快度，延长欣快时间，性吸引力更强。因为学会用火，这是人类的第二次解放，开始了熟食，促进了健康，改变了人类躯体毛发的分布和肤色，使性吸引更具魅力，性能力更强。因为改变了环境，人类由野处到穴居以至造房，交配处从动物性的隐蔽处变为避风、躲雨之地，改变了性交的地方局限性。由于驯化牲畜，原始农业出现，营养改善，健康增进，性能力不受食料供应的制约，改变性交的季节局限性。使人的性行为从多方面区别于禽兽。而"禽兽"一词成为中国谴责不道德性行为的习用语。

动物也有肛交的，昆虫、飞禽、单孔类哺乳动物如鸭嘴兽，甚至灵长目动物如猕猴也偶一为之。但人的性行为因何要退回到昆虫、禽兽之列？

原始人也不排除肛交或摩擦女阴的行为，因为这是自然的本能，当原始群中的某些男人战不胜雄伟的个体时，或处在与异性隔离的生活环境时，这种事是可能发生的。但人焉能回到原始社会去学样？

同性恋是倒退。

三、同性恋背离性行为的天然作用

性解放的主要论据是由于避孕药械的发明，使性交可以与生育分离，完全为了性欢娱。追求欣快程度，控制性欲高潮，模仿各种姿势，"聚人伦之乐事"而不再聚"天伦之乐事。"但不要忘记，性交确有双重作用，一是欢娱，二是生育。不能为了生育而忽略欢娱，如同男权专制社会所为。维多利亚模式和"四非四勿"的规范都是对女人实行性禁锢的枷锁。但不能只顾追求性高潮便忽略生育。孩子还是要的，要少生、优生、优育，还要计生。

对于人口的零增长，必须有利于人的健康，有利于人的素质和有利于生产的发展。并不是人口越少越好。越不生孩子或放弃生育孩子终究是放弃人类再生产的责任，不能说其负作用低于放弃物质的再生产。

四、同性恋是疾病，是一种偏离，至少也是一种性变异的躯体疾病或性变异的心理疾病

性偏离（sex deviation）过去译作性变态，传统的划分，性偏离包括：（1）易性癖；（2）露阴癖；（3）恋物癖；（4）窥阴癖；（5）恋童癖；（6）尸奸；（7）兽奸；（8）同性恋等。过去有把患前三者病谴责为不道德甚至判刑，定为坏分子。尸奸为犯法，兽奸为不道德，但恋童癖和同性恋只在道德上加以谴责，在法律上很少加以追究。

我们暂且撇开这些道德评价或法律判断，仍可以认定它是一种疾病，世界卫生组织关于健康的定义界定为："健康不仅是没有疾病和虚弱现象，而且在生理、心理、社会方面完全美好（completed wellbeing）。"同性恋违反自然规律和社会发展规律，背离天然性行为的作用，总不能是完全美好状态吧。Engel 模式与世界卫生组织定义一致。恩格尔是精神科医生，此模式也为同行所乐道，性偏离难道不是生理、心理、社会方面都具备了疾病因子吗？夫子坐而论道，道来了却又不依道而行，费解！

就性行为的性取向分类而言，可以大致分为 5 类：异性恋；同性恋；双性恋；兽奸；尸奸。这是按性交对象分类的。如果说同性恋是天生的性取向，求同斥异。为什么又有双性恋呢？中国封建王朝的帝皇将相，巨贾乡绅，他们养有三宫六院的妃嫔，或者妻妾成群，但是帝皇有幸臣，士大夫及乡绅巨贾有娈童。其根源在于性奴役。下层人民中的同性恋，多由于性隔离和性愚昧。这都是社会的扭曲，造成心理扭曲，最后导致生理扭曲。

五、关于同性恋的道德评价

西方把女同性恋美誉为"勒斯比安"（Lesbian），据说希腊女诗人莎孚（Sappho 公元前 6 世纪左右时人）发现在勒斯比岛有一群不结婚的女人，她们靠同性恋生活，远离男人，优哉悠哉。在西方，女同性恋从来未被谴责和

正式禁止过[3]。从此女同性恋被称为"勒斯比安"即勒斯比人。中国对女同性恋聚居处称为"姑婆屋"，或不落夫家的人。姑婆屋是纯粹女同性恋聚居点。不落夫家的有可能是双性恋，因为她怀孕后便可落夫家。

当前在西方世界是一片认可之声，1978年《生命伦理学百科全书》的评介，至今还不失其冷静。

Kanoti，G. A. 和 Kosnik，A. R. 二氏分析[2]，对同性恋的道德评价有三种理论。

第一种是整合论。认为同性恋是非自然的，不道德的，因此必须反对，因为它破坏自然秩序（自然律），亵渎神圣的生殖。著名的基督教道德神学家 Thielik 和 Barth 持是说。但请不要误会他们是保守得连避孕、人工授精和堕胎都怀疑的古董。巴特是个反纳粹英雄，赞同辩证法，认可安乐死和辅助生殖技术的神学家。蒂利克也赞成安乐死。二氏坚持关于自然的哲学观点。

第二种是欢娱论。认为同性恋是自然的，因此也就是正确的，在道德上是善的，是人类性表达的一种规范形式，从低等动物到灵长目都有。Churchill，W.（1967）在其所著《男同性恋行为——跨文化、跨物种研究》中说，虽然任何文化都不赞成同性恋，但都网开一面，对男女同性恋只是限制而不是镇压，而且各种文化都有。但 Opler，M. K. 指出同性恋在大多数文化中都被认为是行为价值与规范的一种变异。

第三种是关系论。根据同性恋对人的成长的价值而定，实际是折中派。此派认为同性恋是规范的，异性恋也是规范的，能够自我给予，互相帮助，有助于人类的成长。凡有助于人的成长便是规范的。《教友派教徒宣言》以及医德理论家 Pittinger 和 Mc Neill 二氏都认定同性恋不道德的根据不在于同性恋的性接触，而在于人与人之间关系的质量。自私、权术、剥削是万恶之源，并不在于他的性行为，虽然同性恋是自私的。折中论一方面避免承认同性恋是符合道德规范的性欲表达，但是对同性恋者的敏感性也高，因此有的论者持两可态度。即同性恋者对其行为不应负道德责任，但要谴责同性恋。因为在某种情况下，性欲不可忍受，往往是被迫的，不得已而为之。连1975年梵蒂冈《关于性道德几个问题》文件，也有对同性恋向宽松起步之处。

但无论如何，争论的几个问题尚未解决：（1）同性恋的条件与行动的病因；（2）同性恋对社会的冲击；（3）个人行为与社会的关系；（4）区分性别的意义；（5）结婚的社会意义与学术意义；（6）规范思维中经验证据的地位；（7）恶的概念；（8）道德分析与道德评价中，宗教，哲学和社会传统的地位。

六、同性恋绝不是性解放的胜利成果

究竟用什么来评价同性恋的道德价值？

动机论吗？论者说，只要自愿，别人无资格说三道四。性解放和性自由的重要意义在于把性从生育中分开。先生此言差矣。性自由不能脱离社会道德制约。恩格斯说："不言而喻，生理的美丽、亲切的交情、融合的乐趣等等，可以引起异性间性交的欲望，和谁发生这种最亲切的关系，无论对男子或女子都不是全不关心的。"[4]但你可不能胡来，要接受社会控制与道德控制。异性恋如此，同性恋何能例外？

论者有谓，同性恋人数多，列宁也说过，千千万人的习惯势力是可怕的势力。但这只是指宗教而言。同性恋的人数，比较为学术界信任的数据，金西是一个。金西调查（1940）占未婚男子 27％ 有同性恋行为[5]但请注意这多是儿童的性游戏。8～18 岁的占样本的 3/4[5]。不能因为外国多发，我们也要认可。金西等调查（1948）美国 16～30 岁的已婚男子，每周性交 4～5次[5]。单身男子同年龄层也有 2～3 次；不同的文化传统，不同的体质，不能一概而论。问题在于中国某些城市调查，青年同性恋性活动频繁，艾滋病观念薄弱。

所谓同性恋者的自愿，实质是不自愿。男同性恋者有主动者与被动者之分。主动者无疑是自愿的。被动者实质是男妓，是一种金钱或政治交易。被动者毫无欣快感可言，不然美国不会出售一种肛门松弛药，让契弟们好受一点。至于儿童的性游戏，那确带互助性质，主动与被动对换。

从后果论去评价吗？

女同性恋的潜在危险是自杀。男同性恋的潜在危险是艾滋病。

福建省惠安县 1950 年以前，农村盛行"自梳女"习俗，女子不嫁，聚居一处姑婆屋，同勒斯比人一样，脱离男子生活。惠安县自梳女集体投海自杀者多发。不排除自梳女是女同性恋者。

男同性恋者是艾滋病的高危人群。中国发现，艾滋病 80％ 通过性传播[6]（宇广华，2000）。性传播的流行学表明，肛交的易感性大于阴道交和口交，无套大于有套。丹麦的艾滋病同性恋者，3 年内发病率为 80％；纽约为 34％。男性同性恋者 HIV 感染，99％ 会发展为艾滋病。美国旧金山调查，男同性恋 HIV 感染，1 年内发病为 0，2 年 2％，3 年 5％，4 年 10％，6 年 23％，8 年 37％，10 年 48％[7]（马艾华等，1997）。上海调查近百名同性恋患者，81％ 肛交，60％ 口交（同上）。肛交比口交更易传播艾滋病。厦门报告，同性恋者人数多，性行为频繁，性取向难改变，艾滋病观念淡薄。这类人群又正处于性活跃年龄，片面移植西方性解放观念，认可同性恋，误导猛于虎。艾滋病的高危人群乐于接受误导。

同性恋并不是性解放的胜利成果而是性行为的异化，走向它的反面。我并不反对人有满足性欲的需要，有追求性欣快的权利。但性放纵只能导致意志消沉，削弱社会的整合力。我并不相信汉儒的谶讳之说，"国之将兴，必有祯祥；国之将亡，必有妖孽"这种把自然现象附会到政治的论调。但俄国作家爱伦堡在所著《巴黎的陷落》中，引述法国被纳粹德国占领的教训，印象尤深：即"一方面严肃工作，一方面荒淫无耻。"异性恋如此，同性恋何能例外？

七、如何对待欧风美雨

世界一体化，人类需要文化交流。高位文化一定向低位文化流动，中国虽然号称有五千年文化，但 1840 年鸦片战争之后，已经经不起欧风美雨的冲刷。110 年后，又再出现闭关锁国的局面。不论有意还是在若干程度上迫于形势，结果是我们在科学文化方面，出现了许多缺门。面向科学，面向未来，面向世界，本来就是我们的方向。对于西方性科学界的成就我们不能无视，但不要听了风便是雨。

伟哥上市时，我正在美国，这译名还是海外华人（可能是美籍华人）起的。但美国报刊并没有我们那样渲染"伟"力，伟字号药物层出。美国社会伦理学界对伟哥上市给社会的冲击表示担心。第一，可能引起性施虐（"达达，饶了贱人吧！"）。第二，可能导致家庭破坏，老夫厌老妻（同床异梦）。第三，出现猝死（旦旦而伐）。似乎我们对伟哥表现的热情大大超过产地。假货、冒牌货层出不穷。而且开始进入贪官的"公文（！）包"里。哀莫大于心死。

我在美国东海岸坐过火车也坐过汽车，由马里兰州到大西洋城，沿途我注意数一下香烟广告，只发现过一处。在美国西海岸亦然，只见风车、肉牛，不见一处香烟广告。我们则连个体手工作坊生产的手袋、提包，也忘不了打上"555"和"万宝路"的牌子。人家没有给我们一分钱广告费。美国的现实是烟民日少，香烟消费向发展中国家转移，特别是向妇女儿童转移。

劳伦斯的《查特莱太太的情人》，上世纪 30 年代在英国遭禁，80 年代复出。此风传来，我们视为至宝，译了又译，印了又印。大呼："好宝"。1987 年美国《时代周刊》还预言，30 年后此书还要再禁。这是起跑线上的另一声枪声。信不信由你。反正那时我看不到了。

不要忽视性解放在英美欧的背景。1998 年 3 月，美国（纽约客）杂志报道，抽样调查结果，英国成年女性的性伴平均 20 多个，美国为 10 多个。就是有那么多人愿意戴绿头巾！但请勿误会那边人欲横流，已经到了人尽可妻的地步，更不是到处黄色。美国的书店和报摊，没有那么多清一色的大腿、乳房，报纸彩图也不多。当然你可以买到如《花花公子》、《花花小姐》之类的黄色杂志，但也不是随街摆卖，至少不如香港。但香港的《龙虎豹》之类，也是用塑料袋套住，不能不买而翻。

毒枭子孙不吸毒，赌王子弟不参赌，澳门居民不入赌馆。这是烟赌哲学的自我保护。不要以为提倡性解放的美国，男人不是鸡便是鸭，女人可以随街搂抱，到处亲嘴。你坐地铁遇到客少位多时，你千万别到女士身边坐。有一次我以为一个黑人女士不打紧，我坐下去时那位包太太盯了我几眼。

今年是马年，马儿跑得快，千万别失蹄。人怕错手，马怕失蹄。

参考文献

[1] 何兆雄. 同性恋在中国的可接受性 [J]. 道德与文明，1989；(4)：31—33.

[2] REICHW T (ed). Encyclopedia of Bioethics. 1978；New York：The Free Press/

Mac Millan Pub. （1）：1 566；（2）：671.

[3] THEODOR E. Lesbian Secrets ［M］. London Luxor Press，1970. 1.

[4] 恩格斯. 家庭、私有财产和国家的起源 ［M］. 北京：人民出版社，1954.

[5] Kinsey，Pomeroy，Martin. Sexual Behavior in the Human Male ［M］. NewYork：Saunders，1949～259，336，628.

[6] 宇广华：性病艾滋病在身边 ［M］. 沈阳：辽宁科学技术出版社，2000.

[7] 马艾华，马瑞华，陈俊玲. 性病与艾滋病 ［M］. 郑州：河南科学技术出版社，1997.

原载《医学与哲学》2002，（4）：6～9

自杀是个谜

自杀是个复杂问题

因此有人习惯把自杀当作一个谜。

有人说穷了才去自杀，自杀率高的必是穷国，可是匈牙利、瑞典和瑞士等都名列世界榜首。有人说富国自杀率才高，可是孟加拉也是高发国家，而非洲大陆却又是低自杀率的。有人说自杀同政治制度有关。匈牙利是世界第一的高发国家，百多年来居高不下，但是已经经历了许多朝代和政制的变更。有人说自杀者男多女少，可是中国却是女多男少。有人说自杀，同天时地利有关，但北欧诸国，同是在北极圈或接近北极圈中，纬度相同，地形近似，但自杀率国与国悬殊。有人说自杀是一种愚昧行为，为智者所不取。然而偏偏有大文豪、科学家和知名政治家自杀，当中还有好几名是诺贝尔奖得主。自杀既然是个复杂问题，有必要进行科学探索，同世界科学接轨。

自杀是个敏感问题

有人怀疑发表自杀学的论文和数据，那是替社会主义抹黑。有人不让科研人员进行调查，怕自杀数据成为其政绩的负面。自杀研究成为禁区，不调查、不统计、不登记、不研究、不发表。干部和学者战战兢兢，编辑诚惶诚恐。新时期以来，禁区开始打破，科学期刊开始发表有关自杀的论文，小册子开始出版，尽管课题偏重精神病学，学术活动开始活跃。国内外交流已经开始，防止自杀的咨询机构在大城市中陆续建立，自杀预防和危机干预的全国性学术组织也已经成立。这是一个很好的开始。好的开始便是成功了一半。

自杀是个多学科研究的科学问题，不限于一科一国，其科学成果有普遍性和国际性。过去学术界多数只在各自的学科进行研究。心理学、精神病学、社会学、伦理学各奔前程，缺乏多学科的综合研究，因此名词、术语、统计标准等体例不一。一门新的学科开始诞生，这就是自杀学（Suicidology），它是生死学（Thanatology）的一个分支学科。

自杀是个文化问题

无论白人居住于世界何地，只要同时有其他人种杂居，欧洲裔的白人自杀率高于非白人。一般来说，天主教徒的自杀率又低于新教徒。同一种族或同一地区的居民，移民又比本地居民自杀率高。无疑这里存在一个文化人类学的问题。如果我们承认文化是社会物质财富和精神财富的总和，那么，把自杀同人生联系起来，是探索和解决自杀的理论和实践问题的一种尝试。

中国自杀现象有自己的文化人类学特点，作者研究结果同西方研究结果不同的地方有如下各点：

1. 西方学者研究，下列因素在西方社会同自杀呈正相关：

男性，年龄增加，鳏寡，单身或离婚，无子，人口高密度，大城市居民，高生活水准，经济危机，酒精消费，儿童时代家庭破裂，精神疾患，躯体疾病。

下列因素在西方社会同自杀呈负相关：

女性，年青，已婚，多子女，人口密度低，务农为生，宗教徒，社会经济的低下层，战争。

作者研究结果与西方结果正好相反。下列因素同自杀呈正相关：

女性，青年（特别是 20~25 岁），婚后不久，多子女，农业人员，待业青年，婚姻受挫，赌博，精神疾患，癌症，麻风。

下列因素同自杀呈负相关：

无配偶或子女，城市居民，社会经济地位高者或专家学者。

2. 传统西方观点认为宗教徒自杀率低，作者调查一个全村信天主教已有百多年历史的千多人的自然村，自杀率高于附近非天主教村庄。一个全村信伊斯兰教已有 600 多年历史的村庄，自杀率高于非伊斯兰教村庄，说明宗教未必同自杀有相关的联系。除非宗教在该地已成为社会整合的关键因素。但这又只同社会整合或失范有关，同宗教只有间接的关系。

3. 传统观点认为老人是高危人群，特别鳏寡孤独者。中国人的传统道德是孝亲观念，过去是几代同堂，近年农村随着体制改革而来的是分家日多，但各个子系小家庭对父辈的助耕和赡养仍是不容推卸的社会、政治和道德责任。鳏寡孤独得到政府、青妇团体和村邻的帮助，五保户虽然生活困难，但最低的生活水平有保障。国外老年期自杀率下降，但中国有上升趋势。中国青年、妇女自杀的百分比高，会掩盖老年人是自杀的高危人群这一严酷现实。

4. 传统西方观点认为自杀是城多于乡，特别是大城市居住高层大楼者最多，中国则乡多于城。作者曾到一边远山区调查，发现自杀率高于平原和城镇，而且每自杀多死亡，获救者寥寥无几。有的多民族杂居的自然村，世代务农，但自杀死亡率或自杀发生率偏高。城镇同乡村的自杀分布，有以城镇为中心，向四乡作离心辐射性扩散，越近越少。也有作向心凝聚性集聚的，越近越多。

5. 传统观点认为社会地位越高的自杀越多。中国除政治动乱外，农业人口自杀较多，且多为农民或农村小学教师，文化为中、小学水平。医生或精神科、麻醉科医生无特高的自杀率，虽然他们熟知致死的方法。

6. 传统的西方观点认为自杀的高发季节为春节。作者调查结果，南方高发季节为 7 月，即夏收、夏种开始之时，同生产节季有关，同气候无关。

7. 传统的西方观点认为少数民族高发，但作者调查所得，少数民族有的地方确是高发，但不比汉区高，甚至比汉区还低。即使稍为高发，仍作凝聚性散布，空白区占多数。作者调查发现，少数民族地区有成乡、成村为自杀空白区的。西方研究：爱斯基摩人自杀率低。中国研究：同爱斯基摩人生活条件相似的鄂伦春人，意外死亡率为 849/10 万（年），加上死因不明的接近 1000/10 万，即使自杀只占其中 1/10，数目也很惊人。

8. 传统西方观点认为自杀无孕妇。作者调查自杀和自杀未遂俱有孕妇，特别是未婚先孕，婚姻关系未为家庭认可的，多为妊娠自杀，更有负子投水的。因此自杀同妊娠的亲子关系无关。

9. 酗酒在中国未成为危险因素，同西方的传统观点不同，但中国部分苗族地区，酗酒是自杀的主要原因。

原载《自杀与人生》，1996 年，1～3

自杀是一种疾病

所谓疾病是指在生物、心理和社会三方面的不良状态。布尔丹也曾经指出过自杀是一种疾病，但他只是指躯体的不正常状态而言的，如同精神病的研究一样，医学家在人的躯体找到病灶，并不是鬼魂作祟。但是光从生理或心理解释精神病的原因已经表现出捉襟见肘的窘境。因此，才有精神病学家恩格尔在70年代末期提出的生物—心理—社会医学模式，从三个方面去解释疾病的原因。本文作者提出自杀是一种疾病是基于患者在生物—心理—社会三方面的不正常状态，是从恩格尔的生物、心理、社会医学模式出发的。

一、"自杀是一种疾病"的命题符合现行的疾病定义

关于健康和疾病的定义，历来是争持不下的。比较权威的定义，特别是中国医学界乐于接受的定义是世界卫生组织界定的："健康不仅是没有疾病或不虚弱，还是在肉体、精神和社会方面的完全良好。"疾病当然就是指不健康，即肉体、精神和社会三方面的不良好。这个定义有许多人不同意。譬如，《Taber 百科医学辞典》就提出疑问，到底由谁来决定"良好"，是由医生还是个人。因此，认为世界卫生组织的定义有用性是有限的。这里先撇开世界卫生组织的健康定义是否有用不谈，即以《Taber 百科医学辞典》（1989 年）的定义，也可以认定自杀是一种疾病。该辞典在疾病（Disease）条目下指出："文字上的意义是缺乏舒适（感）；躯体的病理状态，出现一系列临床体征和症状以及化验室结果异常，成为一个异常的实体，不同于躯体

的其他正常或病理状态。疾病的概念可以包括不是由于躯体的病理改变引起的病（illness）或痛苦。疾病与病有明显的区别，疾病是可以触及的，甚至可以量度，病则是高度个体的和个人的。例如疼痛、痛苦、悲痛是病。"自杀者在自杀前有前驱症状，如纳减、失眠、性欲减退，都是不适感。脑脊液有生化改变。有多种精神疾患或情感性疾患的症状，不同于躯体其他正常或病理状态。因此，本文作者界定自杀是一种疾病也符合《Taber百科医学辞典》的定义。

本文定义更加符合世界卫生组织的疾病定义，即在生物、心理和社会上的不良好或异常状态。

二、自杀是疾病的理论根据

1. 生物学异常

（1）自杀前脑脊液、血清及血小板上有生化改变，包括5羟色胺（血清素5－HT）的代谢产物5－羟吲哚乙酸（5－HIAA）的改变。

（2）围产期保健不良，包括分娩创伤，母亲慢性疾病，孕期20周前缺乏产前护理等。分娩时在产道窒息同自缢有关。机械性产伤同暴力自杀有关。母亲孕期吸毒同药物依赖（慢性自杀）或服药过量自杀有关。

（3）月经期同自杀有关。月经同犯罪和紧张有关，同抑郁症有关，也同企图自杀有关。妇女自杀的第一个高峰在月经期的头4天，第二高峰为经前4天，第三高峰为月经周期的中间。Mandel等测定87例有显著性差异（Mandel，AJ/Mandel，MP；1967）。

（4）生物节律曲线重叠时自杀危险增加。生物节率理论是由Thommen，G.和Gittleson，B.提倡和推广的（1973年）。其原理是根据Fliess 1906年在维也纳发表的文章，以及Swoboda1917年发表的文章的结果，描述了人体的3个周期（从出生算起）。①肉体周期（P）23天，支配下列特质：肉体力量、信任、攻击、耐力。②情绪或感觉周期（S）28天，支配直觉、创造性、合作、感情和情绪。③智慧周期（I）33天，支配智慧、记忆、思想集中与速度。生物节律理论认为当正弦曲线到达地平中点或0点时，不幸的事情发生的机会增多，如果三线同时重叠在0点（临界日）、半临界日或阴性日，发生不幸的机会也增多。Dandrea 等（1974）对 993 例自杀者进行生物节律分析，发现三种节律同时处于临界期或半临界期，自杀实际数超过期望数。三种节律中有两种处于高潮期，则自杀实际数少于期望数。

（5）躯体疾病可诱导自杀，如癫痫、恶性肿瘤。

2. 心理学异常

（1）自杀者多患有抑郁或轻度情感性疾患。后者鉴别诊断困难，常作神经官能症诊断和治疗。

（2）人格障碍可导致自杀。

（3）精神分裂症可导致自杀。

（4）绝望可导致自杀。

（5）心理传染可导致模仿性自杀。

3. 社会学异常

（1）人际间冲突，包括家庭、团体、亲友、婚恋之间的矛盾冲突，其中家庭矛盾和婚恋尤其突出。我国自杀诱因，大部出自家庭矛盾。

（2）角色冲突，老人及退休者，一旦退出原来的岗位，转变角色后未能适应，导致自杀。

（3）战争失败，商业破产，政治迫害，债务重压，个人强烈愿望无法实现。

（4）宗教或政治当局的诱迫，美国的人民圣殿派教徒，在宗教头子的诱骗下，900 多人先后集体自杀；中国封建帝王对其高级官吏或妃嫔盛行"赐死"。如果摆脱这些宗教或政治势力大可不死，但在被严密控制的情况下又不得不死。

由上述分析可见，自杀是由于生物、心理和社会的异常，因此应作疾病处理。它有典型或不典型的前驱症状（情绪低落、抑郁、思维迟钝、食欲不振、体重下降、人格解体、注意力缺乏、性欲缺乏、失眠等）；病因（生物、心理、社会原因）：症状（创伤、窒息、中毒）和预后（死亡、残废或恢复）。

三、自杀是疾病的事实根据

自杀是疾病已经不是理论探讨的问题，而是承不承认事实的问题。为世界医学界所接受的《国际疾病分类》把自杀分为十大类 45 个病种，如常见的服农药自杀属于用固体或液体物质的自杀和自伤中毒，编号为 E950.6 农业和园艺的化学和药物制剂类。

《国际疾病分类》[①] 划分的十大类自杀，详列如下：

E 950　用固体或液体物质的自杀和自伤中毒

E 951　用家用气体的自杀和自伤中毒

E 952　用其他气体和蒸气的自杀和自伤中毒

E 953　用悬吊（自缢）绞勒和窒息的自杀和自伤

E 954　用沉没（淹死）的自杀和自伤

E 955　用火器和爆炸物的自杀和自伤

E 956　用切割和穿刺器械的自杀和自伤

E 957　自高处跳下的自杀和自伤

E 958　用其他未特指的手段的自杀和自伤

E 959　自伤性损伤的晚期效应，即引起死亡或残废。

E 950～959　是归入自杀和自伤大类，包括自杀和企图自杀中发生的损伤，自己施加的损伤特指为有意的自伤者。

本文不厌其烦地抄录这些分类，目的只是要证明自杀只是一种疾病，其发生率和死亡率的高低，不能用以评价一个地区的政治、经济水平，因此自杀的发生率和死亡率不应在保密范围之列，既然我国的自杀死亡率已经在世界卫生组织的统计年报（1989 年和 1990 年）先后发表，对于地区性的流行学数据和地名，自然更不应在保密之列。

德国 19 世纪著名伦理学家包尔生说得好：“所以自杀是道德病态的一种症状和尺度，可是在这里，我们必须小心从事，我们不应当把依照自杀的频率来对国家和阶级作的分类看作是对它们的道德价值的分类。我们不应当忘

---

① 　国际疾病分类，1975 年修订本，第一卷，人民卫生出版社，1984 年，第 746－748 页。

记懒惰是自杀的最好预防物。"（《伦理学体系》第509页）包尔生的话多么好啊！"懒惰是自杀的最好预防物。"不要忽略，瑞士、德国和日本都是自杀率高的国家，而非洲大陆是自杀率十分低的地区，如果有人把自杀率低的地方比作天堂，而自杀率高的地方反而是人间地狱，这种推理必然走向谬误。

认定自杀是一种疾病，有利于冲破科研禁区。

四、自杀的疾病规律性

自杀有独特的病因学，流行学，诊断学，预防学，治疗学，护理学和分类学，表明自杀有独特的疾病规律性。

1. 病因学

自杀病的病因是由于内外环境的失衡，同其他疾病一致。自杀患者的躯体不仅有功能改变，而且在器官、组织方面可以找到形态改变，以及体液、脑脊髓液的生化改变。自杀患者多数患有精神疾患，犹以抑郁症（重度或轻度）常见，而自杀行为又是精神分裂症和躁狂症的常见症状。在个体心理方面，自杀意念在社区人群中的阳性率高达30%上下。麻风病患者的自杀意念阳性率特高，农民较城市居民高。绝望是自杀危机形成的关键。精神质及神经质气质的个体，有自杀意念的易感性。国外调查，自杀与文化水平、生活水平、富裕程度相关。本文研究，文化水平及富裕程度一般说同自杀无显著相关。国外研究自杀同气象、天文有关，本文研究无显著相关。经济危机、战争、政治逼害同自杀有直接相关，但政治制度同自杀无显著相关。国外研究，自杀同纬度相关。本文研究中国和欧洲都有一个自杀带，但不能归结为纬度的原因。如同克山病在中国有一个弧形的带状分布，但不能归结为纬度的原因是一样的。自杀带的形成，带医学地理学或地理医学性质。

2. 流行学

自杀有独特的流行规律。在年发生率方面有性别、年龄、职业、地区的差异。国外报道自杀者男多于女，自杀未遂者女多于男。中国则两者俱女多于男。国外报道，自杀的高发时刻多在晚上，自杀未遂多在白天。本文研究自杀及自杀未遂的多发时刻在南方为午餐及晚餐后1～2小时。国外报道自杀的高发季节在冬春，本文研究中国南方的自杀高发季节为7～9月，即夏收夏种最忙碌的季节，中国自杀的流行学研究表明，青年妇女是最大、最多而又最严重的受害者。自杀流行学研究有利于注意不同性别、年龄、职业的社区人群的心理卫生教育，以及处于自杀危机的患者及时解除危机。

原载《自杀与人生》1996 年，32～34

中国自杀率高不高？

——我说不高

法国涂尔干（1858～1917 Emile Durkheim），自杀学学科的主要创始人指出，没有人口统计学便没有自杀学。本文给你提供的简单数字，都是有趣的数字，而且是有味的数字。

一、远方的客人请你留下来

留下来干什么？弄清中国的自杀现状。

2004 年，加拿大籍的哈佛大学副教授 Michael R Phillips（中文名费立鹏）先生在《中华流行病学杂志》发表述评：《中国的自杀现状及未来的工作方向》，该文的英文目录是作为该刊社评刊发的，表明该刊对论文的重视程度。文章依然不忘 8 年前一直宣扬的中国自杀率为 33/10 万的论调，虽然又重新提供一个年自杀率 23/10 万的数据，但坚持农村自杀率高于城市 3 倍[1]。费文的影响所及是大小报纸当作定论传抄，特别是中国自杀率位居世界第 5 位，耸人听闻。笔者不揣冒昧，就教于费先生。

1996 年在贵阳召开的第三届全国危机干预暨自杀预防学术会议上，费先生与刘华清提交一篇题为《中国每年至少有 30 万人自杀死亡，咱们能做些什么？》的论文，提出 1990～1994 年中国每年平均自杀率为 29/10 万[2](P94~95)。会上，何兆雄报告中国内地的自杀率为 17.07/10 万（1989），各家统计相近，各年大体相同。何兆雄并指出长江河谷有一个自杀带，上、中、下游各省年自杀率在 20/10 万以上[3](P131)。中国社会科学院单光鼐教授不同意费氏意见，并认为"中国的老鼠须要中国的猫来捉"。言外之意似为在华外国学者要真正了解中国国情。1999 年以后，费氏陆续报告的中国自杀率为 33.5/10 万，居世界第 4 位，农村妇女每年自杀死亡 30 万人[4](P210)。意味深长的是费氏根据的是 1995 年牛津大学出版的《世界精神卫生》所列的 23 国统计。该书所载，中国 1989 年的自杀率与何兆雄的报告相同，费氏不选何兆雄的 17.1，却选该 23 国的排名第 4（小样本）[4](P225)。此后费、刘二氏又陆续报告 30.3/10 万（1990），28.7/10 万（1990—1994），最后定格在 33.0/10 万（1999）[1]。但费氏在美国《柳叶刀》（Lancet）杂志（2002年）却报告为 23.0/10 万（359 期 835～840 页）。虽然费氏等也引述中国学者杨功焕等（中国预防医学科学院流行病学专家）的报告，1990 年中国自杀率为 18.6/10 万（1990），世界卫生组织为 14.01/10 万（2001），但仍坚持已说 23/10 万。

1999 年，何兆雄和赖斯特指出费氏的估算过高[5]。根据世界卫生组织公布的数据推算，中国的自杀率，1994 年为 13.9/10 万，1988 年为 17.1/10万，1987 年为 17.6/10 万，20 世纪七八十年代为 18.4/10 万。何兆雄（2003）报告，中国内地 1994 年自杀率为 16.78/10 万，比台湾略高（1984年为 11.29/10 万），也略高于香港（1994 年为男 13.4/10 万，女 11.3/10万），但香港只有 1.1 万农民，与内地城市（1991～1995 年平均年自杀率为 6.5/10 万）比，则香港远较内地高一倍多[6]。这是笔者与费氏的分歧点。

二、中国猫比较熟悉中国老鼠

早在 1990 年代，已经有中国学者陆续报告了全国、全省或全县自杀率的数据。

1997 年，杨功焕等根据全国疾病监测系统（145 个监测点）的统计推算，1991～1995 年，年平均自杀率为 19.85/10 万，其中城市 6.56/10 万，农村 22.89/10 万[7]；杨功焕等（2004）又报告，1991～2000 年中国自杀率年均 16.81/10 万[8]。1999 年，张敬悬、唐济生、翁敬报告：山东省（1989

～1994）年均自杀率为 13.35/10 万（$X^2 = 1.82$，$p > 0.05$）[9]，经统计学检验，各年差异无显著性。

2001 年，季建林报告，江西省（1997～1998）年均自杀率为 10.45/10 万；安徽省（1990～1995）为 22.7/10 万；武汉市（1888～1997）为 6.99/10 万，苏州（城乡）（1987～1996）为 15.45/10 万[10](P14)。

广西壮族自治区 1994 年在国家卫生部的统一部署下，对1990～1992 年居民死亡原因进行回顾性抽样调查，调查人口 446 万（相当于同期人口的 1/10）。结果发现：自杀粗死亡率为 14.87/10 万，用 1964 年中国人口标准化之，则为 12.37/10 万[11](P170)。在全国属于中等发生水平。

三、中国自杀率是越来越高吗？

不，是越来越低。

2007 年，世界卫生组织公布各国自杀率的最新数据，中国 1999 年为 13.9/10 万。中国由原来世界排名 19[12](P121)降至（1990 年）排名 28，其中男 13.0/10 万，女 14.8/10 万。《2007 年中国卫生统计年鉴》公布，中国 2006 年自杀率为 7.44/10 万，则应降为世界排名 57[13][14]（表1）。

表1　世界 100 个国家（地区）自杀率一览表

（单位：1/10 万）

序号	国家	年份	自杀率
1	立陶宛	2005	38.6
2	白俄罗斯	2003	35.1
3	俄罗斯	2004	34.3
4	哈萨克斯坦	2003	29.2
5	斯洛文尼亚	2003	28.1
6	匈牙利	2003	27.7
7	圭亚那	2003	27.2
8	拉脱维亚	2004	24.3
9	日本	2004	24.0
10	乌克兰	2004	23.8
11	斯里兰卡	1996	21.6

续表

序号	国家	年份	自杀率
12	比利时	1997	21.1
13	芬兰	2004	20.3
14	爱沙尼亚	2005	20.3
15	克罗地亚	2004	19.6
16	塞尔维亚·门特立哥罗	2002	19.3
17	中国香港	2004	18.6
18	古巴	1996	18.3
19	法国	2003	18.0
20	韩国	2002	17.9
20	奥地利	2003	17.9
22	瑞士	2004	17.4
23	摩尔多瓦	2004	16.7
24	捷克	2004	15.5
25	波兰	2002	15.5
26	罗马尼亚	2002	14.1
27	保加利亚	2003	14.0
28	中国（选定地区）	1999	13.9
29	丹麦	2000	13.6
30	德国	2001	13.5
31	斯洛伐克	2002	13.3
32	瑞典	2002	13.2
32	塞舌尔	1998	13.2
34	澳大利	2001	12.7
34	爱尔兰	2001	12.7
36	冰岛	2001	12.6
37	加拿大	2001	11.9
38	毛里求斯	2000	11.9
39	新西兰	2000	11.9
40	苏里南	1992	11.9
41	波斯尼亚·黑塞哥维纳	1991	11.8
42	葡萄牙	2002	11.7

续表

序号	国家	年份	自杀率
43	特立尼达多巴哥	1994	11.6
44	挪威	2004	11.5
45	美国	2002	11.0
46	卢森堡	2003	10.9
47	印度	1998	10.7
48	乌拉圭	1990	10.3
49	吉尔克孜	2003	9.6
50	新加坡	2002	9.5
51	荷兰	2003	9.2
52	波多黎各	1992	8.7
53	土库曼斯坦	1998	8.6
54	西班牙	2002	8.2
55	萨尔瓦多	1993	7.9
55	津巴布韦	1990	7.9
57	中国内地＊	2006	7.44＊
57	圣卢西	2002	7.7
58	马其顿	2000	7.4
59	意大利	2002	7.1
60	英国	2004	7.0
61	巴巴多斯	1995	6.5
62	伯利茨	1995	6.5
63	阿根廷	1996	6.4
64	巴拿马	2003	6.3
65	以色列	2003	6.2
66	乌孜别克	2002	6.2
67	哥斯达黎加	1995	5.9
68	智利	1994	5.7
69	委内瑞拉	1994	5.1
70	马耳他	2003	5.0
71	厄瓜多尔	1995	4.8
72	巴西	1995	4.1

续表

序号	国家	年份	自杀率
73	阿尔巴尼亚	2003	4.0
73	泰国	1994	4.0
75	哥伦比亚	1994	3.5
76	尼加拉瓜	1994	3.4
77	圣文森特和格兰纳达	2003	3.4
78	墨西哥	1995	3.1
78	巴林	1988	3.1
80	希腊	2002	2.9
80	塔吉克斯坦	2001	2.6
82	巴拉圭	1994	2.3
83	格鲁吉亚	2001	2.2
84	菲律宾	1993	2.1
85	危地马拉	2003	2.1
86	科威特	2002	2.0
87	亚美尼亚	2003	1.8
88	阿塞拜疆	2002	1.1
89	巴哈马	1995	1.1
90	圣多美和普林西比	1987	0.9
90	秘鲁	2000	0.9
92	伊朗	1991	0.2
93	叙利亚	1985	0.1
93	牙买加	1990	0.1
95	安提瓜和巴布达	1995	0
96	多米尼加	1994	0
97	埃及	1987	0
98	洪都拉斯	1978	0
99	约旦	1979	0
100	圣基茨—圣维斯	1995	0

  ＊据《2007 年中国卫生统计年鉴》此第 57 位置换前列第 28 位。资料来源：WHO World Health Statistics Annual 2007. Geneva.

　　1990 年以来，世界政局发生急剧变化，两个敌对阵营对立的冷战结束，苏东国家发生政权变色，南欧战乱不断，橙色革命方兴未艾，有关各国的自杀率在 15 年来，发生巨大变化。原来位居榜首的匈牙利（1983 年 45.9/10万），已退居第 6（27.7/10 万），下降近六成。过去列入欧洲自杀带的北欧、中欧国家，也退居 20.0/10 万之后，丹麦由 30.0/10 万降至 13.6/10 万，降幅过半[12](P127)。总的来说世界各国的自杀率呈下降趋势，自杀率的中值由23.0/10 万降至 16.0/10 万[15](P183)。中国也一样，自杀率由 17.1/10 万（1989）降至 13.9/10 万（1999），又再降至 7.44/10 万（2006），下降幅度达 46.47％，即使前苏联某些共和国排名推前，但一般没有超过 1990 年之前水平。日本自杀率上升，由 20.4/10 万升至 24.0/10 万，排名由第 14 位升至 9 位。香港自杀率也由 13.13/10 万（1987）升至 18.6（2004）。香港的自杀率 1946 年 3.0/10 万，1975 年 12.3/10 万，1976 年 40.6/10 万（越南难民大批涌入），1972 年 7.2/10 万，1987 年 11.3/10 万[15](P139)。德国由东德时期的 38.35/10 万、西德 20.5/10 万降至 13.5/10 万，并列齐名的国家有 17 对，其中有 6 国自杀率为 0，加拿大、毛里求斯、新西兰和苏里南成四联 11.9/10 万。

中国卫生部（2007）公布 2006 年城市居民自杀率为 5.02/10 万（其中大城市 3.62/10 万，中小城市 6.81/10 万）；农村居民自杀率为 9.26/10 万（其中男 9.56/10 万，女 8.95/10 万）[16]。值得注意的是中国卫生部这一新数据不仅低于世界卫生组织的统计，而且女子自杀率又低于男子，一反以往形成的概念。

四、中国自杀率农村高于城市三倍吗？
女性远高于男性吗？

20 世纪 80 年代，中国的自杀率确实女性高于男性，这同世界多数国家有别。1988～1989 年，中国自杀者的平均性比为 78.9（女子＝100），其中城市为 83.2，农村 77.0[12](P250)。中国自杀者 5～24 岁性别比例为 52.9，25～34 岁为 75.6，即青春期女子自杀率最高，其次为婚育期女子。

1990 年以来，中国自杀者性比开始发生变化。杨功焕等（2004）报导：1991—2000 年，中国自杀率男性 15.69/10 万，女性 17.94/10 万，女性为男性的 114%，十年内基本维持稳定水平，15～34 岁农村女性自杀率有下降趋势[8]。

根据《2007 年卫生统计年鉴》所载[16]：城市居民自杀率为 5.02/10 万（大城市 3.62/10 万，中小城市 7.10/10 万），其中大城市男子 5.39/10 万，中小城市 4.03/10 万，大城市女子 3.20/10 万；中小城市 6.52/10 万。农村居民自杀率 9.26/10 万，其中男子 9.56/10 万，女子 8.95/10 万。已知城市人口 56157 万，农村人口 74471 万。求得：农村居民自杀率为城市 184.5%，为大城市 264%，为中小城市 135%，农村男性居民自杀率为城市男性 177.3%，为大城市男性 237%，为中小城市居民 140%；农村女性居民自杀率为城市女性 192%，为大城市女性 279%，为中小城市女性 137%；但自杀率的男女性比城市为 115.9，农村为 106.8。

至于中国香港特区自杀率，男性 16.7/10 万，女性 9.8/10 万（2004年)[14]，性比为 170。

费先生关于农村自杀率为城市 3 倍可能已是明日黄花，不足为国人或外人道。

五、我们该信谁?

世界卫生组织、中国卫生部和中国预防医学科学院杨功焕等（流行病学研究所）三方面的资料，都是根据分布于全国 145 个疾病监测点获得的数据，监测人口 1051 万，覆盖的地区人口 1.2 亿，相当于中国人口的 1/10。这些监测点的地区分布，包括中央直辖市、大中城市、城市郊区，以及各种经济发展水平的农业地区，大体上城乡各半，计城市 36 个：北京、上海、天津、哈尔滨、长春、大连、鞍山、南京、杭州、武汉、广州、重庆、昆明、西安、苏州、合肥、安庆、蚌埠、铜陵、厦门、福州、三明、宜昌、黄石、伊春、佛山、自贡、桂林、乌鲁木齐、石河子以及湖南省 6 市。农业地区有 64 县，计北京 6 县（区），天津 5 县（区），上海 4 县（区），江苏 8 县（海门、启东、泰兴、太仓、大丰、萧县、扬中、淮南），浙江 3 县（萧山、富阳、余杭），江西 4 县（上高、丰城、高安、余丰），湖南 15 县（常德地区 8 县、浏阳、平江、黔阳、溆浦、安仁、益阳、隆回），广东 3 县（四会、揭阳、英德），四川 5 县（盐亭、阆中、金堂、双流、什邡），贵州 6 县和陕西 2 县（澄城、紫阳）[6]。

费立鹏先生所据材料来源为英国牛津大学出版的《世界精神卫生》（World Mental Health），所收统计只 23 国[4](P225)，中国自杀率排名第 4，不是样本国数太少了吗？本文所引 WHO 的材料多达 100 国，虽非全璧，代表性总较费文为高。

至于中国的自杀率为 30.3/10 万，费文的材料源自 1996 年《全球疾病负担》（The Global Burden of Disease），世界卫生组织、哈佛大学和世界银行联合出版[4](P226)。为什么不检查一下材料的可信度便率尔宣布中国每年自杀 30 万人，而且说农村自杀率高城市 3 倍，直到 2004 年仍未提出新材料，侈谈"中国的自杀现状及未来的工作方向"？[1]

山东、广西、江西的全省调查，都是统计粗死亡率后，经过人口标准化得出年平均自杀率，可信度高。令人费解的是费立鹏先生既然已读过《世界卫生组织报告》2001 年中国自杀率为 14/10 万，为什么还坚持 1991 年 33.0/10 万不放？还于 2002 年在国外发表中国自杀率为 23/10 万，而且 2004 年还坚持中国自杀率农村为城市的 3 倍，农村年轻妇女与男性自杀率的性比高达 66[1]。

六、我们应怎样小心求证

首先，消除刻板效应的心理影响。不要迷信权威或假权威，在学术问题上，不是外来和尚会念经，还要看和尚的嘴巴和是否真经。无论权威或假权威的数据都要审慎对待，即使所谓权威的数据，也要注意其统计日期、收集途径和统计方法。个案只能说明个体差异性，样本大小可以影响可信间距和 p 值。中国之大，死亡登记机构有待完善，自杀死亡率只能通过定点、定区域监测或回顾性抽样调查。某一地区或单位的统计只能说明地区差异性。鄙意以为最有发言权的应是国家统计局、国家卫生部及其相关的研究所和国家级的疾病监测机构。任何单位或个人只能根据上述部门的研究材料立论，无权代表中国宣布与官方材料有悖的全国数据。

其次，消除晕轮效应的心理影响。晕轮效应又称光圈效应或成见效应，我们习惯称作思维定势。切忌只根据过去认知的叠加，一本通书读到老。中国近二三十年，的确存在过一个时期，自杀率居世界中等水平，农村大于城市，女性高于男性，自杀率青壮年女性特高，伹也有改变的时候。欧洲的匈牙利，自杀率居高不下，百多年来，历经政权易手，仍然为欧洲之冠。封建主义、资本主义、社会主义都没有改变这一情况，自杀率高达 45/10 万，但 2003 年降至 27.7/10 万[13]，下降幅度达 40％。我国香港历年自杀率一般在 14～16/10 万浮动，但 1976 年高达 40/10 万，接近匈牙利水平，原因是大批越南船民涌入，初来乍到，遭遇许多困难，强大的应激，逼使新移民走上绝路。近年香港九龙元朗某一 新移民聚居点，自杀案件频发，这是香港 50 年前研究自杀学的权威叶宝明博士所没有遇到过的。外国学者研究自杀已遂与未遂的比率，有 1：20 的发现，我们不能照搬，甚至说中国自杀未遂可能每年有 600 万。有的国内学者统计局部地区或单位就只有 1～3 倍。作者在广西全州调查（1990）自杀未遂为已遂的 3 倍。有的山区乡村，由于交通困难，运送自杀病人至卫生院抢救，往往全部死亡，更多的是在家或自杀地点不治死亡。

三要防止首因效应。最新信息容易给人留下深刻印象。如不注意，一叶障目，以遮泰山，容易造成认知错误。改革开放以前，中国的报刊力避编发社会新闻，怕人说这是抹黑。新时期以来，报界有人提倡"软些，软些，再软些"，自杀新闻在报刊中屡见，也容易使人造成到处都有人自杀的错觉。

南京脑科医院翟书涛教授（中国预防自杀学会和南京防止自杀与危机干预中心创始人）统计南京地区报纸 1991～1999 年刊发自杀新闻 606 例，平均每年 70 例，即每月平均 6 例，每星期可能有 1～2 例见报。但翟教授审阅这些报导，自杀死亡只占 51.5％，且 90％报导只是一则短新闻。不过小报重视新闻性，情节复杂的则长篇报导，耸人听闻。翟教授认为报纸所收集案例显然与流行病学研究所得的结果不同[17]。因此以这 320 例自杀死亡为例，除以南京市总人口 544.89 万（2000 年），年自杀率不过是 0.64/10 万，只为全国自杀率的 5％弱。

四要学点自杀学常识。过去自杀学学者把自杀行为分为自杀意念、自杀和自杀未遂三个范畴。自杀意念只是停留在人们头脑中的一闪念，还未形成自杀意图，更无自杀计划，似宜从自杀行为中出列，代之以自杀姿态。中国男权社会对妇女的戏谑：一哭二饿三上吊，从自杀学的角度看，相当于三种自杀行为：一哭是自杀姿态，二饿是自杀未遂，三上吊是已遂。

自杀姿态并不打算死，只是一种威胁。当矛盾消除时，自杀姿态随之解除。登高作自杀姿态以讨薪，即是当前扰乱社会视听的做法。

自杀未遂，英文称企图自杀，自杀学学科术语又称准自杀或蓄意自伤。自杀未遂的实质是求助的呼叫，并不打算死，一般并不采取暴力手段。但自杀已遂和未遂并无严格的界线。自杀者未掌握自杀手段致死性的大小，或高坠遇障碍，可以使存心不死者死亡，或想死者不死。医疗抢救也可改变存心死亡的自杀未遂，因此自杀病人有再次或多次自杀的风险。在自杀率统计上，应除去自杀姿态和自杀未遂。

七、怎样大胆假设

自杀学是一个学科群，骨干学科是社会医学和医学社会学。社会医学是医学的一个分支，研究社会生态对疾病的发生、发展和转归的影响。医学社会学是社会学的一个分支，研究医学对社会生态的影响，两者都离不开社会生态。

本文的假设焦点放在社会生态，尤其是政治生态和经济生态。

首先看政治生态。1990年代的政治生态是1989年"六四"政治风波之后，国内外有若干异见，西方某些国家对中国实行有限度的制裁，号称社会主义的苏联瓦解，被尊称人民民主国家的东欧政权易手，苏、东国家面临权力再分配和财产再分配的危机。这10年，中共十四大接受市场经济的经济建设方针，国内有4次万言书的极左回潮，始而追问姓社姓资，继而追问姓公姓私，批判庸俗生产力论，以阶级斗争为纲，呼之欲出。1992年1~2月，邓小平南方讲话，又一次掀起思想解放的高潮，股市反映出国内政治气候，1992年5月21~22日，股市狂升570%。1997年2月19日，邓小平逝世，7月1日香港顺利回归。1998年世界金融风暴，席卷亚洲金融市场。中国政治稳定，击败了金融巨霸，接着1999年澳门顺利回归。在上述的政治生态中，有人提出中国自杀率每年平均33/10万，无疑会给人们留下一个广阔的想像空间。

其次看经济生态。不能低估改革开放以来的国内经济生态。2006 年同 1980 年比，国内生产总值人民币 21 万亿元（增 10.5 倍），国家财政收入人民币 3.93 万亿元（增 32.4 倍），外贸出口美金 17604 亿美元（增 45.2 倍），城镇居民可支配收入人民币 11759 元（增 4.3 倍），农村居民可支配收入人民币 3587 元（增 3.8 倍）。中国国内是国泰民安，正在建设一个和谐社会。这也给自杀率逐年下降，妇女自杀的性比逐渐增高，提供了广阔的想像空间。

八、结　语

真理是越辩越明，它不是个姑娘，任你怎样打扮。统计学的中心要求是准确，真实是社会学的灵魂。1958 年，毛泽东主席在中南海游泳池同苏共总书记赫鲁晓夫谈话，毛说："中国人是最难同化的，过去有多少国家想打进中国，到我们中国来，结果呢？那么多打进中国来的人，最后是都站不住的。"[12](P30)旨哉斯言！中国还是欢迎外国猫来捉老鼠的，但是希望熟识一下中国。

参考文献

[1] 费立鹏，刘华清. 中国的自杀现状及未来的工作方向 [J]. 中华流行病学杂志，2004，(4).

[2] 费立鹏，刘华清，中国每年至少有 30 万人自杀死亡，咱们能做些什么？[A]. 第三届全国危机干预暨自杀预防学术会议论文摘要汇编 [C]. 贵阳：中国心理卫生协会危机干预专业委员会，1996.

[3] 何兆雄. 自杀与人生 [M]. 广州：广州出版社，1996.

[4] 费立鹏，刘华清，张艳萍. 中国自杀状况与社会文化关系 [A]. 谢丽华. 中国农村妇女自杀报告 [R]. 贵阳：贵州人民出版社，1999.

[5] ZHAO XIONG HE, DAVID LESTER. What is the Chinese suicide rate? [J]. Conceptual and Motor Skills, 1999, (89).

[6] 何兆雄. 论非正常死亡 [J]. 医学与哲学，2003，(10).

[7] 杨功焕，黄正京，陈爱平. 中国人群的意外伤害水平和 变化的趋势 [J]. 中华流行病学杂志. 1997，(3).

[8]　杨功焕，周灵妮，黄正京，陈爱平．中国人群自杀水平的 改变［J］．中华流行病学杂志，2004，（4）．

[9]　张敬悬，唐济生，翁敬．山东省自杀死亡率流行病学研 究［J］．中国心理卫生杂志．1999，（3）．

[10]　季建林．中国自杀现状［A］．第五届全国危机干预暨 自杀预防学术会议论文摘要汇编［C］．长沙：中国心理 卫生协会危机干预委员会，2001．

[11]　张振权，余家华，徐庆芬，王树声．广西 90 年代初人口 死亡原因抽样调查研究［M］．南宁：广西民族出版 社，1998．

[12]　顾保政．跨出中南海［M］．北京：中国妇女出版 社，2006．

[13]　WHO. World Health Statistics Annual. 2007: Geneva ［EB/OL］. WWW. who. int/mental－health/prevention/ suicide/country－reports/en/index/html/2008－1－3, 2008－01－03.

[14]　WWW. who. int/mental－health/prevention/suicide/ suicide rates/en/index html，2008－01－03.

[15]　何兆雄．自杀病学［M］．北京：中国中医中药出版社，1996．

[16]　2007 中国卫生统计年鉴［EB/OL］．WWW. Moh gov cn/news tml/20754. html，2008－01－10.

[17]　翟书涛．报纸自杀新闻统计［A］．南京自杀预防与危机干预中心成立 20 周年纪念文集［C］，2001．

原载《学术论坛》，2008（2）：159～164

世界各国自杀流行学新趋向

　　随着世界经济的全球化、工业化和城市化进展，世界各国自杀率，总的来看有下降趋势，而中国正面临一个转折点，由 13.9/10 万降至 7.44/10 万；由世界排行 28 降至 57。由农村高发的情况转变为城市的自杀率有所上升，且都表现为一种低水平状态，城乡比为 1：2，性别比由女高男低转为男高女低，在流行学趋向上与国际同步，自杀率的排行榜有大变化。其中 100 国如以 1989 年为界，自杀率至 2004 年为止升高的 13 国，下降 39 国，不明 48 国。如果将苏联、南斯拉夫分裂后增加的国数减去，则升者 7 国，降者 36 国。英、美、中、加、法皆下降。3.1/10 万以下的有 22 国，3.4～10.0/10 万 34 国，10.1～20.0/10 万 29 国，20.1～25.0/10 万 7 国，25.1～30.0/10 万 4 国，30.1～40.0/10 万 3 国，10.0/10 万以下 57 国。

一、世界排行榜发生变化

　　1. 排行榜的先后次序及自杀率高低发生变化

　　世界各国排行榜的次序及自杀率变化，详见表 1[1,2]。

表 1　自杀排行榜变化（1/10 万）

1980 年代排名				2006 年排名		
原序号	国名	1980 年代 自杀率	2006 年统计 自杀率	国名	自杀率	年份
1	匈牙利	45.9	27.7	立陶宛	38.6	2005

续表

1980 年代排名				2006 年排名		
原序号	国名	1980 年代自杀率	2006 年统计自杀率	国名	自杀率	年份
2	孟加拉	44.9	无统计	白俄罗斯	35.1	2003
3	东德	38.35	13.5	俄罗斯	34.3	2003
4	斯里兰卡	35.8	21.6	哈萨克斯坦	29.2	2003
5	丹麦	30.0	13.6	斯洛文尼	28.1	2003
6	芬兰	28.70	20.3	匈牙利	27.7	2003
7	苏里南	29.1	11.9	圭亚那	27.2	2003
8	奥地利	27.0	17.9	拉脱维亚	24.3	20134
9	瑞士	24.8	17.4	日本	24.0	2004
10	苏联	24.16	34.3（俄）	乌克兰	23.8	2004
28	中国	13.9(1999)	7.44	意大利	7.1	2002
59	墨西哥	2.5	3.1	英国	7.0	2004
60	佛得角	2.4	无统计	巴巴多斯	6.5	1995
61	多米尼加	2.3	无统计	伯利兹	6.5	1995
62	巴哈马	2.3	1.1	阿根廷	6.4	1996
63	科威特	1.0	2.0	巴拿马	6.3	2003
64	危地马拉	0.9	2.1	以色列	6.2	2003
65	菲律宾	0.6	2.1	乌孜别克	6.2	2002
66	叙利亚	0.3	0.1	哥斯达尼加	5.9	1995
67	尼加拉瓜	0.3	3.4	智利	5.7	1994
68	埃及	0.2	0	委内瑞拉	5.1	1994
69	约旦	0	0			

2. 自杀带消失

（1）欧洲自杀带消失。具体见表 2 所示欧洲八国的情况。

表 2　欧洲自杀带国家变化（1/103 万）

国名	1952～1954	1961～1963	1987～1989	2000～2004
奥地利	29.9	28.3	27.07（1989）	17.9（2001）
捷克	/	28.3	17.67（1989）	15.5（2002） 斯洛伐克 13.3（2002）

国名	1952~1954	1961~1963	1987~1989	2000~2004
丹麦	31.9	24.2	30.0 (1988)	13.6 (2000)
芬兰	25.8	29.0	28.70 (1988)	20.3 (2004)
法国	20.3	20.7	20.66 (1988)	18.0 (2003)
匈牙利	/	23.9	45.9 (1983)	27.7 (2003)
瑞典	23.4	21.7	19.40 (1987)	13.2 (2002)
瑞士	28.8	23.3	24.8 (1989)	17.4 (2004)

（2）长江流域自杀带消失。长江流域总人口占全国32％，既然全国自杀率降至 7.44/10 万，有理由相信这一自杀带的大部分省份降至 20/10 万以下[3,4]（见表3）。

表3　长江流域各省自杀率变化（1/10 万）

省份	1973~1977	1990 年代统计
四川	23.8 (1976~1978)	
湖南	50.2 (1970~1987)	长沙 6.95/1996
湖北	32.4 (1971~1973)	武汉市 6.99 (1988~1997)
江西	19.2 (1976~1978)	10.45 (1997~1998)
安徽	27.5 (1974~1976)	21.70 (1990~1995)
江苏	24.1 (1976~1978)	苏州城乡 15.45 (1987~1996)
上海	38.0 (1982)	
浙江	18.4 (1976~1978)	

3. 合则降分则升

欧盟的一体化，使欧洲自杀带消失，原自杀带各国自杀率降至 20.0/10 万以下。东德原来 38.35/10 万，西德 20.5/10 万，排名第 4，东西德合并，德国位居第 30（13.5/10 万）。中国国内各经济区的协作加强，社会和谐的凝聚力提高，内地自杀率由 17.1/10 万降至 13.9/10 万，再降至 7.44/10 万，扭转了农村高于城市，女高于男，青高于老的态势。

1991 年苏联解体后，各加盟共和国高于前苏联平均水平（24.16/10 万）的，有统计的国家占 6/10，其中立陶宛、白俄罗斯、俄罗斯和哈萨克斯坦稳居前 4 名（原来苏联排名第 10），下降的只有阿塞拜疆（1.1），塔吉克斯坦（2.6），摩尔多瓦 16.7。格鲁吉亚 2.2，乌孜别克 6.0 和亚美尼亚 1.8。南斯拉夫原来名列第 23（16.1/10 万），分裂之后，斯洛文尼亚位居第 5（28.1/10 万），克罗地亚 19.6/10 万，塞尔维亚·门的内哥罗 19.3/10 万，只有马其顿降至 7.4/10 万，波斯尼亚降至 11.8/10 万。

二、自杀与性别比分布

世界卫生组织统计 182 国，以女性为 100 的性别比 . ＞100 的 61 国（33.51％），＜100 的 121 国（66.48％），世界平均性别比为 102[6]，但男多女少国家只占 1/3，女多男少国家却占 2/3，而自杀死亡率却是男多女少占多数。绝大多数国家自杀率性别比比较稳定，少数国家有较大改变，例如科威特、亚美尼亚、危地马拉和中国。

据 2000 年联合国经济与社会事务部统计，有关笔者所列各国 100 国自杀性别比，都是男多女少，自然性别比 100～150（4 国），151～200（7 国），201～300（38 国），301～400（23 国）.401～500（11 国），601～700（2 国），701～800（2 国），201 以上（1 国），0（6 国）；1999 年中国为 87.8。

中国 1987～1989 年自杀率的性别比例[3]，城市：1987 年 76.4：1988 年 80.0；1989 年 74.0。农村：1987 年 71.8；1988 年 76.2；1989 年 73.3。1999 年，中国城乡性别比仍然停留在 87.8。2006 年开始出现变化，城市自杀性别比是 115.9，农村自杀性别比为 106.8，男女大体平衡。世界各国自杀性别比高的有高发国家，也有低发国家（见表 4）。

表 4　自杀与性别比分布

世界排名	国　家	自杀率性别比	自然性别比	自杀率1/10 万
1	立陶宛	527.9（2004）470（2000）	89	38.6
2	白俄罗斯	614.6（2003）669.5（2000）	96	35.1
3	俄罗斯	575.7（2004）593（2001）	88	34.3

世界排名	国　　家	自杀率性别比	自然性别比	自杀率1/10万
4	哈萨克斯坦	573（1003）540（1999）	94	29.2
5	斯洛文尼亚	375（2004）738（1999）	95	28.1
6	匈牙利	374.2（2003）362（2001）	91	27.7
7	圭亚那	371.1（2003）224.6（1994）	94	27.2
8	拉脱维亚	504.7（2004）476（2000）	86	24.3
9	日本	278.2（2004）259（1999）	96	24.0
10	乌克兰	589（2004）521（2000）	87	23.8
81	塔吉克斯坦	126（2001）263（1999）	99	2.6
82	巴拉圭	283.3（2003）283（1994）	102	2.2
83	格鲁吉亚	309（2001）400（2000）	91	2.2
84	菲律宾	147（1993）147（1993）	101	2.1
84	危地马拉	377.9（2003）900（1984）	102	2.1
86	科威特	178.6（2002）100（2000）	139	2.0
87	亚美尼亚	640（2003）357（2000）	84	1.8
17	中国[3]	城市 76.4（1987）80.0（1988） 农村 71.8（1987）76.2（1988）	104.5	17.07
28	中国	87.83（1999）	106.74	13.9
17	中国	城市 106.8（2006） 农村 115.9（2006）	106	7.44

三、自杀率与宗教国家

　　世界各国居民的宗教信仰，除伊斯兰国家和犹太国家外，单一宗教的国家绝无仅有，笔者所载的宗教国家是指其主流宗教而言。

　　1. 天主教国家

　　39 国，占统计排名的 39%，平均自杀率 11.12/10 万，中值 14.3/10 万（见表 5）。

表5　天主教国家自杀率情况（1/10 万）

世界排名	国　　名	自杀率
6	匈牙利	27.7
7	圭亚那	27.2
12	比利时	21.1
15	克罗地亚	19.6
18	古巴	18.3
19	法国	18.0
20	奥地利	17.9
24	捷克	15.5
24	波兰	15.5
31	斯洛伐克	13.3
32	塞舌尔	13.2
34	爱尔兰	12.7
42	葡萄牙	11.7
43	特立尼达多巴哥	11.6
46	卢森堡	10.9
48	乌拉圭	10.3
54	西班牙	8.2
55	萨尔瓦多	7.9
57	圣卢西亚	7.7
59	意大利	7.1
63	阿根廷	6.4
64	巴拿马	6.3
67	哥斯达尼加	5.9
68	智利	5.7
69	委内瑞拉	5.1
70	厄瓜多尔	4.8
71	巴西	4.1
72	哥伦比亚	3.5
75	尼加拉瓜	3.4
76	墨西哥	3.1
78	巴拉圭	2.3

续表

世界排名	国　　名	自杀率
82	菲律宾	2.1
84	危地马拉	2.1
84	圣多美	0.9
90	秘鲁	0.9
90	多米尼加共和国	0
95	洪都拉斯	0
95	圣基茨·尼维斯	0

2. 新教国家

新教国家 17，占统计国家 11%，平均自杀率 11.19/10 万，中值 12.2/10 万（见表 6）。

表 6　新教国家自杀率情况（1/10 万）

世界排名	国　　家	自杀率
8	拉脱维亚	24.3
13	芬兰	20.3
29	丹麦	13.6
32	瑞典	13.2
34	澳大利亚	12.7
36	冰岛	12.6
37	苏里南	11.9
37	新西兰	11.9
44	挪威	11.5
52	波多黎各	8.7
55	津巴布韦	7.9
60	英国	7.0
61	巴巴多斯	6.5
87	亚美尼亚	1.8
93	牙买加	0.1
83	格鲁吉亚	2.2
95	安提瓜巴布达	0

3. 天主教、新教并立国家

共 8 国，占统计国家 8%，平均自杀率 16.64/10 万，中值 21/10 万（见表 7）。

表 7　天主教、新教并立国家自杀率情况（1/10 万）

世界排名	国　　　家	自杀率
1	立陶宛	38.6
5	斯洛文尼亚	28.1
22	瑞士	17.4
30	德国	13.5
37	加拿大	11.9
45	美国	11.0
51	荷兰	9.2
76	圣维森特	3.4

4. 东正教国家

共 9 国，占统计国家 9%，平均自杀率 18.24/10 万，中值 19/10 万（见表 8）。

表 8　东正教国家自杀率情况（1/10 万）

世界排名	国　　　家	自杀率
2	白俄罗斯	35.1
3	俄罗斯	34.3
10	乌克兰	23.8
16	塞尔维亚·门的内哥罗	19.3
23	摩尔多瓦	16.7
26	罗马尼亚	14.1
27	保加利亚	14.0
73	阿尔巴尼亚	4.0
80	希腊	2.9

5. 伊斯兰教国家

共 12 国，平均自杀率 5.7/10 万，除去高自杀率的哈萨克斯坦，平均自

杀率为 3/10 万，中值为 4.85/10 万，其中有 2 国为自杀（统计）空白国
（见表 9）。

表 9　伊斯兰教国家自杀率情况 (1/10 万)

世界排名	国家	自杀率
4	哈萨克斯坦	29.1
49	吉尔吉孜	9.6
53	土库曼斯坦	3.6
65	乌孜别克	6.2
78	巴林	3.1
81	塔吉克斯坦	2.6
86	科威特	2.0
88	阿塞尔拜疆	1.1
92	伊朗	0.2
93	叙利亚	0.1
95	埃及	0
95	约旦	0

6. 佛教国家

共 4 国，平均自杀率 17.5/10 万，中值 14.0/10 万（见表 10）。

表 10　佛教国家自杀率情况 (1/10 万)

世界排名	国　家	自杀率
9	日本	24.0
11	斯里兰卡	21.6
20	韩国	17.9
73	泰国	4.0

7. 其它国家

①道教、佛教并存：中国（第 57 位）7.44/10 万，中国香港（第 17
位）18.6/10 万。②佛教、印度教并存：新加坡（第 50 位）9.5/10 万。③天
主教、印度教并存：毛里求斯（第 37 位）11.9/10 万。④伊斯兰教、东正教、
天主教并存：波斯尼亚、黑塞哥维纳（第 41 位）11.8/10 万．马其顿（第 53

位）7.4/10 万。⑤印度教：印度（第 47 位）10.7/10 万。⑥犹太教：以色列
（第 65 位）6.2/10 万。

四、自杀率的地理分布

按 WHO 统计分区。欧洲区自杀率中值 20.5/10 万；西太平洋区自杀率
中值 13.0/10 万；东南亚地区自杀率中值 24/10 万，如果除去孟加拉，则中
值只有 12.8/10 万（孟加拉据日本平凡社：大百科辞典资料）；非洲区自杀
率中值 9.4/10 万；美洲区自杀率中值 9.2/10 万；除去古巴，拉美中值为
4.0/10 万；东地中海自杀率中值 1.35/10 万；此区特点是多石油，信仰伊
斯兰教。

自杀率的地理分布，并没有普遍规律，但北高南低，东西无显著差异的
一般特点仍然存在。就全球而言，北半球高，南半球低，拉丁美洲和非洲
低。但东地中海区处于北半球，显然低，如果从欧洲角度看，意大利、希腊
属于南欧，又是北欧较南欧高，斯里兰卡处于南半球，自杀率不低，但较之
印尼、新加坡，斯里兰卡又在北面。据分析表明，自杀率的地理分布同政治
环境、地理环境、宗教信仰、风俗习惯、生产生活、民族成分和居民素质有
关。

参考文献

[1] WHO. World Health Statistics Annual ［EB/OL］. 2006. Geneva. WHO. WWW. int/men-
tal—health/prevention/suicide/country—reports/en/index. html2008—1—3

[2] 何兆雄. 自杀病学［M］. 北京：中国中医中药出版社，1998：181—184，416.

[3] ZHAOXIONG HE. A Suicide Belt in China. The Yantze Basin［J］. Archive of Suicide Re-
search. 1998. 4：287—289.

[4] 何兆雄. 中国自杀率高不高——我说不高！［J］. 学术论坛，2008，（2）：159—164.

原载《医学与社会》2008（9）：18～20

自杀的道德难题

自杀是个谜，除了自然科学方面的原因之外，很大程度与道德难题有关。自然科学方面的原因是精神病学、遗传学、心理学以及生物化学等方面，有关自杀的许多问题还有待探索，而道德难题则增加自杀的神秘色彩。研究自杀的目的在于预防自杀，去除自杀的神秘色彩有助于预防自杀。

一、自杀的现代争论

关于预防自杀的现代概念十分广泛，小至预防自杀中心的建立，大至禁止吸烟、治理环境污染、控制生命质量都是预防自杀的范围。在自杀的道德评价方面，道德的自杀和不道德的自杀以及合理的自杀和不合理的自杀的划分也成问题。这关系到何者要预防，何者不要预防的问题。因此对自杀的理解和评价，比预防自杀更加重要。对自杀没有正确的理解，不能有正确对待自杀的措施。当代对自杀的争论，根源是对自杀的理解不同。把自杀看作是一种道德行为的，自然会把自杀区分为道德的、不道德的和非道德的三种。把自杀看作是一种社会行为的，便会单纯从社会原因和社会效果划分为自杀的类型。把自杀看作一种病理心理行为的，就会把自杀看作是一种精神病的病态行为。结果在对待自杀方面，就只剩下伦理的、心理的或医学的片面说教。当代争论的分歧来自不承认生理、心理平衡和自然，社会生态平衡破坏引起成自杀行为。

当代的自杀观主要有四种。

（一）自杀是犯罪

中世纪欧洲的传统观点是自杀即犯罪，家属也不光彩。自杀者的勋衔被取消，财产被没收，不能举行宗教仪式的葬礼。法国大革命后取消了自杀的刑事犯罪条款，欧洲许多国家也相继取消，但仍有一些国家保留。即使一衣带水的英国，也迟至1961年才宣布取消刑事犯罪的条款，但仍作为刑事案件处理。加拿大的省习惯法仍视自杀为重罪，没收财物，并给以不光彩的埋葬，自杀未遂者送入精神病院。斯里兰卡至今仍认为自杀是非法的。学者认为斯里兰卡的自杀原因与西方不同，患精神病者少，酗酒者少，因此自杀者的家属也多隐瞒不报。自杀有罪，这同中世纪欧洲的神学理论有关。教会认为自杀便是凶杀，人的生命是上帝赐予的。人是上帝的财富，正如牛羊是上帝的财富一样。杀死了自己的生命，就等于偷了上帝的财富，理应受到惩罚。科学研究的进展表明，自杀有生物、心理和社会原因，自杀有罪论面临历史的挑战。（Halsey，1979）

（二）自杀是不道德的

这是传统宗教观点的继续。美国1978年出版的《生命伦理学百科全书》归纳为三点：自杀放弃了对人类的义务、对个人的义务以及对宗教的义务。这样的归纳一般来说是正确的，如果把宗教二字改为信仰。我们不赞成自杀，自杀是对社会的冲击，对社会心理的冲击。它放弃了个人对社会和家庭的责任，这是不负责任的表现。自杀者留给家属和亲友的困难和心理创伤不下于、甚至大大超过自杀者个人的困难和损害。自杀者也是不负责任的表现。他辜负了家庭和社会的培养，辜负了亲属的养育和照顾。自杀者一旦不死，损伤了躯体，损害了健康，减少了个人的贡献，增加了家庭社会的负担，这也是不负责任的表现。作为一个革命组织的成员，用自杀来对抗组织，这是违反纪律的，我们有理由反对。但是一般不宜提自杀是不道德的。既然自杀的原因是多方面的，有生物、心理和社会方面原因，这样，自杀者固然有道德义务，社会及其成员也有预防自杀的道德义务。而且当英雄面对死亡，自我牺牲；当志士面对暴政，以身殉国的时候，不道德论便面临挑战。（Reich，1978）

（三）自杀是精神病

自杀是一种精神错乱行为。著名的自杀病学家多持是说，这就有别于社会学家涂尔干和心理学家弗洛伊德。涂尔干认为一切自杀都由於社会失调的结果。当人的自我被扼杀，自杀便会发生。因为人们不能在社会中和谐地生活。因此自杀是一种社会性的解体。(Sills，1979) 弗洛伊德把自杀看作是心理性失调，即人们用自杀来代替杀死他人。梅宁格尔把自杀看作三重意义的行为：1想杀人；2想被杀；3想死。精神病学家把精神病同自杀联系起来，把自杀作为精神疾患的临床表现之一，因此从生化、心理、生理等方面研究预防和控制自杀。但美国精神科医生自杀率较一般医生高，医生又较一般人口高，这些事实又向这种观点提出挑战。(Shneidman，1961，1970)

（四）自杀的自由化观点

存在主义的自杀道德观，是十分自由化的。存在主义认为自杀也是人的一种权利。生命的价值或生命的意义不在于客观的事实和客观的规范，而在于人的主观选择。现代道德把价值放在个体的自律上面，而不放在过去的时光。人既然有迁徙权，妇女既然有流产权，当然也就应该有结束自己生命的权利。这种观点无疑是资产阶级革命时代休谟观点的发展，面对自杀率上升，特别是蓄意自杀（企图自杀或准自杀）发生率日益增多，青少年、妇女的自杀发生率更为突出的时候，自杀的自由化观点只能起到毒害青少年和妇女、瓦解社会的作用。但人有权结束自己的生命，对於安乐死问题，不是毫无意义的。一般地反对人的死亡权利，在安乐死问题面临挑战。而一般地提倡死的权利，在自杀率日增的现实面貌，更面临着严肃的挑战。

自杀的预防与控制有三个阶段：预防对策，危机对策和事后对策，三个阶段都存在道德难题。以下逐一分析。

二、是人本主义还是自由主义

这是自杀预防对策的道德难题。

（一）宗教人本主义

宗教反对杀生，但除犹太教和伊斯兰教之外，佛教和基督教的经典并不反对自杀。反对杀生是宗教人本主义的基本内容，它可以导致反对自杀，也可以导致殉教精神。

基督教圣经提到自杀有5处，没有明确反对自杀或赞成自杀，但对自杀抱同情态度。原始基督教把自杀看作是殉道精神。但中世纪的神学道德家奥古斯丁（Augustine of Hippo, Saint, 354－430）和托玛斯·亚奎那（Thomas Aquinas, 1224/1225~1274）都反对自杀。前者认为自杀违反摩西十诫中的第六诫——自杀等於杀人。（圣奥古斯丁《天主之城》，1.17）后者认为自杀是对自然法则的破坏，触犯了上帝对人的生与死的权力。（Thomas Aquinas, SummaTheologica, II－II 64.5）但天主教会历时二百年（1096~1291）的八次十字军东征，驱使千百万教徒死於非命，教会却称赞殉道精神。西方学者研究发现天主教徒较新教徒的自杀率低。但欧洲著名的自杀带，匈牙利、瑞典、瑞士、德国都是天主教覆盖的国家。（稻村博，1977，页274）

佛教开创时反对自杀，后来大乘佛教甚至提倡自杀。大乘佛教的奠基人龙树便是自杀的。佛教的经典理论同情自杀，甚至提倡慢性自杀（苦行、涅槃），但戒律禁止杀生，又不明确反对自杀。修行的方法有九十六种，其中有四种是自杀：自饿、自坠、投渊、赴火。释迦牟尼给比丘讲经，修的是"不净观"，比丘受不了，或用刀自杀，或服毒，或自相残杀。后来改"特胜观"，又死了六七十人。佛教所谓"解脱"，实际上已成为自杀的代名词，为广大汉区人民接受。（范文澜，1965，页557）

伊斯兰教反对自杀，但又表扬殉教者。《古兰经》有十戒，其中第五戒是不可杀害不可杀害的人。《圣训》解释经义，明确不得杀人和自杀，否则不能进天国，不得埋葬，还要受火刑。（《圣训》，〈论自杀者〉）但为真主之道出征而死，可尊为五种烈士之首。（《圣训》，〈论圣战中的胜利者和真主之道殉教者的品位〉）

道教的《太平经》指出"天地之性，人命至重。"《无上秘要》第一戒是"誓止杀"。但道教提倡自杀。道经说黄帝是自焚而死。太平道的创始人张角，黄巾首领，徒众数十万，失败时不乏自杀者。天师道的首领孙恩，徒众也几十万，起义失败，孙恩投海，亲信及妓妾百多人，自号水仙，也投水自杀。余部二十多万，退守海岛，投水者几千人。其后残部退踞广州、交州，首领在失败时也投水。泰山是道教圣地，有一处投崖地点，号称舍身崖。

（二）哲学人本主义

法国的蒙田（Michael de Montaigne, 1533－1592）羡慕罗马人的自杀

行为。孟德斯鸠（Montesqueieu，1689～1755）和伏尔泰（Voltair，1694～1778）同情自杀。英国的多恩（Donne，1572～1631）反对禁止自杀。

英国的不可知论者休谟（Hume，D 1711～1776）更专门写了一篇《论自杀》，赞成自杀自由。可是德国的不可知论者康德（Kant，1724～1804）却支持绝对禁止自杀。悲观主义哲学家叔本华（Schopenhauer，1788～1866）专门著文反对禁止自杀，说自杀是一种可敬可爱的行为。在他之前二千年的伊壁鸠鲁（Epicurus，前341～前270）是快乐主义哲学家，主张为了快乐可以自杀。与伊壁鸠鲁稍晚的塞内加（Seneca，约前4～65）是禁欲主义哲学家，同样也赞成自杀自由，因为它可以摆脱贫困、疾病、困难和烦恼。（William，1979，页43～44）

但哲学家的理论和实践饶有兴趣。塞内加小卡图（Cato. MP 前95～前46）和老普林尼（旧译白里内）（Pliny the Older，23－79）都赞成自杀，他们最后也自杀了。但休谟、叔本华、孟德斯鸠等却从不行使这个自杀权。耐人寻味的是苏格拉底三代师徒，言行并不一致。祖师苏格拉底对自杀抱无可无不可的态度，但以自杀告终。师父柏拉图赞成自杀，可他岿然不动。徒弟亚里斯多德反对自杀，反而以自杀结束生命。他曾说过："自杀是最不幸的善人和最幸福的恶人的义务。"自杀前，亚里斯多德无可奈何地说："尤里波斯（海峡名），把我吞没吧！因为我无法理解你。"其实，他不理解的是这个道德难题。

春秋之世，儒墨并称显学。儒家从道义论出发，鼓励或默许自杀。"求仁而得仁。"但儒家鲜有死者。墨家从目的论出发，赞成自杀。墨门多勇士，门下三百多人，都能赴汤蹈火，死不回头。墨家有一钜子（首领）孟胜守城，战败自杀，从死者183人。

杂家赞成自杀。杂家两巨著：《吕氏春秋》和《淮南子》，策划人吕不韦和刘安，最后也自杀。

先秦道家对自杀持无可无不可的态度。但宗奉老庄的汉朝道教，明确不杀生，却大批集体自杀。

前期法家的代表管仲，提倡"刑轻罚寡"，默许自杀，但自己在复杂的政治斗争中，没有自杀。后期法家的韩非及其弟子李斯，赞成奋死、断死、轻死。师徒三人确也身体力行（详见何兆雄，1997，页101－107）

三、自杀预防有用论还是无用论

防止自杀，有客观因素也有主观因素。

人本主义都爱惜生命。为了避免自杀，谴责贫穷吗？贫穷确是自杀的一个原因。中国近十年来，老人自杀率急剧增长确是较多因穷。但中国自杀率在建国前只是年平均 4～5/10 万。香港二战前自杀率为当前的三分之一。而黑非洲的年平均自杀率低至 1/10 万以下。

谴责为富不仁吗？高自杀率确是发达国家，如德、法、瑞士、瑞典、匈牙利、日本。但发达国家同样也有低的。如南欧、澳洲。发展中国家为孟加拉和斯里兰卡却是高自杀率国家，国际排名第二和第四。

谴责政治制度吗？百多年来，匈牙利的政制几经反复，有君主制有共和制，有资本主义有社会主义，有独裁有民主，但自杀率居高不下，始终居世界榜首，年平均 40/10 万以上。（稻村博，1077，页 126；WHO：1970，1988，1989）

谴责愚昧落后吗？中国的自杀者确有许多是文盲，甚至有梦想自杀后投胎到富国去享乐的。但自杀者不乏专家、学者。英国名牌大学的自杀率比普通大学高。(Sim，1981)

接着来的是预防自杀机构的有用论和无用论。

人本主义赞成有用论。自杀预防机构，始自 1880 年的匈牙利首都。但二战以前，屈指可数。二战之后，陆续兴起。有的组织已成为跨国机构。上世纪 60 年代以后所获重大发展，公开组织林立。中国内地也在 90 年代前后开始在大城市中出现。但自杀预防机构的有效性，办之者说有，攻之者说无。就具体求助者而言，确有解除危机获救者。但在《英国医学杂志》上，同一城市的预防效果，有截然相反的两种报告。（Dickson，1984）中国内地第一家为人义务创办的自杀预防中心，其策划人并主持人居然以自杀告终。死前曾有自杀史，并有明显的自杀征兆，其同事及家人竟束手无策，成为该中心的又一次大新闻。

四、救生论还是听死论

这是自杀危机干预阶段的道德难题。

自杀问题对于自杀者来说是想死还是想活的问题。对于医生来说是导致个人肉体的自我还是精神的自我问题。对于医学来说是承认合理的自杀问题。对于社会来说是谴责自杀还是预防自杀问题。

（一）自杀者的难题是既想死又想活

自杀者并不想死，只是在不得已的时候才死的。自杀者在死前不是没有经过思想斗争。自杀危机的形成，自杀迹象的出现都表明自杀者死前的痛苦和思想斗争是强烈的，对个人、家庭、社会的义务都在考虑之列。绝命书、绝命录音以及诸种后事安排可以证明这一点。可见解决这些难题有待于平时的社会教育和自杀前心理状态的转变。自杀者是有道德责任的，但社会也难辞其责。把自杀的责任单纯推到个人或社会都是片面的，是非善恶莫衷一是的根源在这里。

（二）医生的难题是尊重自杀者肉体的自我还是精神的自我

如果尊重自杀者的意志和愿望，那就是不予救治，或者即使救治，也是按常规处理，不是千方百计，更不会动用稀有的医药资源。因为自杀者救治了还有可能第二次、第三次以至无穷次地寻死，而且有相当数量（大约十分之一）再次或多次尝试后自杀成功。这样会使医生、护士的艰苦努力白费功夫，许多贵重药物付之东流。特别是自杀者当中有的是畏罪自杀的犯人或准犯人。尊重自杀者的意志就等于纵容或包庇这些坏人。但是精心救治也未必合于正义。因为医药资源（包括人力、物力、财力）毕竟有限，在自杀病人的抢救上多消耗，在其他病人身上便少消耗。而且由于种种原因，某些在一定政治环境中被认为是坏人的，可能又是可以改变社会地位的人物，不精心施治，可能带来医生终生难忘的医疗缺陷。如果精心施治，又可能冒若干政治风险。有的医院为了抢救一个服安眠药自杀者，在常规药物救治无效后，最后用血液透析排除毒素，代价很大，医务人员要承担重大的道德责任。从尊重自杀者肉体的自我出发，在医学面前应该人人平等，不应歧视自杀者，对于犯人或俘虏，以及犯罪嫌疑分子，也应根据人道主义精神，一律待遇。

（三）医学的难题是否承认合理自杀

一般来说，自杀都是不合理的，但对于安乐死，这是一种变相自杀，医学能不能加以承认。美国近年出现"医生协助自杀"一词，指的就是安乐死。1970年，《安乐死法案》就曾在英国议会中提出过，但是没有通过。反对者认为这是一种变相自杀。但被动安乐死实际上临床已广泛实行。既然被动安乐死可以实行，被动自杀也就得到默认，合理自杀的缺口也就已经打开。问题是承不承认合理自杀。对于不合理的自杀，如果不确认为不合理，照样又有一个治疗的问题。

自杀问题引起的社会争论，甚至在某些国家还是哲学领域的热门话题，但是今天社会的任务是了解自杀比谴责自杀来得更重要。只有对自杀的研究获得进展，才能对自杀的动力学有所了解，最后自然便能解决其道德实质问题。

自杀的道德难题表现在四个方面：

1. 医患关系目的性的矛盾和统一。普通的医患关系，目的性是一致的，即增进健康，预防疾病，恢复健康，减轻痛苦。也就是说医患的目的都是安生。但对于自杀者，其目的是安死。因此常有拒绝治疗的情况。蓄意自杀（即自杀未遂者）多数希望活，但表面的行动是安死的，有时弄假成真，变成已遂自杀。

2. 医患价值观的矛盾。医护对患者是深信生命神圣论。对于绝症患者，医护重视生命质量观，患者又可能重视生命神圣论。或者患者重视生命质量论，医护重视生命神圣论。

3. 自杀临床与自杀预防的矛盾。自杀临床救治了许多过去不能救治的患者，但许多不可逆的绝症患者都是要求安乐死（自杀）。自杀预防虽然作了许多努力，没有显著进展。

4. 已遂自杀的高危人群是男性（在中国大陆是女性）、老人、社会下层。未遂自杀的高危人群是女性、青少年、高层人士。预防自杀的重点难以掌握。蓄意自杀的人因掌握的方法不妥，可以成为未遂自杀，蓄意自伤的人因掌握方法不妥，也可成为已遂自杀。而农药、煤气的广泛使用，使自杀预防增加了难度。社会要降低自杀率，但社会又为提高自杀率提供了新手段。

自杀既然是道德难题，就不能片面肯定这一方或否定另一方。也不能因某一时期的法律或道德规范的改变而攻击另一时期的做法。此一时也，彼一时也。

自杀是加速死亡过程，违背人们的求生本能，对个人心理是一种冲击。自杀是放弃个人对自己、家庭、社会的责任，对社会心理是一个冲击。但自杀是一种示威、抗议，是在走投无路之时的一种绝望的反击。自杀又是一种解脱，可以逃避许多无法摆脱的苦难。因此，随着社会生活的物质条件和精神条件的变化，随着社会个体的文化素质与心理素质的变化，对自杀的道德是非、善恶标准便随时变化，所以歌德才说"自杀问题随时都有新的意义"，其源出自自杀的道德观念长期处于矛盾状态。自杀不是一种事件，而是一种状态——由心理状态指导的行为状态。对自杀干预或者不干预都有自己的道德根据。

干预理由	不干预理由
1. 人有生存的权利与义务，自杀是对社会、亲人和自己的不负责任。	1. 人有决定自己生存或死亡的权利，有权决定自己何时和用何种方法结束自己生命。
2. 他律论，父权主义，医生干涉权。	2. 自律论，人应该掌握自己的命运，最了解自己的需求和出路。
3. 企图自杀者的意图、决定和行动是可以改变的。	3. 企图自杀者的意图，决定和行动不可改变。
4. 对患者家属及社会有利。	4. 自杀者的自由高于家属、患者及社会的利益。
5. 不能见死不救。	5. 人对自己的生命有最后裁判权。
6. 代价：强迫企图自杀者违反个人意志，延长其精神和肉体的痛苦，失掉一部分自由。	6. 代价：错失机会，造成死亡的损失，有时是不可补偿的悲剧性结局，还会引起连锁反应。

以上详见何兆雄，1997，页80—90。

五、革命人道主义还是功利主义

自杀者已经死亡或正在抢救之中，是功还是罪，应该有一个评价标准，它可能影响事后处理的全过程。

220

（一）动机论还是效果论

涂尔干把自杀分为四类：利己性自杀；利他性自杀；失范性自杀；宿命论自杀。这种分类带道德性。

利己性自杀，如破产、赌博、失恋自杀。

利他性自杀，如日本切腹。

失范性自杀，如动乱中自杀。

宿命论自杀，如印度寡妇自焚。

这都是从动机出发进行道德评价。利己性自杀是不道德的。利他性自杀是道德的。失范性自杀是非道德的。宿命论自杀是中性的，介乎道德与不道德之间。

其实涂尔干这种分类是不够精确的，尽管他的《自杀论》是 20 世初的权威之作。日人切腹，一是对浪人的惩罚；二是军国主义精神（如东条英机）；三是对西方文化的抗议（如川端康成）。正因如此，日本人把东条等厉鬼尊为英雄，奉祀靖国神社（忠烈祠），对切腹的名作家，赞颂有加。如果从效果论评价东条切腹，那是大大有利于军国主义的复活，而爱好和平的人民则认为罪有应得。效果论是功利主义的，离开了革命人道主义便功罪混淆了。

蒋介石兵败将亡，陈布雷、戴季陶不愤而自杀，蒋介石称他们功在党国。人民又将如何评价，难道这又是利他性自杀？

文革中许多文学家、政治家自杀，有的人临终还留下遗书，高呼万岁。但当权者却宣判他们是自绝于人民。这是一种英雄式自杀，到底属于失范性？利己性？还是利他性？他们向暴政抗议，士可杀，不可辱，从动机到效果都是道德的。

也曾有一个时期，在中国的政治运动中，自杀者往往被宣布为叛徒，逐出教门。还是从动机论出发，因为自杀就是抗议，顺我者昌，逆我者亡，天公地道。其实不论从动机出发还是效果论出发，连死都不怕，怎么会是叛徒？

（二）革命人道主义还是功利主义

实行安乐死，论者有谓有利于患者减轻痛苦，节省资源，为器官供体开拓广阔前景。但是也为谋杀、误杀打开方便之门。错过未来的治疗机会，为医疗差错开路。

论者有谓对自杀未遂俘虏或犯人给予积极治疗，那是为了分化敌人，或使信息来源不致中断。然而要是敌人的败局已定，我方胜券在握，或者已经结案，是否继续抢救还是听其死亡？功利主义不能离开革命人道主义。在医药面前人人平等，每个人都有医疗、保健的权利，也就是生的权利。保护这种权利，就是革命人道主义。

对于自杀者尸体的处理，是否尊重遗体，是否尊重家属。殡殓、尸检、摘取器官是否须家属的知情同意，特别是对自杀的犯人、俘虏的尸体料理，要革命人道主义还是功利主义？

（三）善还是恶？

对于自杀，历来就有两种截然对立的评价，一曰善，二曰恶。亚里斯多德谴责自杀，认为自杀是弱者的行为。这个伟大的伦理学家虽然自己不免自杀，他谴责自杀的思想延续几千年，但是又有谁能解释，还有什么比用自己的手结束自己的生命，能够从高处跳下不惜粉身碎骨，甚至纵火烧身更勇敢呢？同猛兽搏斗被誉为勇敢，无非因为奋不顾身，但未必就是会死。而自杀的目的就是死亡。恐怕再也没有比这更勇敢的了。所以梁实秋说：要说自杀是弱者的行为，有谁敢来试一试？

在罗马的塞内加就赞扬过自杀是一种勇敢行为，他说干就干，无愧于英雄本色。他说过："单纯地活着不见得好，要活就要活得好。因此聪明人不是该活多久便活多久，而是他想活多久便活多久。"法国19世纪早期的自杀研究者雅克·珀歇（Jacques Pauchet，1758～1830）就说过："不能把自杀看作是一种胆怯的行为，是对法律和荣誉的犯罪。"（这段话见《马克思恩格斯全集》，42卷，页305），马克思在摘录珀歇的话时，在"法律"一词之后加上"社会"一词，即不能当作对社会的犯罪。有许多资料表明，马克思和恩格斯是在重病后采用安乐死的方法逝世的。而马克思的女婿拉法格，一位早期的马克思主义理论家和政治活动家，他们夫妇俩是在年老体衰的70岁时，相约到教堂注射毒药自杀的。如果一个马克思主义的党把受迫害自杀的人宣判为叛徒，那是匪夷所思的。

作者并不赞成自杀，也不鼓励自杀。但对于那些受政治迫害而自杀的政治家、思想家，致以无限的敬意。他们是英勇的。有的人自杀时还手持《正气歌》，有的人在自杀时还叨念着忠于自己的组织和信仰，有的人自杀时深恐干扰了别人。这些都是善行。不过从迫害者的立场上看，这些抗议都是攻击和背叛。但是，确有许多刑事犯罪者，反革命者，反动的政治家，他们在末日来临时畏罪自杀，这种自杀不值得同情，更不能赞扬，只是罪有应得，因此，不能一概而论。

六、自杀的道德与法

（一）生命神圣论，生命价值论还是生命质量论

1. 生命神圣论

强调人的生命有不可侵犯和至高无上的道德价值的一种伦理观念和医德观念。生命神圣论源出于动物本能，它在社会风俗中形成，并在道德意识中得到发展，是历史的产物。古人说："蝼蚁尚且贪生"，就是这种道德的概念概括。

生命神圣论的基本内容是无条件保存生命；不惜任何代价延长生命；人为地结束生命是不道德的，而且是犯法的。

生命神圣论的特点：1. 普遍性，无论古今中外的宗教与哲学的伦理思想中普遍性存在。2. 法制性。杀人偿命，出于对生命的无限尊重。3. 生命至上性。恶死乐生是人之常情，失掉生命便失掉一切。4. 人道性：孟子和休谟都提到人皆有恻隐之心，因此要竭力挽救生命，抗拒死亡。

生命神圣论产生和传播的历史是：战争、瘟疫使人民大批死亡，饥饿、疾病、自然力使人们过早死亡，因此形成一种思想"天覆地载，万物悉备，莫贵于人。"把自杀评价为恶行的人，都出于生命神圣论，但有生命神圣论的人不一定反对自杀。柏拉图认为生命是神圣的，但他容许有的人可以自杀。休谟承认人有恻隐之心，但他提倡人有自杀的权利。

生命神圣论在宗教人本主义理论中特别突出，在当代，它不仅反对自杀，还反对人工流产和安乐死。因此又引起新的争论，即生命何时开始，何时结束，生命的定义是什么，什么才是真生命？

2. 生命价值论

生命价值论有传统和当代之分。传统的生命价值论是用交换价值去说明

生命价值。"人命至重，有贵千金。"当代的生命价值论是医学伦理学的命题，即人的生命有物质价值、精神价值和人性价值，亦即生命的道德价值。传统的生命价值指人的贡献和创造。当一个植物人还维持营养呼吸时，可以认为无生命价值。一个犯人自杀也可以被认为无生命价值。当代生命价值论赞成不再维持植物人的给氧和营养，但抢救一个自杀犯人还是必要的，因为这带人道性。生命价值论者反对自杀，但当代的生命价值论者赞成安乐死，即变相自杀。

3. 生命质量论

生命质量论有传统与当代之分。传统的生命质量论是指生活内容与生活方式，如快乐、幸福、光荣、舒适、豪华等。当代生命质量论指生命素质，包括身体素质和精神素质（文化，科学、道德素质）。伊壁鸠鲁说过："如果生命再也不是愉快的，自由民可以结束这个悲剧。"塞内加说的更明确："困难、倒霉、心烦都可以是自杀的理由。"传统生命质量论赞成自杀，司马迁运用大量篇幅描述了屈原、项羽、田横等的壮烈自杀，是从生命质量论出发的。当代生命质量论没有赞成自杀，但赞成人工流产和安乐死。

（二）权利论还是义务论

1. 权利论

人有生之权利，也有死之权利。人可以用各种手段维持生命的存在，也可以用各种手段结束自己生命的存在。伊壁鸠鲁就说过："自杀是个人掌握自己命运的神圣权利。贤者既不厌恶生存，也不畏惧死亡。……他享受时间（寿命）也不是度量它是否最长远，而是度量它是否最合适。"权利论赞成自杀，那是从死的权利出发的。如果从生之权利出发，不一定赞成自杀，而且要抢救自杀患者。

凡具有人的本质的人，均有生之权利，当然包括生存过程中的各种生存形态的权利，为生命的不可侵犯性；卫生保健权利的广泛性；正常生育权利的合理性。人类既然都有生之权利，为避免其自杀或防止其自杀未遂之后重复自杀，都是他应该享受的人权。对于出现自杀征兆或自杀行动的个体，必须事前积极解除危机，消除应激源，实际解决支持原的丧失，转变心理绝望状态，对精神或躯体疾患积极配合治疗，都是维护患者生之权利的措施。

生之权利有相对性。1. 受卫生资源的制约；2. 优存劣汰原则有效。对处于危机状态的人，事前要尽力挽救。事发而未死的要作为病人看待，而且要以自杀病人记录入病历，不应以外伤或中毒之名义收入病房。最好能收入精神病房，必要时应会诊。注意心理治疗和心理护理。但医药资源有限，分配医药资源运用战伤救护的分拣原则（triage）。

人有死的权利，只是伦理学的命题，法律则无此规定，而且历来是伦理学和法学争论的热题。死亡权利的实质是生命不可抗拒的转归，不能离开生之义务空谈死的权利，也不能离开死之义务无限期延长寿命。即以植物人而言，还有 6% 左右的可以复苏。离开临床实际空谈道德有害无益。

2. 义务论

义务论包括生之义务和死之义务。生命义务论主张人应该为神活着，为别人活着，为自己活着，因此人不应自杀，放弃了自己对神、对社会和对自己的道德义务。托玛斯·阿奎那的理论最典型，他认为自杀违背了自然法则、法律法则和宗教法规。不履行这些道德义务就是对自然的损害，对社区的损害和对神的损害。

人既有生之义务，就是从少年到老年，都有保护自己身心健康的义务。不仅不能结束自己的生命，也不应变相自杀，如吸烟、吸毒、性乱、安乐死等。当然还有提高生命质量、优生、优育的义务。

但是否也有死的义务呢？当国家处于危亡，人群处于危难之际，是否应该挺身而出，不怕牺牲呢？当名节受到严重威胁的时候，是跪着生还是站着死呢？如果还有死的义务，又如何评价自杀的合理性？

（三）自律论还是他律论

1. 自律论

自律论认为人最了解自己的环境、际遇、思想和感情。对于个人的挫折或社会冲激，个人的感受最深。对于个人对挫折、刺激的承受能力，自己也最清楚，用不着别人说三道四，个人可以选择自己认为最适当的生活方式和生活时间。个人没有权利也没有能力决定什么时候生，但个人有权利也有能力决定什么时候死，而且可以决定用什么方式结束自己的生命。

伊壁鸠鲁是自律论自杀道德的代表。他说："我们不要害怕死亡，或者把它看作罪过。因为我们活着，便没有死亡。只要我们死了，我们就用不着受苦。我们可以表明爱哪一种生存，不爱哪一种生存。我们可以显示某种生存和经验比另一种生存和体验要好，但是我们没有一种价值尺度，没有一种参照项，能够让在生存与非生存之间作出抉择。这就是在死亡信念上产生的智慧的困惑。"伊壁鸠鲁的自律论是不彻底的，因为的确没有一种尺度可以让人衡量该死还是不该死。譬如一个革命者在敌人追捕将到的时候，无逃脱的一线希望要不要自杀就不能一概而论。

自杀者作出自杀的决定不一定是正确的。在下述情况下都可能作出错误决定：错误估计形势，错误估计挫折，错误估计人际关系；受幻觉，幻想支配。人的认识有局限性，这种局限性来自历史的、社会的和认知方面的。伊壁鸠鲁只是从哲学思辨去评价自杀，在希腊还未有现代心理学和精神医学。现代心理学表明，冲动性自杀使人无法冷静地思考行动的后果。所以过去南京燕子矶的江岸上，凿上"想一想 死不得"几个大字，劝阻投崖兼投江的自杀者。现代精神病学表明，自杀已遂和自杀未遂者，绝大部分患有精神疾患，至少也患有轻症情感性疾患。带有此种疾病的患者，容易作出错误的选择。何况根本没有一个价值尺度或参照项。即便有，也不能正确认识。形势比人还强，常常不以人的意志为转移。自律论将否定自杀的预防和干预对策，但为安乐死开路。

2. 他律论

他律论是后世禁止自杀和反对自杀的理论依据。他律论原为康德的术语，它指履行道德义务是受外在的环境、幸福、快乐、欲望等的驱使，或为神意、天命等所支配的意志所指导。他律论的自杀道德在社会道德方面主张遵守宗教教规和政府法律，在医学道德方面主张父权主义即医生有干涉权，医生有权采取各种措施预防、干涉病人自杀或再次自杀。

他律论的代表人物是约瑟夫（37/38～约100）他是犹太人最早反对自杀的首领，又是一个变节者。约瑟夫认为灵魂是上帝赐给的证据，人要是把灵魂从躯体中驱逐出来，那是一种邪恶行为，自杀是犯罪。约瑟夫原是历史学家。在犹太人反对罗马帝国占领者的起义中，他成为军事领袖，后来当了地方长官。在一次与罗马帝国军队的作战中，兵败被围，他同40名兵士隐蔽在洞里，他确实没有自杀，也没有拼死突围，而是欺骗士兵互相残杀后自己一人出去投降。

古希腊、罗马上层盛行自杀，他律论此时不占重要地位。只是到了中世纪，奥古斯丁－阿奎那神学道德统治的时候，基督教教会禁止自杀，他律论才占上风。但文艺复兴以后，自由主义思潮兴起，自律论又冲击他律论，成为自杀道德的道德难题。

七、二难推理与价值分析

道德难题英文叫 ethical dilemma，又可称道德二难推理。二难推理又叫两刀论法或两难论证，指由一个包含两个选言肢的选言判断和两个假言判断构成的假言、选言推理。二难推理有四种形式：简单构成式；简单破坏式；复杂构成式；复杂破坏式。自杀道德的二难推理属简单构成式，又属复杂构成式。如果它承认人本主义，就要否定自由主义。但自由主义也可复归人本主义。要生之权利可以不要生之义务；要生之权利也可以要死的义务。如此等等。

对待二难推理的办法，一是看它是否正确的二难推理，如果属实，用避角法去解决。上述推理属正确的二难推理。1. 假言前提并不虚假；2. 选言前提穷尽。但它并不适用避角法解决。因为这种二难推理实际上是悖论（Paradox）。所谓悖论，是指一种逻辑上自相矛盾的状况，肯定一个命题，就得出它的矛盾命题；同时如果肯定这个命题的否定，同样又得出它的矛盾命题。也就是说，如果肯定命题 A，就推出非 A；如果肯定非 A，就推出 A。例如自杀是死的权利如果是对的，则生的义务便是错的。生的义务如果是对的，死的权利便是错的。反对自杀是人道主义，赞成自杀也是人道主义，赞成安乐死是错的，支持英雄不怕牺牲也是错的。

悖论有三种：逻辑悖论；集合论悖论；语言悖论。上述二难推理属于一种道德方面的逻辑悖论，解决方法要用价值分析法。

对于道德评价不仅要有定性分析，还应有定量分析。价值分析是道德定量分析之一。

价值分析法，方式有三：代价/效应分析；代价/效益分析；风险/效益分析。

（一）代价/效应分析（cost/effect analysis）

即付出一定代价，出现什么效果。如自杀可引起社会轰动。老舍投湖，起了抗议作用。但官方封锁消息，未有轰动效应，打人之风有增无减。东条切腹，同样也起抗议作用，但只是军国主义之釜底游魂。善耶？恶耶？难以断定。这种分析不能解决悖论。因为缺乏定性分析。

（二）代价/效益分析（cost/benefit analysis，在经济学方面称为成本/利润分析。）

抗日战争的狼牙山战斗，弹尽路绝，五壮士纵身跳崖，不作俘虏，保存名节，效益鲜明，被赞为狼牙山五壮士。但是如果有人投机失败，跳楼逃债，同样也是效益鲜明。上述两例如果离开定性分析，仍然不能解决道德悖论。只有第三种价值分析才能结合定性分析。

（三）风险/效益分析（risk/henefit analysis）

如果经济效益和社会效益都大，冒一定风险还是值得的。风险/效益分析就是要分析风险的可接受性。要分析效益与风险的比例，孰大孰小。安乐死是变相自杀，之所以争论很多，各执一词，就是离开了风险/效益分析，相持不下。

又如贫病交迫，求救无门，赞成自杀，是人道主义，反对自杀同样也是人道主义。蝼蚁尚且贪生，何必孤注一掷？赞成自杀是维护人权，反对自杀也是维护人权。人不能以死冲击社会。人是社会的人，他有生的义务。离开风险/效益分析，悖论无法解决。要分析风险多大程度是可以接受的，越过这条线便是不可接受的，风险大于效益。

老舍投湖，士可杀不可辱。这个行动是道德的。老舍在湖边思考了一日一夜，还是考虑这个风险/效益分析。不是不知道留得青山在，哪怕没柴烧。只是因为失掉了支持原，出现绝望状态。盘桓湖边一昼夜，无法解决自杀危机。最后仍不免一死。老舍之死，表现了中国知识分子的浩然正气，所以我们认为他的壮烈悲歌。这种风险还是可以接受的。因此这种自杀是道德的，但不能离开定性分析。

至于因为社会个体患有不同程度的精神疾患——主要是抑郁症——或躯体疾患，出现应激，支持原丧失，濒于绝望状态，自杀危机形成后又无法解决，最后蓄意自伤或自杀，这是一种病理过程，这种行为是非道德的，不能以善或恶，权利或义务，人道主义或功利主义等道德规范加以衡量。

还有一种是不道德的自杀。囚犯、贪官、伪君子自杀，属于此类。这是逃避惩罚和舆论谴责。虽然自杀行为的发生同样也是一种身心的病理过程，但它严重损害社会效益，他付出生命，冒家庭受冲击的风险，这一切都是不可接受的。因此这种自杀行为是不道德的。

参考文献

[1] 渥德尔（Warder AK），1987，《印度佛教史》（王世安译），北京：商务印书馆。

[2] 石峻等，1981，《中国佛教思想资料选编》，（第一卷），北京：中华书局。

[3] 任继愈，1974，《汉唐佛教思想论集》（第二版），北京：人民出版社。

[4] 任继愈，1981，《中国佛教史》（第一卷），北京：中国社会科学出版社。

[5] 托马斯，A，1983：《死的权利》，《医学与哲学》，6：51～53。

[6] 何兆雄，1996，《自杀与人生》，广州：广州出版社。

[7] 何兆雄，1997，《自杀病学》，北京：中国中医药出版社。

[8] 叔本华，1987，《生存空虚说》（陈晓南译），北京：作家出版社。

[9] 范文澜，1965，《中国通史简编》（修订本第三编第二册），北京：人民出版社。

[10] 范文澜，1979，《唐代佛教》，北京：人民出版社。

[11] 埃及穆斯塔发·本·穆罕默德艾玛热编（宝文安买米提·赛来译）；1981《布哈里圣训实录精华——坎斯勒拉里注释》，北京：中国社科出版社。

[12] 罗竹风，1988，中国大百科全书（宗教卷），上海：中国大百科全书出版社。

[13] 《太平经》

[14] 《古兰经》（马坚译），1989，北京：中国社会科学出版社。

[15] 《圣经》香港圣经公会

[16] 《诸子集成》，1986：〈老子本义〉（第三卷）；〈老子注〉（第三卷）；〈吕氏春秋〉（第六卷）；〈孟子正义〉（第一卷）；〈荀子集解〉（第二卷）；〈淮南子〉（第七卷）；〈庄子集解〉（第三卷）；〈庄子集释〉（第三卷）；〈管子校正〉（第五卷）；〈论语正义〉（第一卷）；〈墨子闲话〉（第四卷）：〈韩非子集解〉（第5卷），上海：上海书店。

[17] Cavan, Ruth Shonle：1980，"Suicide"，The Encyclopedia Americana (International edition)，Danbury，Connecticut：Grolier Ltd.

[18] Dickson，K. G. et al：1984，"An ethical dilemma who should be Concern?" Br. Med. J (clin. res.) 288 (64 10)：29—30

[19] Halsey，W. D. ：1979，Merit Student Encyclopedia，New York：Macmillan Educational Corporation.

[20] Halsey, W. D. 1979, Collier's Encyclopedia, New York: Macmillan Educational Corporation.

[21] Lancet Editorial: 1980: "Choosing When to die and how", Lancet, 8194: 571.

[22] Lester, D. : 1989, Can we prevent suicide? New York: AMS Press.

[23] McCormick, R. A. : 1974, "To save or let die", J. A. M. A. 229: 307—8.

[24] Miller, Id. L. et al: 1984, " An analysis of the effect of suicide prevention facilities of suicide rates in U. S. ," Am J. Public Heath, 74 (4): 340—3

[25] Reich, W. T. : 1978, Encyclopedia of Bioethics, New York: The Free Press, Collier Macmillan Publisher.

[26] Shneidman, E. S. (ed.): 1961, The cry for help, New York: McGraw Hill.

[27] Shneidman, E. S. , Farberow, N. L. , Ltman, R. E. : 1970, Psychologly of Suicide, New York: Science House.

[28] Shneidman, E. S. : 1971, "Prevention, intervention, postvention. " Ann Intern Med, 75: 413.

[29] Sills, D. I. : 1979, International Encyclopedia of Social Sciences, New York: Free Press.

[30] Sim, M, 1981: Guide to Psychiatry 4th edition, London: Churchill Livingstone.

[31] The New Encyclopedia of Britainica, 1980, USA: Encyclopedia Britanica inc.

[32] WHO, The World Health Statistics Annual. Geneva.

[33] William, G. : 1979, "Suicide" In Paul Edwards (ed.) Encyclopedia of Philosophy, New York: The Free Press Vol. 8 pp. 43—46.

[34] 稻村博, 1977,《自杀学》, 东京: 东京大学出版会。

原载《中外医学哲学》(香港) 2001, 3 (2): 51~76

20 世纪自杀预防的状况及进展

一、自杀预防工作的地位

自杀在世界上是前 10 位死因，在中国是前 7 位死因（对中国妇女是前 6 位死因）。WHO 估计，2000 年，全世界有 100 万人死于自杀，1000 万人蓄意自伤或自杀未遂。1994 年中国自杀率为 16.0/10 万（男 14.4，女 17.8、与 1989 年相比较，中国自杀率略微下降（总 17.07/10 万；男 14.7，女 19.6）；但老人自杀率则上升。世界人口自杀率（1987～1997 年）估计为 10.09/10 万，2000 年为 16.0/10 万。世界人口自杀率趋向增高。

自杀预防中心在世界各发达国家如雨后春笋，自杀预防措施增多，自杀率反而增高。反观中国，预防中心只是始创阶段，自杀率反而下降，有必要对预防工作作一思考。

自杀预防组织的有效性是学术界有争议的问题。英国撒马利亚防止自杀会的作用就有两个不同的报告。同样时间在同一城市，有肯定与否定两种结论。Lester（1993）报告 1970～1980 年美国干预中心对自杀率有影响，自杀率增加很少。Leenaars 和 Lester（1995）报导加拿大同样只有稍微增加，但无统计学意义。日本 1970 年之前还未有预防组织，到 1987 年已有 31 个中心和 28 个"生命线电话"的附属机构；1970～1980 年对女子自杀绝对数有统计学意义，对男子接近有统计学意义。百分比的增加与中心建立相关，但无统计学意义，因此中心只有微弱影响（Lester，D. et al 1997）。

自杀及其他自杀行为既然是多方面的事件（包括生物学的、心理学的、人际的、内心的、有意识的、无意识的、文化的、社会学的、哲学的和精神的因素），这种复合体便不能靠单因子去降低；减少甚至消除，必须要靠复合解决办法。干预中心的接触面有限：社会支持，环境控制，消灭应激原，解除应激障碍（危机），独木焉能支大厦？有一部分人的自杀危机解除，但更多的人出现自杀危机，就会出现对自杀率影响不显著的情况，但干预组织功不可没。

预防机构的作用至少有：建立联系；保持接触；评价自杀的危险性；确定并掌握案主的核心问题；评定个人资源及外都资源；拟定治疗及康复计划。

预防的地位包括下列 4 个问题（Silverman，MM/Felner，RD）：①预防自杀中所谓"预防"这一概念是何所指？②自杀预防与干预的标靶人群是什么人？③自杀预防的焦点是什么，地点何处？④自杀预防的目的是什么？

二、预防工作的艰巨性与有效性

1. 开展预防性干预的基本问题：①如何界定危险条件与行为；②什么人会有危险；③如何筛查谁最危险；④个体因何会有危险；⑤个体何时会最危险；⑥什么情况/背景/行为会使个体最危险；⑦什么干预可降低危险程度；⑧怎样干预会提高危险性；⑨何时干预会降低危险性；⑩何地干预会最有效。（DHSS，1992）（美国人类健康服务部）

自杀行为是将个体置于自我毁灭的高危状态中的行动，通常不是我们既能够察觉并理解的行为，大部分是我们无法观察到的内部机制（价值、信仰、态度、知识、神经化学、情感及远景），不过这些"隐蔽"机制又往往表现为自杀征兆，使人有蛛丝马迹可寻，这就是自杀病的前驱症状。对于家人及同事，稍加留意其异常状态，又不是难以察觉的。

自杀病的前驱症状多有失眠、纳减、便秘、体重下降、性欲减退、多梦、疲乏、消沉、退缩等。儿童有逃学、离家出走、食欲异常、厌食等行为征兆。老人有流露厌世情绪、语言或行动，交代后事，处理存款，对后辈或宠物恋恋不舍等。经过量表测试，可以测定自杀意图的力度。

由于自杀预防工作的复杂性与艰巨性，要求在干预决策上作出选择。美国健康与人类服务部（DHHS）第三届全国创伤控制会议建议，选择性并预防性干预的决策要点如下：①在原因链中，哪一个点对停止自杀特别敏感；②何种干预对大多数（应激）障碍最有效；③何种干预对各种类型（相关的）障碍最有效；④何类干预可以立刻生效；⑤何类干预可以长期见效；⑥何种备用干预是低效的，何种可作备用；⑦各种备用干预，代价如何，效应如何。

预防工作的有效性在于：①工作态度。反对和防止恐惧态度；反对歧视患者；反对迷信。这是前提条件。②价值导向。是人道主义还是功利主义，抑或是人道功利主义。要坚持革命人道主义（高度同情心与精湛技术），反对功利主义，人道功利主义是游医的市侩主义。③战略要求。自杀预防是一个社会系统工程，要用系统方法加以解决。要遵循3条基本原则。一是整体性原则。多元病因，要多方面进行解决。消除应激原，加强支持原，改善生存环境，治疗抑郁症都同样重要，不存在单因解决的方法，但分析致病原因，必须从整体进行，不然陷于头痛医头，脚痛医脚，整体大于部分之和。二是最佳化原则。根据系统的最佳目标，取得最佳设计，实现最佳控制，通过系统的最佳运动，实现系统的最佳效果。在三级预防中，订出各种结构方案以供选择，选出最佳方案，明确工作重点。如老人自杀病因是疾病缠身或无人奉养，就先要达到老有所医或老有所养，劝解莫轻生是不解决根本问题的。三是动态联系原则。预防自杀的方法有三：首先治疗抑郁症；其次建立预防自杀中心或心理咨询机构；第三是控制环境。这都需要社区、单位、家庭、亲友、医护人员相互配合。预防自杀是全民的事，医生则处于第一线。④战术要求医生要对自杀学知识和急救医学接受继续教育。自杀学应争取列为医学院校的选修课，农村基层医院要提高急救技术（特别是农药中毒）和充实急救药械。

三、自杀预防模式

1. 经典模式，即三级模式：一级预防（Primary prevention）。主要是预防个体自杀倾向的发展，防止引起致命后果行为的措施。WHO指出，抑郁症与物质滥用是自杀的主要危险因素。男子（按中国则是女子）、老人、单身和有严重躯体疾患者是自杀的高危人群。在诸多危险因素中，既往自杀未遂史和精神病史者尤为重要。二级预防（Secondary prevention）指对处于自杀边缘的人进行干预。建立预防中心，关闭出口（Closing the exit），对处方、武器、农药、安眠药、煤气等严加控制，加强急救工作。三级预防（Tetiary prevention）是对曾经有自杀未遂史患者，防止其再次出现轻生。（翟书涛，1997）

三级预防实际上分别是预防对策（prevention）、危机对策（intervention）和事后对策（postvention）3 个阶段。

2. 三观模式：宏观预防（macro prevention），从小学起普及生死观的公民教育，对医务人员进行自杀预防与控制的业务教育，根据地理、季节、风俗特点进行预防，阻断自杀手段的方便性与致死性。中观预防（meso prevention）。注意特殊人群的自杀征候。儿童会有逃学、厌食、出走、家庭暴力行为、癔病、偷窃等。青少年会有不合群、攻击、易激惹、神经症、抑郁与精神症状。大学生会有焦虑、易激动，攻击、不合群、抑郁、失眠、纳差、生活麻木等。对精神分裂症病人要区别症状性自杀、药源性自杀以及社会功能性自杀，分别进行预防。住院精神病人要根据初入院、中期住院、住院后期以及出院后等不同阶段进行预防。初入院或出院后不能疏忽。微观预防（micro prevention）。一级预防中，要筛查自杀意念，注意易感气质与人格测试"自杀评估量表"（SUAS），对生还者加试"贝克绝望量表"（BHS）、"自杀意图量表"（SIS），必要时可作生化测定（CSF 5－HIAA），住院期间给予三级护理，出院后防范再次或多次自杀。

自杀预防必须区分自杀行动（姿态、威胁、企图）与自杀意念。有自杀意念的人不一定要死，自杀的不一定先有自杀意念。由自杀意念发展到自杀姿态、意图或企图的心理过程有待研究。（何兆雄，1997）

3. 公共卫生模式（或医学模式）（Public health model）：把自杀当作一种疾病，只讲疾病传播，不讲行为传播，为要预防，必须要：①体征和症状明确，②在特定人口中进行发生率和感染率统计；③与行为表现的有关致病因子；④明确传递方式是促发还是抑制；⑤自然过程的历史；⑥沿着病理轨道停止或干预的可能点。

许多学者曾经在此范围内了解自杀行为的幅度。Silverman & Maris

（1998）认为在大多数自杀行为方式来说是难以实现的。

4. 操作模式（Operating model）：为 Robert Gordon（1983）所倡导。这一模式并非基于病因或别的原因，而是用普遍性程序、选择性程序和指定性程序代替三级预防。普遍的预防性干预，目标是总人口而不是特定的高危亚人群。保护健康和促进健康是对每一个人而言的。而选择性干预则针对总人口中有较高危险性的个体，可以称为风险与代价的利益平衡。工作对象是人数较多的亚人群。指定性干预是在筛查计划或问卷中发现危险因子、条件或异常，需要给予个别干预。三个程序有不同的对象，分别是：总人口——亚人群——个体。

三个程序都须要人员、经费、物资的供应与保证。普遍性程序要控制枪支、煤气等自杀乎段，设立精神病院，社区精神中心，危机中心，以及热线等。选择性程序须要治疗抑郁症，药物滥用，在大桥上加设护栏，增加支持网络的数目和可用性。指定性程序相当于二级预防的早期或早期治疗。

5. 条件模式（Condition model）：这一模式为 Felner & Felner 所倡导（1989）。前提条件有二：①易感条件；②促发条件。因此在干预方面也要有两点：第一，社会或社区要削弱整个人口的易感条件。第二，干预要针对已体验易感条件的个人，消除促发条件。

6. 创伤控制模式（Injury control model）：本模式为 Hoddon，WJ（1968，1980）所倡导。其前提条件是认为创伤是非有意的。而自杀恰是有意的创伤，但这个模式在美国创伤会议提出，Silverman & Maris 对此情有独钟，在其主编的《2000 年的自杀预防》一书中，特别给予推荐。

本模式分为前创伤阶段；创伤阶段和后创伤阶段，分别意味着一、二、三级预防。

前创伤阶段（一级预防）：①预防危险萌芽。不生产除警务及军事用途之外的枪支；降低家用煤气的有毒含量；减少心理应激；改善社会支持网络。②降低业已露头的危险量；为社会成员提供献身之机（就业）；只准塑料子弹用于安全之外的用途；凡柜台出售的处方药，一律严格限制片数，以防服药过量；手枪出售与领照一律严加控制，③防止业已存在的危险性释放；限制买枪人的资格；限制饮用酒精的数量、次数和时间；要求培训解决冲突/安抚愤怒的人员；限制出售有毒物品；防止接近违禁药物；提倡对酒精消费负责。创伤阶段（一级预防）：④从源头上对危险的释放程度及空间加以限制；加强对处方的管理；包装好个人使用的药，防止其开拆方便；改进国家的枪支登记制度；强化系扣汽车座椅安全带；在汽车上安装自动排气装置和出现有毒气体时自动截断的开关。⑤从时空两方面隔离人与危险的联系；制定法律防止精神病人接近武器；把枪支与弹药分离；自杀未遂发生后收起一切手枪及子弹；规定购买枪支要有一个候买期。⑥在危险与个人之间构筑一道保护樊离；开展911急救热线；为汽车安装碰撞时的气袋；把猎枪与手枪锁于室外；在酒精及其它有毒药物中加入添加剂，以减少或封锁其在躯体中聚积或吸收；在高层建筑及桥梁增设高护栏；⑦限制接触面积，减少创伤；防止接近屋顶及高层建筑；改进成药，减少有害药物的吸收及其副作用；重新设计子弹，减少创伤的严重程度。⑧加强个人可能受伤的抵抗力；社区降低应激，制定互助计划；学校或单位要促进健康，增加福利；对仪器设备能早期发现失灵、失调和故障；社区开设心理教育讲座。后创伤阶段（三级预防）：⑨要及早发现创伤并缩小创伤；改进医务人员对自杀者的评估、诊断和处理；提供急救的医疗应答，改善沟通系统（例如在大桥上设急救电话）；组织善后小组，处理生还者的一切工作推进非医务人员的急救培训。⑩发起临时的或长期的康复行动；为自杀未遂者提供住院及心理治疗；支持自杀预防的研究；对在急救室发现有行为问题的患者提供社区精神健康服务（随访）。

Robertson（1975，1983）提出对预防创伤的三个普通战略。第一是说服有创伤危险的人改变行为；第二，要求用立法或行政手段改变个体的行为；第三，用产品设计和环境设计来提供自动保护。第一种战略靠不住，高危个体并不会自动放弃轻生。

四、20世纪自杀预防的进展

流行学——疾病过程的定义与分类，危险因素的认定，危险因子内部与外部的联系，以及与人口统计学变量的相互关系。

在流行病学方面已经阐明不同的危险组合、易感性（Predisposing）、促发性（Precipitating）和守恒性（Pertuating）以及保护因子（Prevention factor）。

治疗——在判明病患和疾患的体征与症状的技术与技术学有所进步。开展了4种治疗方法。一是认知行为干预；二是生物学治疗；三是家庭治疗；四是动力学治疗。但治疗尚未有把握地成功，还没有形成一套行之有效的推理与操作。

社区精神卫生运动——认识到家庭、社区、学校、单位对病因的影响，个体或群体干扰的促发作用，认识到在危机发展方面生态环境的作用，不良社会制度对个人信仰、态度和行为的影响。

预防工作——主要是对标靶人口的预防。

20世纪把自杀当作一个谜。学者们分别从各个领域去解谜。这是由于自杀行为有多种（心理学、生理学、遗传学、社会学和经济学等方面）病因引起的复杂行为表现，自杀预防科学的进展，决定于相关学科的进展。

首先要评估问题的大小（流行病学），确定谁正在危机当中（危险评估），确定目标干预对象和地点（需要进行评估），确认地方资源与支持网络（生态评估），准备对已确认为最危险的个体提供紧逼干预（治疗）。

预防就是根据征兆进行预告，但我们没有一个人是人类未来行为的优秀预告者。

预防领域包括3个因素：当事人（host）、环境与执行人（agent）。三个干预层次都要求多因素考虑和多层次干预。预防工作已经发展到包括疾病预防与健康促进，已经进入到健康保护与健康促进/健康保持领域，人类行为动力学已经成为学者极大的兴趣和研究焦点。

参考文献

［1］ 翟书涛. 危机干预与自杀预防. 北京：人民卫生出版社，1997

［2］ 何兆雄. 自杀病学. 北京：中国中医药出版社，1997

［3］ Silverman，M. M. & Maris RW. Suicide Preverntion toward the Year 2000 New York：Guilford Press，1995

［4］ Silverman MM & Maris RW. Epidemiology & Risk Factors. the prevention of suicide behaviors. An overview in 1bid. 1995

［5］ Haddon，W. Jr. Am J Pub. Health. 1968（58）：1431～1438

［6］ Haddon，WJ Pub. Health Rep. 1980 (95)：4114421

［7］ Nimeus，A. Suicide Attempters－Drug overdose Pattern. & Rating of Suicidality，
Sweden：Lund Unversity, 2000

［8］ Lester，D. Psycholgical Reports，1991 (81)：1186

［9］ Lester，D. et al. Crisis. 1997，(18)：6

［10］ Lester D. Arch Suicide Research 1998，(4)：7～24

［11］ Antoonaars，et al. Can. Psychiatry，2000，(45)：639～643

原载《医学与社会》2001，4（6）：6～8

自杀及自杀疾病的规律性

一、自杀的几种定义

自杀顾名思义，是自己结束自己生命的意思。但它牵涉到自杀是犯罪还是疾病的问题，自杀的定义关系到自杀性质的表述，它包括文化人类学、社会学、心理学、生物医学和整体论5种。

1. 文化人类学定义：①一般的定义："自杀指一个人自愿地、故意地杀死自己的行动或情况，但也指任何人杀死自己的意愿或倾向。自杀包括个人的、团体的、甚至民族的自我毁灭的行为。"（中文《简明不列颠百科全书》1986年9卷573页）这一定义是广义的，它由个人扩大到群体，包括自杀意念、自杀企图、自杀倾向、准自杀和自杀已遂，以及边缘性自杀。②特殊定义："自杀即自我施加的、自愿的死。"（科辛尼）这是狭义的定义，只注重个人的动机与效果，忽略社会因素和生理、心理因素。

2. 社会学定义："自杀倾向是集体力量作用于个人的结果，自杀是社会整合力异常的结果，自杀率同社会整合力成反比。"（涂尔干）"自杀行为是一种慢性生活方式或职业现象，因此自杀是慢性的内源性综合症。"（贝克）道格拉斯发展了涂尔干的理论，认为一个群体的社会整合力越大，隐蔽自杀的效应也就越大。行为的耻辱性常常成为自杀行动的部分原因。社会学定义只着眼于社会文化因素，忽视心理和生物医学因素，无助于精神疾患的治疗和人格障碍的纠正，因而对预防自杀的措施难以全面考虑。马利斯在1981年提出自杀系统论包括四个变量：个人因素、社会因素、生物学因素和暂时性，仍然忽视心理因素。

3. 心理学定义："自杀是对昵爱客体的一种不自觉的敌对，从心理动力学的心力内投观点来看，作了 180°的转变，杀人成了自杀。"（弗洛伊德）"自杀包含想杀人、想被杀和想死三种思想。"（梅宁格）"自杀是一种急性的、实在的情景应激反应。"（纽林格）心理学定义尽管在自杀心理学研究方面有十分显著的成就，但忽视社会和生物医学因素，同样是偏颇的。

4. 生物医学定义；"自杀是一种先天的遗传性行为模式。"对自杀者的回顾性调查表明，自杀者大部分有不同程度的精神疾患（主要是抑郁症）和人格障碍，因此有人断定自杀是由精神疾患引起。自杀问题既是社会问题又是医学问题，它既是精神病学研究的对象，又是社会医学研究的对象。世界卫生组织 1968 年出版的《预防自杀》一书提出 5 种办法：①急救自杀者，特别是服毒者；②注意高危人群；⑧辨别自杀意念；④特别注意社会隔离的个体；⑤预防自杀中心的心理咨询。

生物医学定义忽视社会、心理因素无济于控制并降低自杀率。老年人自杀增加，增加了降低自杀率的困难。青年期自杀率增加，将使全人口自杀率降低更加困难。而这两部分社会人群的自杀同社会、心理因素关系更为密切。

5. 整体医学定义：笔者认为自杀是物质、能量、信息 3 种要素的自我混乱和自我瓦解。因此，自杀的病因包括社会、心理和生物医学因素。

二、自杀是生物、心理、社会因素异常引起的疾病

把自杀看作是一种病态，前人早已讲过。著名的法国社会学家涂尔干（Durkheim, E. 1858～1917）说自杀是一种社会病态。著名的德国伦理学家包尔生（Paulson, F. 1846～1908）说自杀是一种道德病态。著名的精神病学家弗洛伊德（Freud，S. 1856～1939）说自杀是一种精神疾患。以上三种观点至今仍影响着社会学家、哲学家或伦理学家以及医学家研究自杀的理论。1938 年，法国艾奎洛尔称自杀为自杀病。1953 年，德国的凌格尔称自杀的前驱症状为"自杀前驱症候群"。20 世纪以来，美国心理学家提出自杀是一种抑郁症，此说逐渐为临床所验证，但并非凡自杀都是抑郁症。把自

同抑郁症联结在一起的可远溯至 17 世纪。美国出版的《社会科学百科全书》说:"欧洲人害怕自杀有如今天美国人害怕黑手党。一个浪漫主义的象征是被遗弃的孤单英雄,他到处流浪可是一天比一天抑郁。这就形成一种思想,个人招致的孤独可引起抑郁,最后导致自杀。"这种思想始于 17 世纪。博尔顿(Burton,R.)曾写过《抑郁症解剖学》一书,我们现在引用一个较为权威的疾病定义来说明自杀是一种疾病。1947 年世界卫生组织关于健康作了如下的定义;"健康不仅是没有疾病或不虚弱,是在肉体、精神和社会方面完全良好。"由此可以引申出:疾病当然是不健康,即肉体、精神和社会三方面的不良好。这个定义有许多人不同意。譬如《塔柏医学百科辞典》就提出疑问:"到底由谁来决定良好。是由医生还是由个人。"因此,它认为世界卫生组织定义的有用性是有限的。但即以该辞典的定义,也可以认为自杀是一种疾病。该辞典在疾病(disease)条目下指出:"文字上的意义是缺乏舒适感;躯体的病理状态,出现一系列临床体征和症状,以及化验室结果异常,成为一个异常的实体,不同于躯体的其他正常或病理状态。疾病的概念可以包括不是由于躯体的病理改变引起的病(illness)或痛苦。"自杀这种疾病包括生物、心理和社会因素的异常。

1. 生物方面异常:①自杀前脑脊液、血清及血小板上有生化改变,包括 5 羟色胺(血清素 5-HT)的代谢产物 5-羟吲哚乙酸(5-HIAA)的改变。②围产期保健不良,包括分娩创伤,母亲慢性疾病,孕期 20 周前缺乏产前护理等。分娩时在产道窒息同自缢有关。机械性产伤同暴力自杀有关。母亲孕期吸毒同药物依赖(慢性自杀)或服药过量自杀有关。③月经期同自杀有关。月经同犯罪和紧张有关,也同企图自杀有关。妇女自杀的第一个高峰在月经期的头 4 天,第二高峰为经前 4 天,第三高峰为月经周期的中间,曼德尔等(1967)[1]测定 87 例有显著性差异。④生物节律曲线重叠时自杀危险增加。丹德利亚等(1984)[2]对 993 例自杀者进行生物节律分析,发现三种节律(肉体周期,情绪或感觉周期,智慧周期)同时处于临界期或半临界期,自杀实际数超过期望数。三种节律有两种处于高潮期,则自杀实际数少于期望数。⑤躯体疾病可诱导自杀,如癫痫、恶性肿瘤、糖尿病、舞蹈病等。

2. 心理方面异常:①自杀者多患有抑郁或轻度情感性疾患。后者鉴别诊断困难，常作神经官能症诊断和治疗。②人格障碍可导致自杀。③精神分裂症可导致自杀。④绝望可导致自杀。⑤心理传染可导致模仿性自杀。

3. 社会方面异常：①人际间冲突，包括家庭、团体、亲友、婚恋之间的矛盾冲突，其中家庭矛盾和婚恋尤其突出。我国自杀诱因，大部出自家庭矛盾。②角色冲突，老人及退休者，一旦退出原来岗位。转变角色后未能适应，导致自杀。③战争失败，商业破产，政治迫害，债务重压，个人强烈愿望无法实现。④邪教或统治者诱迫。

由上述分析可见，自杀是由于生物、心理和社会的异常引起，因此应作疾病处理。自杀病多有前驱症状及自杀征兆，其前驱症状往往与神经官能症和抑郁症的症状相混淆，尤其轻度抑郁症在临床上鉴别诊断困难。自杀征兆也常被患者家属或同事、同伴忽略，如一些暗示或行动不被作进一步的理解。（情绪低落、抑郁、思维迟钝、食欲不振、体重下降、人格解体、注意力缺乏、性欲缺乏、失眠等）。

三、自杀的疾病规律性

自杀同其他疾病一样，有一个发生——发展——消亡的过程，有其运动机制和发展规律。自杀有独特的病因学，流行学，诊断学，预防学，治疗学，护理学和分类学，表明自杀有独特的疾病规律性。关于自杀的原因，有过许多说法。有的说，自杀是鬼魂作祟，但基督教、伊斯兰教以至佛教都反对自杀。有的说，自杀是愚昧引起。但大政治家、艺术家、作家、诗人、诺贝尔奖得主也有自杀。有的说，自杀是受迫害的产生。但古希腊、罗马上层阶级自杀成风，当代西方的自杀者，多数是工商业家和中产阶级。有的说，自杀是贫穷所致。但自杀的高发区在欧洲，低发区在非洲，有的说，自杀是失恋所致。但也有双双情死。有的说，自杀是懦怯所致。可是有谁人比得上自杀者视死如归？众说纷纭，于是有哲学家出来说自杀是哲学问题，是"人为什么活"的问题。但休谟却有名篇《论自杀》，争的是人的自杀权利。

1. 病因学：其实自杀这种疾病和其他疾病一样，由于内外环境失衡引起。自杀患者的躯体不仅有功能改变，而且在器官、组织方面可以找到形态改变以及体液、脑脊液的生化改变。自杀患者多数患有精神疾患，尤以抑郁症（重度或轻度）常见，而自杀行为又是精神分裂症和躁狂症的常见症状。在个体心理方面，自杀意念在社区人群中的阳性率高达 30％上下。绝望是自杀危机形成的关键。精神质及神经质气质的个体有自杀意念的易感性。国外调查，自杀与文化水平、生活水平、富裕程度相关。作者研究，与文化水平、富裕程度一般无显著相关。国外研究，自杀同天文、气象有关。作者研究无显著相关。经济危机、战争、政治迫害同自杀直接相关，但政治制度同自杀无显著相关。国外研究，自杀同纬度相关。作者研究中国和欧洲都有一个自杀带，但不能归结为纬度的原因。

2. 流行学：自杀病有独特的流行规律。欧洲自杀是男多于女，自杀未遂是女多于男。中国则自杀与未遂都是女多于男。国外冬春高发，中国南方夏季高发。国外中老年高发，老年有下降趋势，中国青壮年高发，老年有增高趋势。欧美城高于乡，中国乡高于城。

3. 诊断学：自杀病多有前驱症状及自杀征兆，其前驱症状往往与神经官能症和抑郁症的症状相混淆，尤其轻度抑郁症在临床上鉴别诊断困难。自杀征兆也常被患者家属或同事、同伴忽略，如一些暗示或行动不被作进一步的理解。

4. 自杀预防学：不仅是一门科学，而且是一门艺术。美国旧·金山的金门大桥，投海者绝大多数无生还。中国南京和武汉长江大桥，高度同金门大桥相差 10 米，但死亡率只及一半。宁、汉两地大桥有武警巡逻，他们对发现自杀征兆和抢救的技术，都有一套比较成熟的经验。疾病预防学立足于病因学和流行学的普查与筛选，自杀病的预防同普通疾病的普查、筛选一致。

5. 治疗学：自杀未遂患者或蓄意自伤、自我服毒患者，其外伤、内伤、精神创伤，并发躯体疾病的治疗，与常规治疗一致，但必须加上心理治疗及其他治疗，特别是解决实际问题，从而解除心理危机，患者的绝望心理不解除，自杀危机仍然存在。因此自杀治疗学有常规的治疗，还要有特异性治疗。

6. 护理学：自杀未遂或蓄意自伤、自我服毒患者，其外伤、内伤、精神创伤以及并发躯体疾病的护理，与常规护理一致，但必须加上心理护理和特别监护。心理护理是安慰、鼓励患者，特别监护是防止自杀行动再次发生。对于重症精神病患者或轻度抑郁症患者，又与常规护理不同，不能不加区别地约束行动进行监护。对自杀死亡的患者，不论自杀现场或病床上的尸体处理，都应不同于一般患者。对于肉眼判明自杀、事故死亡、他杀或自然死亡的知识必须逐渐掌握并不断积累。这是护理学中特殊尸体处理的一章。

7. 分类学：世界卫生组织涉及自杀的分类，限于内科或外科的创伤，只是生物医学的分类。自杀既然是一种特异性疾病，自杀病学又是一个学科群，因此还可以按照历史学、伦理学、社会学、政治学、心理学等进行分类。

四、对自杀切忌讳疾忌医

急诊常见是患者或家属故意隐瞒病史，服毒报误服，外伤或窒息报事故，对前驱症状不愿代诉，易造成误诊、漏诊及护理失当。

临床上不把自杀当作疾病，病历记载是中毒或外伤的诊断和处理，除极少数重症精神病患者外，只收入内科、外科或儿科，不作精神科诊断和治疗。在死亡统计上只有事故死亡、非正常死亡或中毒、外伤死亡，不对自杀作专门统计，而某些官员容易把自杀死亡数字看作政绩指标，讳莫如深。上述种种都是应当予以纠正的。

参考文献

［1］ Mandel，A. J.& Mandel，M. P. . Suicide and mentrual. J. A. M. A. 1967；200 （7）：79263

［2］ D'andrea，V. J. ，et a1. Relation of Fliess－Swoboda biorhythm theory of suicide. J Neur Ment Dis. 1984，172（8）：490～493

原载《医学与社会》2001，14（6）：6～8

四、生命伦理学

论生死学相关问题

一、辞源及学科的形成

生死学西名 Thanatology，意谓死亡学。日本译为死生学（日本旧译死相论、死因学、死亡学），拙译生死学，一免惊心动魄，二合中国习俗，三合辩证法。称生死学有史学根据，也有科学根据[1]。

孔子说："未知生，焉知死。"可见生与死相互联系。

伊壁鸠鲁说："我们活着便不是死亡，我们死亡也就不存在了。"

黑格尔说："死亡是生命的重要因素。"恩格斯在《自然辩证法》中发挥了黑格尔的观点指出：生就意味着死，生命的结果就是死亡；死亡是有机体、实体的解体，但还留下某种生命的本原（又译作种子），或多或少与灵魂相同的东西；比一切活的有机体活得更久，不把死亡同生命联系起来就不算科学。

生死学的形成发源于灵魂的观念。北京人遗址的山顶洞人（旧石器时代晚期）埋葬坑周围洒上赤铁矿粉；桂林甑皮岩（新石器时代早期）遗址的颅骨化石穿孔；西安半坡的仰韶遗址（公元前 4000 年）的幼儿瓮棺葬，都表明原始居民相信人死后有"灵魂"。

早期宗教及早期思想家塑造了生死学的雏形。

儒教的基本观点是"死生有命"，但不信鬼。《论语》生字凡 22 见。死字凡 26 见：断言"自古皆有死"。《孟子》泛论生死，生字凡 53 见："养生丧死无憾"，"生之谓性"，仍然不脱孔子宿命论的窠臼。同书死字凡 48 见，断言"见其生不欲见其死",是典型的恶死乐生思想。《道德经》生字凡27见,"出生入死",认定离开生存必然走向死亡。死字凡15见。《道德经》特别注意生与死。庄子认为悦生恶死是文化进化的结果。《大宗师》一章,多次构建一种模糊的生死观念。

佛家重视涅槃,但又反对杀生,要求放生。

伊斯兰教主张人不免一死,但生死由真主决定;不得杀人,也不得自杀;尸体为不洁物,但不得毁容、截肢,要薄葬、速葬。

基督教的《约翰福音》,死亡一词凡28见。《罗马人书》说:"活是为了上帝,死也是为了上帝。"

但是,以上观念只停留在思辨的层面上,更不能上升到现代科学的水平。生死学是年轻的古老学科或者古老的年轻学科,它是在现代科学,特别是在生物医学的基础上形成的,它牵涉到病理学、法医学、心理学、临床医学、生物学、胚胎学以及生命伦理学和医学法学。譬如:人工流产是否杀人?残疾新生儿是否能处死?安乐死是否可行?人工复苏是否可行?器官移植的利与弊,血液透析何时了?如此等等,已经远远超出了思辨的内容。国外有《死亡与濒死》(Death and Dying)的专科杂志,更有许多专著。凯勃勒·罗斯(Kubler·Ross)更因此题目获得"死亡皇后"的美名。

二、学科性质、研究对象及研究目的

生死学是一个学科群,在人文科学方面,包括死亡哲学、死亡伦理学、死亡历史学、死亡社会学、死亡文艺等。在自然科学方面包括自杀学、心理学、临床医学、法医学、病理学、护理学、临床医学等,在新近的发展还出现临终关怀(hospice care),宁养医学或姑息医学(Palliative medicine)以及生命伦理学。

但生死学并不是包打天下,生死学研究者并不是万能博士(世间也没有万能博士),生死学是一门边缘学科,对上述学科实行边缘化,择其有用者而取之,择其无用者而不用之。择其善者而从之,择其不善者而批判之。

生死学又是一门交叉学科。它有自然科学各学科间的交叉(包括生物医学各科的交叉),又有自然科学与社会科学各学科间的交叉。例如,杀婴

（infanticide）对于严重残疾的新生儿可否实行新生儿安乐死，成为生死学的一个课题。这些都牵涉到胚胎学、医学法学和生命伦理学[2](p89-92)[3]。

人类个体的死亡经历社会死亡—临床死亡—生物死亡三个阶段，因此，生死学就其实质来说必然是个交叉学科。研究生死学不是教人死的方式、方法。生命是有条件的，死亡是无条件的，可以禁止生命，但不能禁止死亡。生命不由人选择，但死亡可以由人选择。但意外死亡却不由人选择。每个人都不可免要走向死亡。一切事物都要经历发生——发展——消亡的阶段，问题是怎样发生得好些，发展得好些，消亡得更好些。这就是生死学学科研究的目的和意义。

三、生死学的逻辑起点

生命是对死亡的征服，这就是生死学的逻辑起点，因此：

1. 生死学教人如何面对死亡，而不是教人如何去死。对死亡的态度有心理轨迹也有社会影响（包括宗教的、政治的、阶级的、科学的烙印）。

经典的理论以凯勃勒·罗斯为代表；认为人类个体，濒死经历五阶段：否认——不是我，愤怒——怎么是我，求情——但得生存，我一定……，抑郁——如何是好？接受——一切完了[4]。

笔者认为人类个体对死亡的态度或心理历程，有共同性又有个体差异性。人类都厌死而乐生，对于死亡是亲者痛仇者快，此乃共性。

革命家是藐视死亡。临刑前的从容，言谈的幽默，口号的响亮，我们在烈士的故事中数见不鲜。毛泽东对死亡十分坦然，他在病重后多次对身边的工作人员说："人哪有长生不死的？古代帝王都想尽办法去找长生不老、长生不死，最后还是死了，在自然规律的生死面前，皇帝与平民都是平等的。"在弥留阶段的 1976 年 9 月 8 日，毛泽东还看文件、看书 11 次，共 2 小时 50 分钟，他是在抢救的情况下看文件看书的。上下肢插着静脉输液导管、胸部安有心电监护导线，鼻子里插着鼻饲管，文件是由人用手托着。最后一次看文件达 30 分钟，当时心律不齐，距逝世只有 8 个多小时[5](P1779、1785)。周恩来在终末阶段前后做了 14 次手术（大 6，小 8），输血 100 多次，病房形同办公室和接待室，共与中央负责人谈话 161 次，中央部门负责人谈话 55 次，接待外宾 63 次，与外宾谈话 17 次。在医院召开会议 20 次。院外开会 20 次，出外找人谈话 7 次。惊人的临终意志，创下惊人的临终业绩。

科学家、哲学家会忘记死亡，阿基米德在敌人的宝刀搁在脖子上还求情说："等一会再杀我的头，让我证完这条几何定理。"爱因斯坦死前几小时还想着写论文。冯友兰在失明的终末阶段，坚持写完中国哲学史的新编。

不过，芸芸众生并非出类拔萃的人，有的人受了宗教熏陶或军国主义蒙蔽，他们可以去自杀杀人；军人在爱国主义、英雄主义鼓舞下可以面对死亡，英勇杀敌。但多数未必达到如此标准，一般病人对死亡的态度和心理变化各有不同。肺癌病人不同于第二次心肌梗塞的；自杀枪伤的不同于中风后偏瘫的；知识分子不同于文盲或半文盲；社会地位高的不同于社会地位低的；疼痛的不同于无痛的；家庭关系好的不同于坏的。此外，年龄、性别、家庭地位、未了心愿、临终住处等都可以影响病人的心境和态度。负性的心理可以影响临床治疗、心理护理和病人情绪。

2. 生死学提醒医生不仅要"医生"，还要"医死"。一将功成万骨枯，一个成功的资深医生，不可免地要经历无数病人的死亡。这些死亡，有些是可免的或可以推迟的，有的是不免的。

医生要谨防枉死。误诊与漏诊是医疗纠纷的主要原因，尸检表明，临床诊断的不符合率在 20%～30%。国内外都大体一致，这是指尸体解剖的奇难杂症死亡者数据，而不是门诊或治疗的诊断不符合率。英国广播公司出过一本书。《别让医生杀了你》，这是危言耸听。因为误诊与漏诊有多方面的原因。

第一，科学的局限。人类的认识能力无限，但个体的认识能力有限，某一特定历史阶段的人类认识水平同样是有限的。

第二，病人的局限。临床表现不典型，病情发展快，有些症状带隐蔽性，不易为医生注意，影响临床诊断准确，特别是猝死。

第三，医生的局限。由于医生的知识结构和医学知识的更新不足，限制了医生对基础知识和医学科学动态的掌握。此外，医生临症心理障碍和临床思维的失误也影响诊断与治疗甚至手术。

第四，医疗仪器的局限。

第五，病理医生的局限。病理医生也有误诊的时候。

3. 生死学要求医生让病人安详辞世。对恶症病人终末阶段实行临终关怀，核心是镇痛治疗和临终的宁养宣教。探讨病人权利和医生干涉权（父权主义）在临终医疗的方式、方法，对放弃治疗进行探讨（不复苏、不给水、不给营养、不住院、不转院等等）。

4. 护士不仅要"护生"，还要"护死"。临终护理道德应该是让患者安然死去；让家属减少悲伤；妥善处理善后工作[6]。护士"护生"包括六个方面：

第一，要安排一个善终环境，和谐、宽松、愉悦，避免凄凄、惨惨、戚戚。

第二，做好基础护理、安全护理和症状护理。这三者，安全护理最重要。使病人家属有安全感，防止自杀。但症状护理要优先。

第三，重视心理护理，不论医生进行心理治疗与否，心理护理都是必要的。心理护理的前提是给终末病人一个良好的第一印象。

第四，癌痛的姑息护理，镇痛成为重要一环，也是评价终末期病人生活质量的主要指标。"疾病可以伤害肉体，疼痛可以摧毁灵魂"（Lisson）。因为：（1）癌症病人恐惧疼痛大于恐惧死亡；（2）影响正常生活；（3）引起严重的心理变化，预感死亡逼近；（4）引起呼吸及循环障碍，干扰抗癌的治疗效果[1](n37)。

第五，哀伤辅导是护士义不容辞的责任，不仅在病房需要，家属离开后仍需要远程随访，这是目前普遍忽视的问题，生者不能拖累死者，死者也不能拖累生者，护士的哀伤辅导起了触媒作用。美国有的学者调查两组死者家属，A 组 903 例，属于悲伤过度，B 组 878 例，属于克制悲伤，结果发现：一年内 A 组死亡率 5%，B 组 0.68%；A 组丧偶者死亡率 12%，B 组 1.6%[6](P262)。

第六，护士要做好尸体料理，这一点不仅普遍忽视，把工作推给殡仪馆和收尸工人。护理教科书删掉尸体料理一章的不在少数。须知尸体料理是尊重人的生命，是做给活人看的，而且又是病人权利的一部分。尊重死者的尊严是为了尊重生者的尊严。尸体料理的目的是使尸体整洁，无渗液，姿态良好，易于识别[1](P552-554)。

四、生死学的唯心论

对濒死体验的解释有科学与灵学的分歧。

濒死体验（Near—death Experience NDE）指个体临近死亡（多数出现在事故死亡前）时出现的离体现象、隧道效应、全景回忆和见到另一世界及已故亲朋的一种主观现象。

最早报导这一现象的是 1892 年，地质学家海姆（Heim）在欧洲阿平宁山脉遭遇雪崩，下滑时发现心情特别平静，出现对过去生活的全景回忆。后来又收集了 29 例个案结集出版，但对它们描述为互不关联的症状。1930 年，费斯特（Pfister，O）在海姆的基础上，结合壕堑战的濒死事件，总结出濒死体验的症状，认为是应激反应的退行作用所致。

从 1960 年开始，濒死体验又出现一种灵学的解释，认为它是灵魂的证明，以杜卡塞（Ducassé，C）为代表，出版了《死后的生命》（1961）一书，把离体验、心灵感应、附体、生活回顾等细节作为鬼魂存在的证据。杜氏认为死后的生命有五种：（1）鬼魂；（2）离体体验；（3）鬼魂现形和超常现象；（4）附体（又译着魔）；（5）前世记忆。其后美国的一个医生穆迪（Moody）收集 150 例，取名《生命之后的生命》结集出版。号称"死亡皇后"的学者凯勃勒·罗斯撰写序言，支持"生命后的生命"一说[7]。

问题就这样摆着，到底有没有灵魂，有没有生命之后的生命。灵学家说有，精神病学家说无。美国精神病学分类把濒死体验列为"宗教或鬼神问题"[1](P207)。鄙意认为生命之后的生命是唯心论。

五、生死学中的悖论与二难推理、三难推理

1. 生死学中最重要的悖论是安乐死，长期争论、悬而未决。所谓悖论就是一命题 A，如果承认 A，可得—A，（非 A），反之如果承认—A，又可推得 A，这样就称命题 A 为一悖论。即一个命题如果它的正面是正确的，则它的反面也是正确的。罗素的理发匠悖论通俗解释了这一命题：一个理发匠宣布只给不剃胡子的人剃胡子，悖论推理是理发匠该不该给自己剃胡子。

如果他自己剃了，本来就不该剃，如果不剃又何必要剃。

安乐死的争论，历来有两种意见。赞成的一方的理由是：

（1）病人权利论：既然病人可以自杀。为什么不可以让其安乐死。

（2）利益论：减轻病人痛苦，节约医药资源。

（3）安乐死与放弃治疗无区别。

（4）对安乐死的后果不必杞人忧天，反正应病人或家属要求，后果自负。

反对的一方理由是：

（1）不利于医学的发展，绝症患者，让其一死了之，一了百了，医学遇难而退。

（2）不利于法制的维护，不利于社会安宁。

（3）可以通过临终关怀和姑息护理解决。

（4）希特勒的暴政，记忆犹新。荷兰的滑坡，前车可鉴。立法难，依法更难，执法难上加难[8]。

安乐死的悖论性质表现在：（1）失职与越权的矛盾：医生是医生，不能杀人。（2）普通手段与特殊手段的矛盾，延长生命是普通手段，延长死亡是特殊手段。（3）停止和不开始的矛盾，如果病人注定要死，停止治疗和不开始治疗都是一样的。如果病人深昏，是否实行复苏术颇费踌躇。（4）直接与间接的矛盾，主动安乐死是促死，间接安乐死是任死。（5）自愿与非自愿的矛盾：主动直接安乐死是病人请求，被动直接安乐死是家属请求甚至医生主意。

安乐死悖论类似二律背反（antinomy），即哲学上两个原理或结论之间的真实或表面的矛盾，双方似乎同时都可以证明是合理的。二律背反几乎为悖论的同义语[8]（P801）。安乐死悖论的理论根源来自生命哲学的三论：生命神圣论、生命质量论和生命价值论。这三论，在逻辑学上属于三难推理（tri－dilemma）。一个二难推理（dilemma）并非必然会有一个不受欢迎的结论，而两个可供选择的行动方式中的每一个都可引向某个令人不满的结论[8]（P802）。医学科学的核心道德导向是生命神圣论，"人命至重，有贵千金"（《内经·素问》），但是延长濒死的生命，不一定有很高的生命质量。浪费大量资源不见得同生命质量相称，尽管符合生命神圣。分配稀有的医学资源要注意病人的历史贡献，家庭中的地位以及失能调整生命年（disability adjusted life year DALY）作为分配原则，这就不讲生命神圣。伟人要千方百计维持其生命数量。巴金濒死，不胜其苦，要求安乐死，家属则要求尽力维持生命。巴金只好说："我为你们活着。"

六、生死学的价值分析

生死学的悖论或二难推理以及三难推理，不能靠思辨来解决，有必要进行价值分析。价值分析有三种：即代价/效应分析；代价/效益分析；风险/效益分析。

1999 年，《英国医学杂志》提出"火葬危机"，其后《自然》杂志跟进，鄙人有同感，火葬目的是个悖论，属于二律背反。试从价值分析言之，火葬可使尸体及尸衣的病菌消灭，遗体缩小，促进自然界的氧、氮、碳、水的循环，这是代价/效应分析。火葬可以节约木材，减少土地的病菌污染，甚至可以节约土地资源，这是代价/效益分析。然而研究表明，焚尸炉挥发的气体重金属，加大空气和土壤的污染和人体的重金属感染，不利于火葬场工作人员的健康，这是一个方面；另一方面就中国来说，火葬成为垄断性行业，层层索价，成为暴利行业，加上腐败蔓延，事事索红包成风，丧主不胜其苦，国家不堪其负。硬性规定火化指标，在城乡丧主中出现一些悲喜剧。医院厕所常常出现长途运尸的走私一条龙小广告，承担偷尸、运尸、土葬的"服务"。继骨灰堂和寺庙庵堂存灰之后，又提倡先火后土（葬），早知今日，何必当初。一处坟地，动辄几万元，即使不甚劳民，却也大伤其财了。

安乐死的悖论也是这样，令绝症病人缩短其痛苦过程，"立等可取"，此效应十分灵验，这是代价/效应分析。安乐死可以结束病人痛苦，节约医药资源（包括医药、设备、人力、财力）效益显著。这是代价/效益分析（在工商业翻译作成本/利润分析）。但是以上两个分析没有注意到风险/效益分析，即可能出现什么风险，有什么样的风险是可以承受的，什么又是不可承受的，是风险大于效益还是效益大于风险。鄙意认为安乐死立法难，依法难，执法难上加难。安乐死应该缓行。安乐死的执行不能脱离政治环境。在极权专制的政治环境下，容易变相杀人。希特勒实行安乐死法，杀了犹太人、吉卜赛人 600 多万。在宽松的政治环境下，荷兰医生事前式事后不报告的占过半数。75％的案件写成自然死亡。有 20％～25％的病人本来并不同意安乐死[8]。因此，应该以法西斯德国为戒，以民主荷兰为训。

风险/效益分析用得着公益论，公益论原是伊斯兰教法用语，阿拉伯发音是 isfislah。即在"经训"无明文规定的情况下，解决教内疑难问题的准则应是先社会利益，后地方社团利益，最后才是个人利益。公益论是把价值学（axiology）引入医学伦理学和生死学。这牵涉到死亡标准、安乐死、人口控制、堕胎、艾滋病防治等一系列问题。

美国有的学者提出"承诺一个好死"（Promise a good death）的口号，其产生背景便是基于风险/效益分析。因为：

（1）临终病人往往带有大量的疼痛、忧心和焦虑死去。

（2）医生与病人缺乏沟通的方法，不能对不断出现的新情况作出恰如其分的解释。

（3）医生对临终的处置忙乱、急躁，带十分侵害性。

（4）病人及家属的期望值过高，不符合实际的经济水平和技术水平。加上医学知识的缺乏或半通不通，常带失望或抱怨情绪。如对心肺复苏机的期望值往往不切实际，不知道对高龄濒危病人的功效低。

（5）病人无法接受死亡，怕身后萧条、凄凉。

美国医学定义研究所对好死的定义是：（1）为病人、家属及陪人免除悲伤和痛苦；（2）一般符合病人及家属愿望；（3）在理论上符合临床、文化和道德标准（1998 年）。

韦伯（Webb）氏对好死的定义十分简练：（1）无痛；（2）安详；（3）短促[1](P341)。

好死的口号，符合风险/效益分析的结果，用好死代替安乐死，这就是本文的结论。

参考文献

[1] 何兆雄 . 实用生死学 ［M］. 北京：海洋出版社，2006.

[2] 何兆雄 . 医学伦理学概论 ［J］广西医学院，1983.

[3] 何兆雄 . 死亡的定义及标准 ［J］. 医学与哲学，1983，（6）.

［4］ Kubler Ross On Death and Dying 1st ed. 1969，New York：Saunders.

［5］ 逄先知，金冲及．毛泽东传（1949－1976）　［M］．北京：中央文献出版社，2003.

［6］ 马文元，何兆雄，陈力行．实用护理伦理学［M］．南宁：广西人民出版社，1986.

［7］ 不列颠百科全书：第二卷［Z］．北京：中国大百科全书出版社，1986.

［8］ 何兆雄．艰难的安乐死［J］．医学与哲学，2005，（8）.

［9］ 何兆雄．濒死体验研究的认识论［J］．医学与哲学，2006，（3）.

原载《学术论坛》2006年第8期，21～25）

论非正常死亡

非正常死亡成为自杀的代词，本文探讨这一概念的逻辑意义。

一、模糊性

死亡包括自然死亡（natural death）、事故死亡（accidental death）、他杀（homicide）和自杀（suicide）。自然死亡不等于正常死亡。猝死、瘟疫可以是正常死亡，也可以是非正常死亡。院内感染、交叉感染引起的死亡都是可以避免的，感染了导致死亡，这是自然死亡，但属于非正常死亡。如果非正常死亡包括事故死亡、他杀与自杀，那么天灾、人祸、饿死，又算不上正常死亡。

非正常死亡概念带模糊性。概念是理性认识，反映事物的本质。概念的特点有明确的内涵与外延。非正常死亡有特定的内涵，即自杀、事故死亡与他杀属于内涵，但无适用范围。即不是凡死亡都属于自杀、他杀和事故死亡。因此它属于模糊概念。

形式逻辑并不一般地反对模糊概念，如大小、高低、美丑、公私、饱饿、长短、轻重，临床的缓解、恶化，中医的寒热、温湿，没有特定的含义和数量标准，没有它，不能表述一个判断。但仅靠它会引起错误的推理。

《韩非子》中有一个故事。丈夫的裤子破了，要老婆新缝一条。老婆问他要缝怎样的裤子。丈夫说就照原来那样。老婆缝好新裤后在裤裆挖了个洞，这就是模糊概念不精确之处。

二、悖论性

辩证逻辑承认概念有稳定性和变动性，因此模糊概念符合辩证逻辑。模糊数学的产生，使模糊概念上升到集合论的层次。查德（Zadeh，L，A）1965年在多值逻辑的基础上提出模糊集合（Fuzysets，或译弗晰集合），并在此基础上研究模糊逻辑，以后发展为模糊数学，在人工智能等方面有广泛应用，模糊概念带科学性。

非正常死亡概念带悖论性而不带科学性，因为它混淆鉴别诊断的界限，在法医学、医学法学、医学心理学、医学伦理学、护理心理学都是无益的，有时甚至是有害的。所谓悖论（paradox），即一个概念同时存在两个命题，如果承认A命题是正确的，那么B命题便是错误的，非正常死亡概念充满矛盾，带悖论性。

自杀有时被宣布为猝死，归结为正常死亡，掩盖真相。陈布雷曾是蒋介石的文胆，官拜中政会代理秘书长，实职是侍从室主任，1948年底服安眠药（巴比妥）过量自杀。这是一宗典型的自杀案例。有既往自杀史（1942、1943、1945），有应激障碍（蒋政权面临覆灭，投身蒋某21年，由兴起到灭亡），有前驱症状（纳减、睡眠障碍、自我封闭），有自杀迹象（准备4瓶安眠药、两热水瓶水、通宵开灯），有支持原丧失引起绝望（陈劝蒋要孔、宋两家拿出家财来挽救财政崩溃；另一说法在整理文稿时删去"剿匪也要8年"因此受蒋痛斥）。陈从蒋处下班回家，摒退左右，通宵写下8封遗书，对各方人士表达心曲。服药后躺在床上慢慢死去。现场留有空热水瓶和安眠药瓶。官方宣布陈布雷心脏病发猝死。

事故死亡有主体失误性与客体失误性，机械性与天然性，政治性与报复性。主体性事故有他杀可能（康有为避北伐军去青岛，在洗尘宴上饮料中毒当晚死去），客体性事故有自杀可能（作家徐迟半夜如厕坠楼）。机械性与天然性多属事故性死亡（高处坠物和天灾），但不能排除他杀（峨眉山金顶坠崖者抱游人同归于尽，救溺者被溺水者紧抱同归于尽）。政治性与报复性全属他杀或谋杀（冯玉祥是既成事实。白崇禧在阳明山出游前发现车轮螺丝被扭松是未成事实)。

他杀有时会被错误地解释为自杀，要区别有无自杀因子和他杀因子，有无制造现场和消灭现场（1949 年毛泽东斯大林会谈时的随行翻译孙维世，文革中带着镣铐死亡，拒绝尸检，焚尸来灭迹。前东海舰队司令员陶勇，在司令部招待所花园中一小水井中发现死去，死后迅速上报自杀，冲洗现场，焚尸灭迹。这两宗案件都被宣布为自杀）。

他杀有时可以解释为自然死亡。如生物武器的牺牲者，被解释为瘟疫。医疗事故可以是机械性事故死亡，同样地也可以是谋杀（吴佩孚不愿当汉奸，因牙痛治牙，被日本医生打针后当堂死亡）。鲁迅结核性肋膜炎，被老朋友日本须藤医生漏诊（宋庆龄聘请的美国医生邓氏 Dunn 已诊断在前）导致气胸半日后逝世。至今仍为悬案。

安娜·路易斯·斯特朗，晚年在中国定居（1958 年第 5 次重来），文革时不让离开中国，也不让侄孙来见，连到柬埔寨与侄孙会见也不被批准。86 岁高龄有病，斯特朗拒绝入院、治疗、服药、进食，最后死亡，这到底是自然死亡或正常死亡还是非正常死亡？是主动安乐死还是自杀？安乐死是正常死亡还是非正常死亡？

三、封闭性与诡辩性

近代以来，常常因为政治上的需要，掩盖残酷现实，以非正常死亡这一模糊概念加以淡化。大跃进、人民公社的 3 年，哀鸿遍野，饿死被说成水肿病，自杀和因营养缺乏引发疾病死亡归结为非正常死亡。3 年的人口减少 3 000 万，只能说非正常死亡。3 年饥荒，河南信阳地区饿死上百万人，一律瞒报数字，死人只说是瘟疫和浮肿病，讳言饿死、自杀。到后来捂不住了，又说是民主革命不彻底，要补课，20 万基层干部被扣，当了替罪羊。最后以非正常死亡掩盖事实[1]。

20 世纪 30 年代，在各个革命根据地，错杀红军指战员不下 10 万。鄂豫皖、湘鄂西、闽赣误杀四、五万，加上中央苏区、湘赣、闽西、闽浙赣、陕北，不下 10 万。湘鄂西杀得只剩 4 个党员。[2] 中央苏区的"富田事变"，起因是打 AB 团，红 20 军干部起而反抗，结果排以上干部全部被杀。博古干预也不行，一个不留。这哪是非正常死亡？死去的人当时是被当作反革命镇压的。当公正回到人间，民主回到政府的时候，死者又被追认为烈士，可见也不是非正常死亡。

在军事术语中，常见有非战斗减员一词，这是针对后勤、管理来说的，指普通伤病和逃亡而言。红军在长征途中，特别是过雪山草地时，长期消耗体力之后又饥寒交迫，草滩沼泽、冻、饿、伤、病而死不计其数，这是指战斗而言的，没有人称之为非正常死亡，也没有必要称之为非正常死亡。

文化大革命死了那么多人，包括自杀、他杀，折磨而死，瘐死狱中，至今还未有一个数字。上自刘少奇，下至平民百姓，冤死数可能大大超过20世纪30年代的肃反，与大跃进不相伯仲。但连个非正常死亡的数字也没有，可谓超封闭性。

非正常死亡概念带诡辩性。

自杀死亡包括服毒、自缢、投水、跳楼、投崖、自刎、自伤、自焚、煤气、烧炭。在临床病历上，常常用服药过量、农药中毒、窒息、溺水、烧伤、骨折、CO 或 CO_2 中毒记录病情，没有归入自杀一类，把自杀变成自然死亡或事故死亡。世界卫生组织《世界卫生统计年报》把死亡原因归纳为4项：

自然死亡（1～8项）

事故死亡（E810～E925）

他杀（E960，E965）

自杀（E950，E959）

事故死亡分外伤与中毒，细分为汽车与交通及其它运输事故、中毒事故、高坠事故、火警事故、自然与环境因素事故、溺水事故、机械窒息事故、重物坠下事故、机器及切割事故、电力事故。但医疗事故导致的死亡，没有归入事故死亡，而列入其他事故副作用或远期效应死亡。

四、现实性

现实性是实现了的必然性。从死亡率来追踪，各种死亡表现出千差万别。关于中国内地的自杀率，各家报导不同，甚至不乏惊人消息，这与资料来源及对城乡人口的估算不同有关。因为至今还缺乏一个中国内地的全面统计，都是由疾病监测点分城、乡、男、女统计，推算结果各家不同。

1. 作者过去的推算数字

（1）1996 年报告[3]（按 WHO 资料推算）

1987 年 189 877 人（男 82 930 人；女 106 947 人），自杀率 17.56/10 万（粗自杀率，下同）。

1988 年 188 333 人（男 82 709 人，女 103 624 人），自杀率 17.18/10 万。

1989 年 189 850 人（男 84 251 人，女 105 599 人），自杀率 17.07/10 万。

（2）1996 年报告[4~5]（按国家统计局数字推算）

1979 年自杀 141 100 人（城镇 20 159 人，乡村 120 941 人），自杀率为 14.16/10 万。

1980 年 146 455 人（城镇 23 925 人，乡村 122 530 人），自杀率为 43.83/10 万。

1985 年 235 043 人（城镇 38 579 人，乡村 196464 人），自杀率 23.26/10 万。

（3）1999 年报告[6]（据 WHO《世界卫生统计年报》推算）

1994 年自杀率为 16.0/10 万（男 14.4/10 万，女 17.8/10 万）。

2. 用新方法推算 1994 年中国大陆的自杀人数及自杀率，与自然死亡、事故死亡、他杀比较。求得中国内地的自杀率为 16.78/10 万（1994），与 20 世纪 80 年代相比属持平状态。与香港相比，自杀死亡率（男 13.4/10 万，女 11.3/10 万）、他杀死亡率（男 2.7/10 万，女 1.2/10 万）略高，事故死亡率（男 18.8/10 万，女 8.8/10 万）则低 7~18 倍多。但香港只有农民 11 000 人（1994）[12]，如与内地城市自杀率比，香港高内地近 1 倍。

（1）材料

①1995 年世界卫生组织《世界卫生统计年报》公布的中国选定地区有关数据如表 1[8]。

表 1   中国选定地区[9]死亡数据

地区 \ 性别 \ 人数 1/10 万 \ 死因		一切原因死亡		自杀死亡		他杀死亡		事故死亡		其它故事副作用及远期效应	
		人数	死亡率 1/10 万	人数	1/10 万	人数	1/10 万	人数	1/10 万	人数	1/10 万
乡村	男	183152	690.5	6279	23.7	881	3.3	878	3.3	1045	3.9
	女	149507	586.2	7788	30.5	264	1.0	229	0.9	561	2.2
城市	男	197082	627.7	2026	6.5	1 148	3.7	329	1.0	1218	3.9
	女	162221	543.9	2098	7.0	388	1.3	47	1.2	718	2.4

*本统计资料涵盖 1 亿～1.2 亿人口地区，城乡的各一半，计城市有 36 个：北京、上海、天津、哈尔滨、长春、大连、鞍山、南京、杭州、武汉、广州、重庆、昆明、西安、苏州、合肥、安庆、蚌埠、铜陵、厦门、福州、三明、宜昌、黄石、伊春、佛山、自贡、桂林、乌鲁木齐、石河子以及湖南 6 市。乡村有 64 县：北京市 6 县（区），天津 5 县（区），上海 4 县（区），江苏 8 县（海门、启东、泰兴、太仓、大丰、扬中、萧县、淮南），浙江 3 县（萧山、富阳、余杭），江西 4 县（上高、丰城、高安、余丰），湖北 3 县（麻城、云梦、老河口），湖南 15 县（常德地区 8 县、浏阳、平江、黔阳、溆浦、安仁、益阳、隆回），广东 3 县（四会、揭阳、英德），四川 5 县（盐亭、阆中、金堂、双流、什邡），贵州铜仁地区 6 县，陕西 2 县（澄城、紫阳）。

②1994 年中国内地城市 660 个，城市总人口（不包括市辖县人口而包括市区的农业人口）为 5.181 7 亿人，占中国内地总人口 42.3‰。[10]

③中国内地 1994 年总入口数 12.214 亿[11]

（2）方法

①1994 年中国内地城市有人口 5.181 7 亿，未包括城镇居民和农民工，后者估计入城人口为 0.9 亿～1.1 亿，取其中值 1 亿，与原有城市人口相加，则城市实有居民人口是 6.1 817 亿。由此可得出农村人口为 6.068 1 亿。

②按表 1 死亡人数与死亡率的比例，求得：死亡人数中：乡村男性人口占 52.4%、女性人口占 47.6%、城市男性人口占 47.8%、女性人口占 52.2%。

（3）结果

表 2　中国内地各项死亡推定数据*

地区	性别	一切原因死亡 人数	一切原因死亡 死亡率 1/10万	自杀死亡 人数	自杀死亡 1/10万	他杀死亡 人数	他杀死亡 1/10万	事故死亡 人数	事故死亡 1/10万	其它故事副作用及远期效应 人数	其它故事副作用及远期效应 1/10万
乡村	男	2195572	690.5	75342	23.7	10493	3.3	285535	89.8	12400	3.9
	女	1693189	586.2	88096	30.5	2838	1.0	182268	63.1	6354	2.2
	合计	3888761	640.7	163438	26.9	13381	2.2	467793	77.09	18754	3.09
城市	男	1844182	627.7	19097	6.5	10870	3.7	140436	47.8	11458	3.9
	女	1742161	543.0	22 459	7.0	4171	1.3	988187	30.8	7700	2.4
	合计	3586343	583.6	41556	6.76	15041	2.44	239623	38.88	19 158	3.1

* 农村人口男 31 796.85 万人，女 28 884.156 万人，合计 60 681 万人

城市人口男 29 380.27 万人，女 32 084.73 万人，合计 61465 万人

表 3　中国内地城乡合计死亡率

自　杀	(163 438＋41 556)÷12.21 462 亿＝204 994÷12.21 462 亿＝16.78/10 万
事　故	(46 793＋239 623)÷12.21 462 亿＝707 416÷12.21 462 亿＝57.91/10 万
他　杀	(13 381＋15 041)÷12.21 462 亿＝28 422÷12.21 462 亿＝2.33/10 万
全国死亡率	7 475104（全国死亡人数）÷12.21 462 亿（全国人口）：612/10 万
自然死亡率	[7 475104（全国死亡人数）－519832（自杀、他杀、事故死亡合计）]÷12.21 462 亿（全国人口）＝5685.6/10 万

（4）结论

（1）自杀死亡率为自然死亡率的 2.9‰、为事故死亡率的 29％、他杀死亡率的 720.2％；（2）自杀死亡率为全国死亡率的 2.74‰、事故死亡率为全国死亡率的 9.46‰、他杀死亡率为全国死亡率的 3.8‰；（3）比较内地、香港、澳门各项死亡率[12]，内地一切原因死亡率较港、澳高，自杀与事故死亡率较港澳低。澳门的总死亡率特低，但自杀死亡率特高（40.90/10 万），事故死亡率澳稍高于港。

表 4　内地、香港、澳门死亡率比较（单位 1/10 万）

死因		内地	香港	澳门
一切原因死亡	男	660.3	555.9	165.0
	女	543.9	435.0	

续表

死因		内地	香港	澳门
自　杀	男	6.5	13.4	40.90
	女	7.0	11.3	
他　杀	男	3.7	2.7	14.1
	女	1.3	1.2	
事　故	男	4.9	18.8	18.0
	女	3.6	8.8	

参考文献：

[1] 李锐. 信阳事件 [J]. 百年潮，1998，(12)：39—44.

[2] 李锐. 世纪之交感言 [J]. 同舟共进，2001，(1)：8.

[3] 何兆雄. 自杀与人生 [M]. 广州：广州出版社，1996，120—121.

[4] 国家统计局人口统计司。中国人口统计年鉴 [M] 北京：中国统计出版社，1980.470.

[5] 国家统计局社会统计司. 中国社会统计资料 [M]. 北京：中国统计出版社，1987.213.

[6] HE Z X, LESTER D. What is the Chinese suicide rate [J]. Perceptual & Motor Skills，1999，89：898.

[7] 曹淳亮，刘泽生. 香港大辞典 [M]. 广州：广州出版社，1995.771.

[8] WHO. World Health Statistics Annual [M]. Geneva，1995，B706～713.

[9] WHO. World Health Statistics Annual [M]，Geneva，1989. XIV.

[10] 冯兰瑞. 城镇如何城市化 [J]. 同舟共进，2001，(8)：13—16.

[11] WHO. World Health Statistics Annual [M]. Geneva. 1995. A—8.

[12] WHO. World Health Statistics Annual [M]. Geneva，1996. B664. B668.

原载《医学与哲学》2003，24 (10)：20～23

宗教心理—鬼神心理疾病

——濒死体验的诊断与预后

1892 年，地质学家海姆（Heim）经历了阿平宁山脉雪崩下坠濒于死亡，以后收集濒死体验 29 例，属于分散的个案汇编。

1894 年《英国医学杂志》发表《溺水的感觉》，是为案例报告的嚆矢。

1961 年，杜卡塞（Ducaseé，C）把濒死体验称为"死后的生命"。

1975 年，穆迪（Moody）称为"生命之后的生命"。

一、典型症状

一个濒死（接近死亡）患者，发现自己离开躯体，漂浮在空中，见到自己的尸体和亲友在哭泣，以后离开居处，进入一黑暗隧道。远处见到一发光体，乃是隧道出口。随后见到另一世界，有已故的亲友和未认识的人。美丽的世界，热情的人们，使患者流连忘返。回忆起一生重要事件。可惜好景不长，患者被迫与这一新世界告别。

二、量表及分型

分初步问卷与最后量表两种，前者用于筛查，后者用于诊断[1]。

1. 初步问卷共 33 项，分三档：出现；不明确；未出现。共 33 项，计：

①心平气和感；②欢欣感；③时间停顿并失去意义；④非尘世的现实存在；⑤宇宙一体感；⑥离体体验；⑦被外力控制；⑧神秘的非尘世人物；⑨思维异常活跃；⑩非自然的控制；⑪有意义的视觉；⑫感觉异常活跃；⑬奇异躯体感觉；⑭隧道状黑暗地带；⑮顿悟或豁然开朗；⑯思维不由自主；⑰正在死亡的感觉；⑱处于不再回来的岔路或边缘；⑲脱离周围环境；⑳看到死人或鬼神；㉑超感官知觉；㉒有意义的声音；㉓失落情绪；㉔事出突然；㉕生活回顾；㉖自我感觉不实在；㉗思维异常敏锐；㉘世界似乎不实在；㉙看到未来；㉚负责任的判断；㉛感觉模糊或迟钝；㉜成为别人超感官知觉的对象；㉝思维模糊或迟钝。

2. 最后量表[1]

分认知，情感，超常和超自然 4 部分，共 16 项。计分可分三档：0 分，1 分，2 分。

（1）认知分 4 项：时间加速；思维加速；回顾出现；豁然开朗。

（2）情感分 4 项：安详欣快感；欢乐感；天人合一感；周围亮光感。

（3）超常分 4 项：思维较前活跃；有超感官感觉；看到未来图景；离体现象。

（4）超自然分 4 项：见到新世界；见到鬼神；见到神秘人物，到达阴阳分界。

3. 濒死体验的类型

（1）Sabom（1982）[2]分为三型：①离体型——从高处看见自己；②异地型——超越尘世；③离体并异地型。

（2）Noyes（1977）据人格解体分型：

①超脱型——多数病例中常见；②警觉型——事故受害者常见；③忧郁型——精神病人常见。

（3）患者可划分为 4 个范畴：

①并无严重疾病或创伤；②有严重疾病或创伤，但无死亡危险；③重病，如无内科、外科干预可能致死；④生命体征明显受损，如无内科、外科干预，预兆死亡。

三、诊断与鉴别诊断

美国精神病学学会《精神疾病诊断与统计手册》（第 4 版）中列举的各项诊断标准，标明这是一项新的病种，命名为宗教—鬼神问题。这有助于鉴别诊断顺应疾患（adjusting disorders）和严重精神病。

1. 诊断理论[3]

（1）Grof 和 Grof（1990）认为，轻型的鬼神危机（Spiritual crisis）不应作为精神疾病诊断和治疗，但应看作精神危机的发展。健康与功能的全部改善有望获得长期效果。

（2）Lukoff 等（1992）认为可以诊断为"宗教或鬼神问题"。精神病科医生常常忽略把宗教与鬼神问题病理化，形成医源性损害。

（3）Turner 等（1995）认为濒死体验只能是对死亡威胁的一种正常反应，这是一种极度的应激事件引起的一种反应。Turner 与 Lukoff 等[4]的理论都认为濒死体验是一种心理现象而不应诊断为精神疾患，但濒死体验常常引起的明显的心理异常和人际困难，例如愤怒、抑郁和孤独。

（4）美国精神病学学会的诊断标准规定：看见死去的亲人不应诊断为精神病，但目前还缺乏统一的标准。

2. 鉴别诊断的相关问题[3]

有关精神障碍问题，美国精神病学学会《精神疾病诊断与统计手册》（DSM－Ⅳ）（第 4 版）建议尽可诊断为心理宗教或心理鬼神问题。虽然濒死体验与精神病有某些相同之处，但从现象学而言，仍然是截然不同的。

（1）创伤后的应激障碍（Posttraumatic Stress Disorder，PTSD）同样都会暴露在死亡威胁或重伤之后，出现抑郁症状。侵扰个人回忆一再出现。NDE 也有 PTSD 的噩梦和心理痛苦。

但除此等侵扰性症状之外，濒死体验有回避症状，保持人际距离，大有来日方短的感觉[3]。临床诊断还要区别自杀意念、安乐死的要求与创伤后应激障碍，以便同濒死体验，各各划清界限。

（2）人格分离的特点有三：

①持续性；②多发性；③慢性分离。濒死体验经历者较之对照人口有更

多分离倾向。Irwins（1993），Cabbard/Twenlow（1984）注意到人格分离与濒死体验的区别包括有年龄、性别和分布的差异，不愉快和似梦素质（dream like quality）的区别，观察自我（observing self）与功能自我（functioning self）分离。

（3）濒死体验也曾同自检镜（autoscopy）现象相混淆。自检镜又译自主运动检查镜，同多因性脑损害有关。濒死体验是从肉体以外进行观察，是特异景象的积极重复。自检镜现象是从肉体以内的体验。

（4）濒死体验与因物质引起的幻觉相似，但视觉变化更复杂，更具人格意义[5]（Bates & Stanley，1985）精神类型的人格障碍可以包括认知与知觉扭曲，但弥漫型的人际缺陷在濒死体验中未有发现。（Gabbard & Twenlow，1984；Irwin，1985；Locka & Shontz，1983）美国精神病学学会《精神疾病诊断与统计手册》（第4版）指出："宗教信仰可以作为灵学类型在正规的观察人员面前出现。"但顺应障碍是感情和行为的症状在应激物的正常反应中没有反应。在濒死体验之后频繁出现愤怒、抑郁和人际困难，这是正常的。乱喊乱闹不应视为对正常丧事的顺应障碍[5]。（Lukoff，等，1992）

（5）顺应障碍诊断

凡不适合濒死体验诊断标准和有关问题的，可作顺应障碍诊断。（Lukoff，等，1992）

四、治疗

1. 个别心理治疗

通常让患者讲出他的迷惑和痛苦，即使语无伦次亦无大碍，这与谵妄不同。患者回忆其认知和感觉，比接受解释更有帮助。与创伤后应激障碍（PTSD）也不同，濒死体验经历者绝少不谈过去的经验。Rosen（1976）提出许多濒死体验的治疗问题，称为自我死亡（egocide）或象征性自杀。部分人格丧失是个体痛苦的源泉，可以通过催眠术或非语言手段（如图画等）诱导其回复到"还阳"状态[6]。

2. 集体心理治疗或小组支援

集中同类病人于一个小组，互相倾诉，互相排解，功效甚佳。主旨是让病人自己教育自己，避免说教，减少抵触情绪和怀疑顾虑。

3. 心理药物治疗

无法证明药物治疗有效，如果对药物治疗取对抗态度的，一旦醒悟，行将前功尽弃，结果人财两空。

4. 沉思训练

Wilber（1984）推荐：最好让病人读一些有关濒死体验的科普读物，可能解铃还须系铃人。但沉思训练为 Wilber 所不取，认为反而有可能成为濒死体验病人治疗的禁忌症。

5. 社会心理康复

让病人摆脱过去濒死体验的干扰，不再为此而孤独、自闭、自卑、愤怒、抑郁，回到正常的社会生活中去。

五、预后[8]

（1）病人的经历常常被视为荒诞，不敢为外人道，因而得不到心理治疗与支援。

（2）家人会对病人的经验、信仰和行为表示难于理解，因此尽量回避本人。不现实地希望本人改变思路，并错认本病为精神病，而不是思想病、心理病，生怕影响他人。家庭生活因此受到冲击，甚至导致离婚。

（3）濒死体验者"悟以往之不谏，知来者之可追，实迷途其未远，觉今是而昨非"。病人逐渐适应新情况，采取新的价值观和人生态度。

（4）人格死亡的破坏作用，不下于肉体死亡。濒死体验患者可能付出惨重的行为代价：

①长期抑郁；②关系破裂；③职业分裂；④严重的异己情绪；⑤自觉废物一个；⑥长期为流言所苦。

参考文献

[1] GREYSONB, The Near－Death Experience Scale［J］. J Nerv Ment Dis, 1983, 171 (6)：369－375.

[2] SABOM M B, Recollections of Death［M］New York：Harpers & Row. 1982.

［3］ GREYSON B，The Near－Death Experience as a Focus of Clinical Attention ［J］
. J Nerv Mint Dis，1997，185 (5)：327－334.

［4］ LUKOFF D，LU F，TURNER R，Toward a more culturally sensitive DSM－Ⅳ：
Psychoreligious and Psychospiritual Problem ［J］. J Nerv Ment Dis，1992，180：
673－682.

［5］ BATES B C，STANLEY A. The epidemiology and differential diagnosis of near－
death experience ［J］. Am Orthopsychiatry，1985，(55)：542－549.

［6］ ROSEN D H. Suicide Survivor Psychotherapeutic implication of egocide ［J］
. Suicide，Life Threaten Behavior. 1976，(6)：209－215.

［7］ WILBERK. The developmental spectum and psychopathology：pt 2 ［J］. J Tran-
pers Psycho. 1984，(16)：137－166.

［8］ BUSH N E. Is ten years a life review? ［J］. Near－Death Studies，1991，(10)：5
－9.

原载《医学与哲学》2006 (10)：34～35

艾滋病伦理分析

　　艾滋病是后天性（或获得性）免疫缺陷综合征的英文缩写音译。一种过滤病毒引起的疾病，能破坏人体的自然免疫系统，使人对于各种异常变化及危及生命的疾病失去抵御能力。艾滋病原译爱滋病，源于本病是从男同性恋患者中发现的，其后又列入性传播疾病（STD），因而音译名为"爱滋"（AIDS）。至今境外华文书刊仍沿用旧音译。

　　1981 年 1 月，美国戈特利伯（Gottileb）发现第一例男性同性恋患者患卡氏肺囊虫肺炎，10 个月后死去。随后又发现男同性恋患者卡波济肉瘤陆续死亡。这两类疾病属罕见病，可能都与免疫功能减退有关，提示此病经性传播因子或暴露于某种共同环境，可能是造成免疫缺陷的关键因素。但未发现病原体，"爱滋"或"艾滋"并未得名。

　　1983 年法国蒙塔耶（Montagnier）等发现了一株新型的转录酶病毒，命名为淋巴结病相关病毒。1984 年美国加洛（Callo）等发现一株异常病毒，命名为嗜人类淋巴细胞病毒Ⅲ型；同年，美国勒维（Levy）小组发现一株命名为艾滋病相关病毒。艾滋病病毒之命名始于美国，但确认则为世界卫生组织。

　　1986 年 6 月 1 日，世界卫生组织国际病毒分类委员会确认本病的正式名称为 AIDS。世界卫生组织鉴定认为，三株病毒在形态、蛋白质结构，基因表达，对 T4 淋巴细胞的攻击能力、特性及其逆转录酶等方面都是相同的，因此命名为人类免疫缺陷病毒（human immunodeficiency virus, HIV）。艾滋病的命名虽然始于美国，美国在 1984 年又先后发现两株新病毒，但美国专家没有争这个最先发现权。1994 年 11 月，美国卫生和人类健康服务部把艾滋病病毒的发现权归属于法国。

艾滋病病毒的来源，一说来自非洲绿猴，一说来自黑猩猩。但人类艾滋病的病源，绝不止于性传播，因此不能说"爱滋"，甚至还有"恨滋"和"恶滋"的。有报道说有人因嫖娼或卖淫和私通得病，于是多方寻找性伴侣传播，藉资报复，是为"恨滋"。吸毒者静脉注射海洛因，共用未消毒针筒，是为"恶滋"。

艾滋病的传播途径并不局限于性传播，虽然中国发现 80％通过性传播（宇广华，2000）。此外还有血传播（输血或卖血），即输入带病毒的血液或血液制品。河南出现一骇人听闻的艾滋病村，便是无良的"血头"把混入带病毒的血浆回输卖血者造成的悲剧。吸毒者静脉注射得病是常见的血传播，但医疗器械消毒不严或其他治疗程序违反常规及操作规程也可传播。此外便是母婴传播，艾滋病孕妇经胎盘或产道传播给胎儿。

基于传播途径的多样性，AIDS 不译"爱滋"改译"艾滋"即此缘故。但绝不能忽视性传播这一重要途径，更不能忽视避孕套的作用及正确对待同性恋的重要性。在西方性解放浪潮推动下，世界性科学大会等团体肯定同性恋的道德性，只能对艾滋病的传播推波助澜。这是对人类战胜艾滋病的一种倒行逆施，难以排除其灾难性后果。性传播的流行学表明，在中国易感性的表现是：男传女大于女传男；女病多于男病；性病患者大于非性病患者；肛交大于阴道交和口交；不使用避孕套大于使用避孕套。中国的传染途径已由瑞丽模式（静脉注射吸毒）转为性传播为主（宇广华，2000）。但艾滋病病毒（HIV）感染者，也有长期未发病正常生活的。1991 年美国著名篮球球星约翰逊被发现携带艾滋病病毒，一年后仍上球场，1998 年成为富商，至今是美国艾滋病委员会主席。艾滋病病毒潜伏期 2～30 年。2～3 年内发病的不过 10％，有 50％为 10 年内发病，因此毋须惊惶失措。问题是控制机会性感染和艾滋病病毒再感染。有报道说艾滋病病毒感染者使用抗病毒药物，有的可以推迟至 15～20 年发病，极个别可转阴性（马艾华等，1997）。

1996 年起，强力的艾滋病病毒蛋白酶抑制剂开始广泛使用，机会性感染大大降低，也对鸡尾酒疗法起启示作用。鸡尾酒疗法改变有关艾滋病机会性感染的自然历史，有益于今后临床与免疫学研究。目前治疗艾滋病病毒感染者的药物首选叠氮胸苷（AZT），另外还有双脱氧肌苷（DDl）和双脱氧胞嘧啶（DDC）。AZT副作用大，三药合并使用可提高疗效20～30倍（Jacobson MA et al，1998）。此外西班牙广泛使用HⅣ蛋白酶抑制剂，降低了并发症与死亡率，只是副作用较大。但论者同样评价它改变了机会性感染的历史（Guardiola，1999）。用反应停（thalidomide）可治艾滋病出现的腹泻和体重下降，这种机会性感染的病原是小孢子菌感染。沙普斯通（Sharpstone D et al，1998）在报道这一结果时，评价此为艾滋病患者的新希望。中药治疗艾滋病也有广阔前景。吴伯平教授（1991）介绍在坦桑尼亚治疗158例，有效率是39.87％，在英国和瑞典先后治疗130名和10多名患者，有效率达65％以上（马艾华等，1997）。

艾滋病与性有密切关系，性乱是最大的祸根。在性道德的宣传、教育和修养上，不能有半点偏离。吸毒、性乱、艾滋病时常三位一体。吸毒可引起性功能亢进。25％的吸毒者有性乱行为。男性通过精液，女性通过阴道分泌物传染对方。女性吸毒者以卖淫支付毒资。非洲某国家妓女感染率高达80％。国外嫖娼有高风险，如今国内嫖娼也难逃此劫。国外嫖客可以通过国内妓女传播。

同性恋并不是性解放的胜利成果。丹麦艾滋病的同性恋者，3年内发病率为80％；纽约为34％。男同性恋者感染艾滋病病毒，99％会发展为艾滋病。美国旧金山调查，男同性恋者感染艾滋病病毒，1年发病为0，2年为2％，3年为5％，4年为10％，6年为23％，8年为37％，10年为48％（马艾华等，1997）。上海调查近百名同性恋患者，81％肛交，60％口交（同上）。肛交比口交更易传播艾滋病。厦门报道，同性恋者人数多，性行为频繁，性取向难改变，艾滋病观念淡薄。这类人群又正处于性活跃年龄，片面移植西方性解放观念，认可同性恋，误导猛于虎。艾滋病的高危人群容易接受误导。

艾滋病在当前中国的道德问题是：①重视农民艾滋病的防治。至2002年9月初，中国卫生部官员称：中国艾滋病病毒感染者已超过100万。感染的深层原因是贫困，因贫穷出外打工，嫖娼患病；或因卖血得病。越穷越容易感染，越病越穷，越病越导致社会孤立。如何为农民提供免受艾滋病的感染，既是中国艾滋病的防范问题，同时也是一个基本伦理问题。②一视同仁地对待艾滋病患者和防治、护理艾滋病的医务人员，消除他们的社会精神压力，是艾滋病防治中一个突出的伦理问题。目前人们对艾滋病的歧视、抛弃的态度，不仅有背伦理道德，且极不利于艾滋病的防治。③正视艾滋病的威胁。艾滋病是一种全球性的传染病，不以人的意志为转移。一些地区的官员抱有家丑不可外扬的观点，知情不报，甚至采取大化小、多化少的办法，这只能加速艾滋病的传播。④大力加强艾滋病的防治，普及预防艾滋病的知识。国家要加大对艾滋病防治的投入，重视防治艾滋病人才的培养和科研。更要重视防治艾滋病知识的普及，要深入到艾滋病的高危人群，要像战胜癌症那样努力防治。在宣传上要克服两种不利倾向：一是漠视艾滋病危害的广泛性、社会性与严重性，把艾滋病的预防与治疗只推给医院，甚至推给医院的单一科室；没有群防群治的规模与声势。宣传的对象首先应是领导，其次是高危人群，再次是一般群众。另一种倾向是片面宣传艾滋病的致死性，掀起"恐艾"风潮。艾滋病的死亡率高，致死性强，至今还难以根治。但艾滋病并非不能缓解、延长生命，"恐艾"思想不利于艾滋病的预防。

艾滋病防治中的一个重要问题是如何降低费用。1996年第十一届世界艾滋病会议提供的研究成果表明：对艾滋病病毒感染在用药后可以降低病毒负荷，延长无症状时间，甚至可以存活。但其中一个重要困难是医疗费用高昂，患者支付能力不足。美国估计，每个患者每年的治疗费需1万～1.5万美元。这就使艾滋病的防治受到很大制约，费用的昂贵使得低收入患者无法及时治疗，且因他们经济所限不能及时采用新药而使耐药性增加，其后果是使在艾滋病高发区的发展中国家控制艾滋病愈益困难，艾滋病防治中的公正原则受到严重威胁。

艾滋病的预防道德问题：①知情同意与父权主义。艾滋病病毒试验可以降低感染的危险性，在美国接受试验的动机多出于个人原因或健康原因（是否感染），例如常规检查、医嘱、妊娠或其他如入伍、保险、求职等。医嘱试验必须让受检者知情同意。但对于高危人群及国外游客、外国留学生、归国人员与外国人婚配者、性病患者、静脉吸毒者需要实行父权主义，强迫试验。②预防医源性感染。临床各科室都存在这一问题，例如针灸、穿耳、文身、拔牙、抽血、注射、接生、器官移植、人工授精的器械消毒以及供体的筛检，应严格把关。"上工治未病"，为古之明训。③警惕高危行为者。如不使用安全套性乱者；输未经检测血液出现可疑症状者、窗口期阴性者。④控制环境。慎待体液接触；不共用利器（如胡刀、剪刀）、牙刷、注射器。⑤控制机会性感染。值此全世界面临肺结核卷土重来之际，尤其要注意控制结核。近半数艾滋病患者死于肺结核。⑥ABC道德方案，即：A是禁欲（ascetic），B是夫妻厮守（bedding），C是带套（condom）。这是无可奈何的方案。艾滋病患者多处在性活跃年龄，禁欲难能，转而求其次。性乱难防，无奈求助带套。公开出售或赠送安全套，引起许多争议，一说有助于防病；一说无异默认甚至助长性乱，与虎谋皮，行不得也。⑦疫苗试验道德。1988年，联合国艾滋病组织公布了一个18条的道德准则：准则规定，在试验期间，如受试者感染艾滋病病毒，所需医疗费用及损失，事前双方协议。但此项执行时有诸多困难。

艾滋病的临床道德问题：①患者权利。居住权、工作权、治疗权、学习权、人身自由权、保密权，亦即患者生存的需要、安全的需要、荣誉的需要、被爱的需要和自我实现的需要必须加以保证，不得歧视。但昂贵的治疗费与实际存在的传染危险，这些权利不易行使。拒收艾滋病患者，拒绝与患者同社区居住，拒绝医疗、护理患者，拒绝与患者家属交往和共同学习，数见不鲜。②患者义务。患者应自律，切忌有传播他人的行为，防止再度感染，以良好的心态配合治疗。③医生、护士权利。接受有关艾滋病的专科培训，享有优厚的经济、社会待遇以及一个隔离、消毒严格的工作环境和父权主义（即医护的干涉权）。④医生、护士的义务。强化自我保护意识和预防思想，对患者有爱心，精研技术。这里仍须强调革命人道主义，没有对患者的高度同情心，没有精湛的技术，于患者无补，对医护本身也无补，医护任务只能成为负担。

原载《医学伦理学辞典》2003，郑州大学出版社，105～108

成瘾伦理分析

指药物成瘾。是药物依赖的一种状态。世界卫生组织专家委员会建议：药物依赖包括成瘾性和习惯性。药物依赖是一种必须持续或周期性用药的状态，目的是体验药物的精神效应或避免不用药时的不安。药物的成瘾性是一种慢性中毒状态，它是由于反复应用某种药物或嗜好品所引起，并且对个人生理功能（包括精神生理、生殖功能或性功能）产生重要影响。成瘾者往往处于一种强迫状态，驱使自己使用该药，并且不断加大剂量，这样便会导致对该药物效应（如欣快感）产生心理依赖，还会产生身体依赖（许士凯，1994）。成瘾性包括三个因素：①耐受性，为了产生相同效应，需要不断加大剂量。②精神依赖性，药物引起欣快感，因此必须定期或连续服用；避免出现不快感。③身体依赖性，停药即出现戒断状态，失眠、烦躁、肌肉震颤、呕吐、散瞳、涕泪交流、腹痛甚至惊厥。

成瘾带有药物滥用性质，而且多是非处方药或违禁药。医生较少道德责任。但药房和制药人员以及药品管理人员有不可推卸的责任。药物滥用以精神活性物质居多。世界卫生组织516号专家报告认为包括：酒精、巴比妥类、苯丙胺类、大麻类、阿片类、可卡因类、致幻剂、挥发性化合物和烟碱，但未包括麻黄碱类。冰毒即属于此类，它是从麻黄中提取的生物碱，也可以人工合成。化学、药理学或药师参与制造冰毒，对个人和社会之害与阿片无异。阿（鸦）片类药物有鸦片、海洛因、吗啡、美沙酮和哌替啶（度冷丁）等。后二者也容易为无良医药人员用作贩毒之用。

成瘾、药物依赖与药物滥用这三个概念互有关联，但并不能等同。三者的内涵与外延并不一致。世界卫生组织专家委员会将药物依赖的定义界定为："长期或短期超量使用对接受医疗实践不一致或无关的药物。"问题在于：①何者为超量，不一致是完全不一致还是部分不一致，是由目的区分还是由剂量区分；②从医疗目的出发使用药物解除肉体或精神痛苦是合法的，为了欣快而服食药物，达到显著效果是非医疗目的，例如催欲药、知觉改变药或者麻醉药，是否滥用或接近滥用？因此，药物滥用有时会不精确地等同于药物成瘾。但当代一律改称为"药物依赖"（Isbell et al. 1970）。不能说药物依赖者便是药物滥用者，药物滥用具道德性，药物依赖是非道德性的；药物滥用是恶的，药物依赖有恶也有中性，如饮酒与酗酒。但违禁药品（毒品）的使用，不论依赖还是滥用，都是恶的。

确定某种药物的使用是否滥用，是否为恶行，实非易事。除了明显的违法用药，不论通过何种渠道接受均属于恶行之列，由于药物作用的个体差异大，无论是不同民族、不同体质、不同疾病，抑或同一药物、同一病种，对不同的人有不同的意义，要做出道德判断须考虑下列因素：①个人因素。如果个人体质敏感，即使小剂量也可维持过去的效果，感觉良好，不能谓之滥用或恶的使用，如服镇静剂安定之类。药物服用的道德评价决定于使用者的目的。要联系到个人的生活方式，如吸食为了出现幻觉，为了性兴奋和增强欣快度，那就不能认为是善行。不论个人的社会地位，职业成就如何大，不能因为讲个人自由，把吸毒或吸催淫剂作为善行。现在流行的治阳痿药，服药成瘾，或作为礼品进行贿赂，或开处方以讨好熟人，不能作为善行。②人际因素。药物不仅影响个人，也影响人与人之间的关系。个人处于人际与药物之间。个人受同伴影响，受家庭影响，受毒贩影响，反过来也影响同伴、家庭及毒贩、制毒者。吸毒、卖淫、偷盗、抢劫、性病互为因果，互相促进。因此，最重要的是人际关系。一旦染毒，毒难脱身。而性兴奋毒品最后导致性抑制，愈陷愈深。③社会经历。每个人都有自己的生活史，诸如灯红酒绿、纸醉金迷的生活，游手好闲、偷盗、卖淫的生活，容易成为成瘾者。饱暖思淫欲，贫贱也会思淫欲。吸毒者贩毒，贩毒者吸毒，制毒者则未必吸毒。药物影响个人健康及其创造力和工作能力，可使家庭关系紧张。药物的道德意义也因人的社会经历而异。

成瘾的道德评价有三种理论：①动机论。成瘾药物有治病用的（如疼痛、失眠），增强性功能用的〔如麻黄碱可治疗勃起障碍、射精障碍；罂粟碱和酚妥拉明两种药物，1983 年布林德利（Brindley）首先报道，二者联合使用，注射于龟头海绵体内，勃起时间可长达 0.5～30 小时久。还有日常生活的嗜好品（如茶、酒、烟草），可应酬、提神、消遣。从治病出发，从增强性欲出发，从提高生活质量出发，大德不逾垣，小德出入可也。②效果论。巴比妥类药物止痛治失眠，但伤肝。阳痿病因有心因性与器质性两种，初步统计诱因有 40 多种，药物可增强人类的性功能，更可能增加性功能障碍。麻黄碱短期内反复使用或一次过大剂量，可引起心脏抑制。罂粟碱的不良反应如过量过速，可导致房室传导阻滞、室颤，甚至危及生命。酚妥拉明的副作用可引起严重动脉硬化、心脏器质性损害（许士凯，1994）。③公益论。吸烟可导致减寿（人类死因中，死于与烟草有关的疾病，古巴占 30％，美国占 25％，英国占 15％～20％），有慢性自杀性质；污染大气，强迫吸烟（被动吸烟）者所受损害较吸烟者自身还大，带慢性杀人性质。吸毒者的药物依赖性，以及一定剂量毒品导致的性亢奋（勃起中枢兴奋）致使一些男子造成性罪错和偷抢等社会越轨行为，致使一些女子卖淫及参加犯罪团伙。吸毒、性乱、抢劫、凶杀，成为社会祸害的罪恶根源。

必须严禁引起社会混乱的药品，并界定为违法药品。毒品是违法药品，但烟草是否应该禁绝是一个严峻的道德问题和法律问题，也是有关国家财政的一个有争议的问题。分清违法毒品和合法毒品的界线。合法毒品一般指酒精和精神剂药物。医生对饮酒，要分清几个量级：正常饮酒量、饮酒中等量、大量，要分清有问题性饮酒，酒精依赖性饮酒，分别加以指导并劝止。精神剂药物的使用要控制剂量并交替使用。分清药物滥用与药物依赖的界线。药物滥用是指非治疗目的使用任何药物。滥用麻醉镇痛药可能导致两种类型的副作用和并发症：①与麻醉镇痛药剂的作用直接联系的，其中中毒（过量）作用尤其危险，制剂不纯还容易直接导致死亡。②感染并发症，因制剂的消毒问题和注射给药方式而产生。中国云南边境城市瑞丽因注射海洛因而感染艾滋病病毒的最明显，其他感染并发症还有脓肿、血栓性静脉炎、心内膜炎、肝炎、支气管炎和破伤风等。由于长期使用同类制剂，可能引起机体的各种变化。药物依赖可能是药物和机体的内源性镇痛物质相互作用的结果，因此出现耐受性、依赖性和强迫滥用（精神渴望）。戒断症状包括行为变化、自主神经系统和躯干神经系统兴奋等。医生在勒戒与劝戒工作中起重要作用，减量和代替品的使用是方法之一，但不能成为变相贩毒者。

原载《医学伦理学辞典》2003，郑州大学出版社，109～111

吸毒伦理分析

　　吸毒是药物滥用的一种。滥用违法毒品导致药物依赖并引起不良反应的自我治疗行为（何兆雄，1997），是又一种社会越轨行为。

　　英文名词都未涉及"毒"字，只称"药"，药字之前无定语，即使有也只是"成瘾"一词，因为吸毒有两种药物：一是兴奋药，二是镇静药。都是精神活性物质，用做影响思维、心境和行为的药物。其目的有：①在疾病、障碍或不适的情况下，在医学或非医学的范围内恢复正常功能；②在不同情况下对行为有所改善；③学习有所改变；④正面或负面的强化行为；⑤娱乐消遣；⑥研究自己或他人的内心世界；⑦作为对家庭的目的，表明甘冒危险的意愿，证明自己已经长大成人，轻视和蔑视清规戒律和控制，参加团伙，从一种文化向另一种文化转变；⑧获得神秘的体验，或参加某种宗教仪式；⑨操纵别人；⑩希望用成瘾药物削弱敌人，以使其社会政治政策有利于我（West，1974）。

　　毒品可以用做兴奋剂也可用做镇静剂。用于欣快的药物是为了感觉良好。目的有二：其一是缓解肉体或精神的不良状态；其二是获得一种欣快情调——一种高潮。要达到连续高潮是难以做到的，即使初期欣快，后期会变得更加不欣快。吸毒者另一欣快是幻觉，麦角酰二乙胺等之所以为许多人乐用就是因为能出现幻觉，瞳孔放大，心动过速，情感活跃，过度警醒等，平均剂量便可以使感觉增强，特别是视觉，颜色更鲜艳，所见物体更深刻、更光亮。静物变动，时间变得缓慢。联觉明显，例如听到某种声音而产生某种颜色的感觉，于是音乐成为看得见和摸得着的，颜色也有味道等。幻觉剂使人的感觉、情感和思想好像进入某种原生的精神状态，自我的实际功能沿着自我境界的边缘逐渐消失。

吸毒与性的关系密切，可以用于催淫和增加性能力。大约有四分之一以上的人吸毒与性有关。美国国家毒品滥用研究所调查，18～25 岁年龄组吸毒最多。澳大利亚联邦警察局统计，涉及毒品违法的 18～25 岁的人占 70％。新西兰最常见的毒品犯法者，是 19～24 岁男子（柏忠言，1983）。中国 1998 年在册吸毒人数 60 万，男性居多，65％为 25 岁以下（蔡立红，2000）。武汉地区调查，吸毒者平均年龄 26.79 岁（阮海根，梁江红，2000）。兰州调查，18～25 岁占 11.5％，26～35 岁占 70％（王玉栋，2000）统计表明，吸毒高发年龄与性活跃年龄一致。

吸毒与犯罪也相关。吸毒者为支付高额毒资，不惜铤而走险。兰州 1999 年 190 件盗窃案，因吸毒占 48％；149 件抢劫案，因吸毒占 57％（王玉栋，2000）。中国其他城市调查与兰州一致。

吸毒的高危人群是性乱者。1985～1992 年全国查获贩毒案件 3 万起，毒品犯 20 800 人被捕，700 多个市县有贩毒，吸毒者涉及各行职业，甚至有官员、军人和警察。全世界有 6000 万吸毒者。林则徐是禁烟英雄，万人景仰，联合国第三十一届麻醉品委员会会议上，加拿大代表建议发行林则徐邮票。林则徐是第一个禁毒英雄。林则徐有远见，勇敢果断，大刀阔斧禁毒销烟。

清朝之时，"农之食烟者十之一二，工之食烟者十之三，贾之食烟者十之六，兵之食烟者十之八，士之食烟者十之五，上至督抚仆隶之私，下至府县舆台之贱，其食烟者又十之八九。"林则徐预见到的是国无可征之兵，州无可征之粮的危险。他还表示："若鸦片一日未绝，本大臣一日不回，誓与此事相始终，断无中止之理。"这是宏观的道德评价。毒品吞噬金钱，摧残肉体，销蚀灵魂，践踏人类文明与尊严。微观的道德评价不可或缺。

严重的问题是吸毒与艾滋病的关系。合法毒品如酒精是性药，违法毒品更多是性药，这便是违法毒品历久不衰、屡禁不止的秘密。因此，吸毒成瘾不能简单理解为麻醉和致幻。凡性乱的地方和时代，吸毒之风往往很盛，吸毒风盛，性乱之风也盛。当前的严重问题是性乱助长艾滋病的传播。静脉注射吸毒，共同使用一个未经消毒的针头和针筒，也是艾滋病传染的一个媒介。中国云南瑞丽市 225 名静脉注射吸毒者，HIV 感染率为 67.89％。意大利和西班牙的艾滋病例，静脉注射吸毒者分别为 66％ 和 63％。1989 年，美国占 28.7％，欧洲占 25.9％（程建祥等，1993）。

吸毒问题有三种道德态度，因此也就有三种理论。

第一种是自由主义的允许论。一个人要干什么，那是个人私事，社会无权干涉。只有当个人行为明显地造成社会伤害，社会才有权制止。禁绝反而会引起更多问题，弊多利少。

自由主义的允许论出于两个前提：第一是理论前提。"除非个人自由行动严重损害他人，否则应该让其做他想要做的事。"第二是经验前提。"政府立法常常使问题恶化，结果遭到激烈反对，无法执行。"非自由主义者的自由化理论则认为：①伤害他人的界线不易界定。如单独饮酒，可以无损于他人。被动吸烟者受害很大，但并非出于吸烟者本意。②吸毒者是有钱才吸，穷人其奈钱何！③初吸者往往不明真相，一失足成千古恨，再回头已是百年身。④可以控药不控人。

第二种是保守主义的完美论，认为欣快药物是不可接受的，除非只作为手段之用。美国医学伦理学会和犹太医德理论家维亚奇（Robert M. Veatch）等持此说，认为必要的条件是该药必须使生活崇高和严肃。哈斯廷斯研究中心提倡"新教徒药物道德"，不赞成使用欣快药，但同意使用可增加个人成就的药物，例如咖啡因。但允许论者对此有许多质疑。为什么对生活要如此认真？生活的现实不是正嘲笑我们的生命吗？为什么我们不可以获得无害的欣快？允许论是放任一切，完美论是禁绝一切。事实上放任一切是社会混乱之源。20 世纪二三十年代中国的军阀混战局面，其经济来源在于鸦片，在军阀割据区内，包种，包运，包销，财源广进，军费、私囊大有裨益。禁绝一切是禁而不绝，专卖是贩毒垄断，无补于禁毒。

第三种是父权主义理论，吸毒有害，为医学科学和流行病学所证实。毒不可不禁，但不能速效。不禁，则亡国灭种，但欲速则不达。勒令戒毒是医生父权主义，对毒瘾病人实行干涉，切断社会联系是隔离恶性环境影响，不是剥夺患者自由。断绝毒品来源，不是侵犯患者隐私。勒戒患者复吸率高就是戒毒所未能切断毒品的外部来源，出院后未能隔断瘾友的诱迫。台湾被日本占领时期帝国大学医学院杜聪明教授主持台湾戒毒所，能把日本占领时期鸦片瘾者全部戒清，采取的办法便是集中戒毒，定期查尿（首创尿检毒物存留，为运动检验兴奋剂之嚆矢），断绝院外毒品流入，逐步减量治疗。

吸毒不单是个人问题，而且是社会问题。吸毒有社会影响，戒毒也有社会影响，世界流行的戒毒方法有：①海洛因的维持治疗。美国于 1912～1924 年，英国于 1924 年，准许医院给予维持剂量，1966 年由医生处方，指定医院售卖（据说可以消灭黑市），降低中毒程度和过量，消灭刑事犯罪。②综合治疗，改善心理和经济能力，保证职业，稳定家庭，以毒攻毒，用成瘾药物、违法药物的代替品或逐步减量治疗。③社区治疗，即集中戒毒，由戒脱的人进行教育，目的是攻破其心理防线，使其脱胎换骨。对社区治疗，人有微词。说是进入社区便成为依赖者或"心理成瘾"，在社区终其一生；毒物成瘾者个人价值丧失，有可能隔离依赖化，丧失人格。辩护者则说即使依赖社区，也比犯罪和再吸毒要好。

全世界现有吸毒者 6 000 万，60％的毒品在美国销售。在"性解放"浪潮一浪高于一浪，性乱流行，性伴多元化的时候，要遏制吸毒，真可谓任重而道远。

原载《医学伦理学辞典》2003，郑州大学出版社，451～453

优生学的道德问题

优生学是研究如何借助遗传手段提高人类生命质量的科学，是一交叉学科，建立在遗传学、心理学和社会学基础上。优生学在其发展中内容的意义大不相同，因而有新老优生学之别。

优生学从道德的角度言，可分为积极优生学和消极优生学两种：前者是在遗传学上让无遗传缺陷的人繁育后代，并创造一个适宜于成长的社会心理环境；后者是不让有遗传缺陷的胎儿产生。对有遗传缺陷者实行避孕、绝育、人工流产。生命质量包括两方面：①人性素质。指智力和交往等素质，又称极小标准，是区别人和不够格的人的标准，无脑儿、先天愚等是明显的非人素质。②附属素质；指好奇心、理性与感觉平衡、特异反应性等，又称极大标准。人性素质是生命质量的主要方面。我国大约有 12% 的人患有多基因遗传疾病（张宗华等，1981）。顾湲估计中国约有 5 164 万残疾人，其中聋哑 1 770 万，精神患者 1 017 万，躯体残疾 755 万（范瑞平，1990）。

涉及优生学中的道德问题如下。

1. 是新优生学还是老优生学。老优生学为高尔顿所创立。这是西方血统论的原版。19 世纪末，德国普洛齐（Ploetz）和沙诺美尔（W. Sehallmayer）创立一门种族卫生学，片面强调人类的胚质在人类遗传中的决定作用。他们认为种族卫生学是日耳曼人的预防医学，为了保持日耳曼民族的纯洁，必须防止优等人士同劣等人士通婚，也反对前者绝育和禁欲。这是不折不扣的种族主义，当然是极不道德的。

按照《大不列颠百科全书》的解释，新的优生学是以科学的遗传学、心理学、医学和社会学为基础，研究人类进化趋向及有关因素的学科，它研究如何借助遗传手段改善人类素质，这跟高尔顿通过婚姻安排培育出天才人种的理论是根本不同的。

2. 法西斯主义还是人道主义。在优生学的历史上，曾有过法西斯主义的惨痛教训。1918 年，赛明斯（H. W. Siemens）从遗传与变异的角度解释种族卫生学：人的特性，不论好与坏，肉体或精神，主要归因于遗传物质，这就是遗传。人的遗传价值各不相同，有的人遗传合适，有的人不合适，这就是变异。如果适于繁殖的人比劣等人生育少，日耳曼民族的质量便会下降，德国人便会在亚洲人的凯旋中垮台。这是第一次世界大战德国战败之前的优生学。这同人人生而平等背道而驰。

希特勒接过民族卫生学的旗帜，由种族歧视到种族灭绝，对犹太人、吉卜赛人和有色人种实行绝育，用犹太人和战俘进行人体试验和安乐死，杀害吉卜赛人 100 多万，犹太人 600 万，伦兹（F. Lenz）赞扬希特勒是将种族卫生学纳入国家政策的第一位政治家（邱仁宗，1997）。

我们今天讨论的优生学和这种以人种学为基础的最后发展为法西斯的所谓优生学是根本不同的。

3. 是积极优生学还是消极优生学，亦即注意人口中的 96％还是 4％。人类出生缺陷占 1％～4％，其中 1/3 危及生命。中国出生缺陷率为 2％～4％（张光玗等，1987）。据报道，人类遗传负荷已达 10.8％。病残儿的主要危险因素为：①遗传因素；②孕期致畸；③围生因素（窒息及颅脑损伤又是主要的）（韩维田等，1999）。缺陷儿童在农民中发生率最高，其次为科技人员，再次为医药人员（周淑芳等，1989）。北京监测 0～2 岁的婴儿，精神发育异常的为 5.83％，可疑的为 18.83％；精神发育与早产，与新生儿窒息有关（彭晓珊，1999）。随着科学技术的发展，人类将可能愈来愈多地了解杜绝遗传性疾病的源头，因而有可能预防劣质生命的出生，因而我们应当提倡积极优生而尽量减少消极优生。

4. 是优生还是劣生。新技术可使病胎保住、病残儿维持生命（如低体重、苯丙酮尿症、重症核黄疸等），但病残儿成为社会负担。当代的医学技术可使人向优生的方向发展，也可使人向劣生的方向发展。随着医学技术的发展，遗传缺陷婴儿出生后，有许多已经能够维持生命，有的遗传缺陷婴儿还可以长大；有的甚至长到婚育年龄。遗传疾病现在发现的已经多达 4 911 种，而能够在子宫中做出诊断的不过 250 多种。在具体医院中甚至只有几种。绝大部分遗传疾病不能在婴儿出生前做出诊断，而许多遗传缺陷的婴儿又可以靠医学技术维持生命，医学技术越发展，劣生学的倾向就可能越明显。尽管存在优生学堕胎，但人群中有先天缺陷的（不是一切先天缺陷都是遗传疾病）逐年增加。国外报道，1956 年调查为 4%，但世界卫生组织 1968～1969 年报道为 6%，1977 年为 10.8%。中国有先天缺陷的人大约 1 亿以上。

5. 如何看待个人在生育问题上的权利和义务。生育对个人来说，它既是权利，也是义务。作为个人，要不要生育，的确是个人的权利，但同时也是对社会的一种义务。社会对人的生育有量的要求（生命是神圣的），也有质的要求；把人的社会性撇开，只考虑个人的自由，而不考虑个人生育带来的种种后果，不注意生命的质量，繁育许多带遗传疾病的后代，成为社会的负担，是个人和家庭的不幸，这也是对社会和家庭不负责任的表现。因为优生学有过不光彩的历史，就否认优生的客观存在，就不能使用"优生学"这一名词，就否认国家和社会在优生优育问题上的任何作为的观点，是值得商榷的。

原载《医学伦理学辞典》2003，郑州大学出版社，358～359

艰难的安乐死

2005 年 3 月～4 月间，美国一名长达 16 年的永久性植物人特丽·夏沃的安乐死案，引起法院、政府、议会以及夏沃丈夫与其父母的争讼，传媒广泛报导，风乍起，吹皱一池春水，使人再一次获得印象：安乐死的路程是艰难的。

一、名正言顺

从法律的观点言，死亡分暴力死亡与非暴力死亡。从医学的观点言，死亡分自然死亡、事故死亡、自杀与他杀。自然死亡属非暴力死亡；后三者属暴力死亡。至于安乐死则是介乎暴力死亡与非暴力死亡的一种特殊形式[1]。它不是死亡状态却是死亡原因。因此有必要考察安乐死概念的内涵与外延。以下是安乐死（euthanasia）的解释：

1. 内涵　安乐死原为日译汉字，中文从日文转来，其本质是优死或好死。这可以从权威的辞书解释中得到证明。

（1）日文

《岩波英和大辞典》：安乐死（术），病人苦恼求死（中岛文雄，岩波英和大辞典，东京：岩波社）。

《英和医学辞典》：危重不治之症，快乐死去的方法（大矢全节，英和辞典（增补版），东京：金原社）。

《新英和大辞典》：即 easy dying，（1）极乐往生；（2）安乐死（术）

(mercy killing)[2]。

（2）英文：

Dorland Medical Dictionary：（1）安然去世——安乐或无痛的死亡；（2）安乐死术，安乐死。仁慈的致死，身患绝症又异常痛苦的病人经精心处置以结束其生命[3]。

Shogakukan：English－Japanese Dictionary 与 Dorland 解释相同[4]。

Chambers《简明辞典》：指好死（Well death），无痛死去的行动或实践，尤其对不治之症的痛苦[5]。

Mosby《医学、护理、卫生辞典》：对不治之症（患者）蓄意令其死亡，又称 mercy killing，给予致死药物。被动的则撤消治疗装置令其死亡[6]。

《简明牛津辞典》：对绝症和疼痛者实施温和而安乐的死亡。安乐（easy）指避免疼痛、不适、烦恼与忧虑[7]。

《美国百科全书》：为要缓解绝症痛苦而结束生命的一种实践。这种慈善杀人可以由患者本人或他人完成。这一术语有时更广泛应用于任何人同意结束生命或有效结束生命的无痛杀人[8]。

（3）中文

《不列颠百科全书》：无痛苦致死，也叫安乐死（mercy killing），指十分痛苦的不治之症或身体机能完全失调的情况下的自愿死亡[9]。

《中国大百科全书·法学分册》：对于现代医学无可挽救的逼近死亡的病人，医生在患者本人真诚委托的前提下，为减轻病人难以忍受的剧烈痛苦，而采取措施提前结束病人的生命（中国大百科全书·法学册，北京：中国大百科全书出版社）。

以上征引许多，只是为了表明一个外来术语，应该从原来概念的内涵展开讨论，偷换概念只能使主题转移，徒增混乱。

2. 外延

（1）各种安乐死[10]的定义

① 自愿主动安乐死——病人明确要求，完全知情同意，有意给药或其他干预造成病人死亡。

② 不自愿主动安乐死——病人有能力，但无明确要求和/或无充分知情同意，有意给药或其他干预造成病人死亡（例如病人并无要求）。

'③ 非自愿主动安乐死——病人无能力或因精神缺陷因而无力明确要求，医生有意给药或其他干预造成病人死亡（例如病人昏迷）。

④ 结束生命支持治疗（被动安乐死）——取消或撤除病人生命维持的医学处置，任其死亡。近年放弃治疗有新发展，即（1）不复苏（DNR）；（2）不住院（DNH）。为要使被动安乐死合法化，美国又有预留指示（advance dirretive)[①] 和生前遗嘱（living will)[②]

⑤ 间接安乐死——使用麻醉或其他治疗止痛，引起意外结果，造成呼吸完全抑制，导致病人死亡。

⑥ 医助自杀——明知病人想以此自杀，医生乐助其成，给药或其他干预。以上材料表明安乐死是一种"术"，是死亡方式，好死便是安乐死的本质。

二、正本清源

安乐死的行动和争论是古已有之，不过于今为烈罢了。

1. 唐玄奘（602～664）访问印度，发现天竺人敲锣打鼓送老人到恒河淹死（玄奘《大唐西域记》）。摩尔根（Morgan，LH，1818～1881）根据北美印第安人在转移住地时把老弱残者留下不带走，推定古代社会杀老人（摩尔根《古代社会》人民出版社）。古罗马对残疾的婴儿实行安乐死。可见安乐死并不是文明的死，有时还是很残忍的。

2. 古希腊罗马的思想家确有赞成自杀的

第一个赞成自杀的是梭伦（Solon，约公元前 630～前 560），随后有德谟克里特（Democritus，前 460～前 370）、亚里斯多德（Aristottle，前 384～前 322）、塞内加（Seneca，约前 4－65）、老普林尼（Pliny the old，23～79）。但只有柏拉图（Plato，前 428～前 348）在《斐多篇》提出安乐死。

---

① 预留指示与生前遗嘱是同义词。美国有 15 个州（1989）规定病人代言人或代理人有权取消或撤除生命支持。法院有 80 个判例支持病人有拒绝治疗的权利。法庭承认病人有普通法的自决权及宪法的隐私权（保护免于侵害性医疗措施。）

② 生前遗嘱指生前一种书面声明，表明如本人将来身患不治之症等原因康复无望时，不必再用人工方法延长生命。

反对自杀的著名文件是希腊医圣希波克拉底的《誓词》，"不得给毒药与病人自杀"，成为西方医德"无伤"的重要戒条。

中世纪的欧洲在神学的统治和桎梏下，神学道德家奥古斯丁（Augustine 354～430）和托玛斯·阿奎那（Thomas Aquanas，1225～1274）强烈反对自杀。思想界更不谈安乐死。

3. 重新提出"自杀自由"是启蒙时代开始之后，主张赞成自杀的思想家有蒙田（Montaigne，1533～1592）、多恩（Donne，1572～1631）、斯宾诺莎（Spinoza，1632～1677）、孟德斯鸠（Montesqueieu，1689～1755）、伏尔泰（Voltair，1694～1778）、休谟（Hume，1724～1804）、叔本华（Scholpenhauer，1788～1866），但都限于自杀权利。真正提出安乐死的是莫尔爵士（Sir T. More，1477～1535）在名著《乌托邦》和弗·培根（F. Bacon，1561～1626）的《新大西岛》。两书中提出无痛致死术[11]。

因此，安乐死的争论并非新鲜事，同新技术的进展无关。

4. 1870 年英国人 William，S. D 在一个俱乐部发表演说，主张用乙醚和氯酚对病人进行"有意死亡"，于是引起社会达尔文主文者的注意，一时成为 19 世纪 80 年代的热门话题。19 世纪 80 年代，英美医学期刊陆续以此为题进行讨论。1894 年，一位纽约律师在世界医学法学会议上提出："当病人患有不治之症，疼痛并极端痛苦时，医生有结束其生命的道德权利"。安乐死开始进入医学法学的领域。

1906 年，美国俄亥俄州提出法案进行安乐死立法，《纽约时报》并因此发表社论，但其他医学期刊噤若寒蝉。

1920 年，德国两个著名的精神病学家 Carl Binding 和 Alfred Hoche 出版《授权毁灭无价值的生命》。宾丁等把自杀视为人权，却把不治之症和低能人的处死称作安乐死。两人主张法律应该允许安乐死。安乐死正式提上 20 世纪的议事日程，接下来便是德国纳粹党借此杀人 600 多万[12]。

1935 年 11 月 25 日伦敦《泰晤士报》发表一则消息，刊发一个乡村医生坦白曾给病人进行过安乐死，并附发美国医务界不赞成的消息。但没有引起争论。

5. 安乐死重新引起医学界的争论是 20 世纪 70 年代开始的。随着脑死亡标准和维持生命技术的改进，医学期刊陆续发表许多论文。正反双方相持不下。

（1）赞成的一方所持理由是：

①病人自决理论；

②有益；

③安乐死与放弃治疗并无区别；

④对安乐死的结果不必杞人忧天；

⑤不是打滑的斜坡（Slippery slope）。此词成为日后讨论的焦点。

论者同时指出：

①患者申请须具有胜任能力，多次书面提出；

②对病人检查保证抑郁症及其他精神病已经诊断并治疗；

③只限于有执照不受起诉的医生专责其事；

④在病历上记录在案，并有供病人选择的记录；

⑤一切案件均须报告医学检察机构以防滥用[13]。

有的论者支持医助自杀但反对安乐死。

（2）反对安乐死的论据是：

①自决不等于安乐死也能自决；自由原则不是他要自由便可自由；把自由异化了的不是自由；如果自杀合法化，则安乐死不必立法；

②好处并不明显；

③主动与被动、杀人与任其死亡，在道德上界线分明；

④以纳粹为训；

⑤病人会被迫申请；

⑥法庭、刽子手、律师、警察非法侵入医学领域。讨论最多的仍是是否会出现"一失足成千古恨"（打滑斜坡）[13]。

在民意测验、问卷调查中，20世纪80年代的美国是医生赞成多，社会人士较少。医务界依次是：低年医学生——高年级生——新毕业生——年轻医生——资深医生形成梯次递减赞成。

特别令人注意的是口头赞成的多，行动支持的少。尤其是20世纪80～90年代几件全国震动的安乐死及医助自杀案件之后，赞成的都有一个前提——立法。

（3）中国引进国外安乐死理论是1981年。随后报导国人的热衷情况似乎还欠冷静，各家调查的民意测验都是大部分赞成，不提反对或观望的意见。孟宪武译美国米勒的一篇文献[14]未引起注意。该文献报导 1990 年美国临终关怀医师协会对会员调查，600 份问卷回收 212 份，只有 5％赞成协助自杀，1.4％赞成安乐死。随访赞成协助自杀 7％，赞成安乐死为 4％。如果经过立法后能赞成的也只有 23％。对协助自杀的态度，信教与不信教的有显著性差异。虽然 96％赞成生前遗嘱，但签名的只 19％，且多年老，平均年龄 54 岁。没签的平均年龄 45 岁（P＝0.0001）[14]。

美国有一个联合调查报告称，如果身患绝症，要求安乐死的是 20％，要求协助自杀的是 19％。其中有 47％是为了减少家庭负担，只有 20％为了减轻疼痛[15]。不要忽略美国是医疗覆盖（Medicare 和 medicaid）十分广泛的国家，而止痛药械近 120 年又有飞跃发展，疼痛不可忍受不能成为安乐死的主要根据。

中国学术界在一片赞好声中，赞成的也不过 60％～80％[16]。一个文献报导：47.8％离休干部对死亡能正确对待，52.2％对死亡和濒死采不接受态度。调查表明：对临终患者主张尽可能抢救的，农村 75.83％，城市 56.2％。同意对植物人继续维持生命，农村 5.6％，城市 19.02％，同意安乐死的 16.1％[17]。303 军医院一项调查：病人及家属同意安乐死的占 21％，老年组占 13％，青年组占 32％（P＜0.01）[18]。

美国医学会科学事务委员会注意到要求安乐死的病人患有精神疾患，包括抑郁、认知丧失（谵妄可能为认知丧失）、精神错乱、对生活厌倦（90％肿瘤病人有疲乏感，荷兰要求安乐死的病人多因此故）和心理障碍[19]。

我国学者周达生（1986）报导，住院病人自杀意念的阳性率很高，麻风病人高至 69.9％。糖尿病人 42.55％。美国医学会报告肿瘤病人的自杀意念为 20％～30％。荷兰晚期肿瘤病人自杀的自杀风险与普通人口比为男 1.3，女 1.9；肿瘤病人自杀占 4％[19]。自杀意念、自杀倾向、自杀意图与申请安乐死的相关研究空间很大。

三、前车可鉴

纳粹德国推行的安乐死政策（1939～1945）是法西斯专政，配合第二次世界大战进行的[20]。

1. 理论基础是异化了的优生学

英国高尔顿（Galton，F1822－1911）在《遗传天赋》中创立优生学，它停留在阶级优越论水平上：龙生龙、凤生凤。把人种的退化归结为下层阶级。

美国耶基斯（Yerkes，R，M，1876－1956）是心理学专家，却在美国军队中测试出荒唐结果，说南欧和东欧人比西欧、北欧人智力差些，黑人最低。优生学异化为种族优越论。

1920 年德国的 Hoche 和 Binding 出版《授权毁灭无价值的生命》专著。所谓无价值的生命是指患不治之症、精神病和残疾儿童。认为杀死他们既合道德又节约，而且基因池不受污染。

德国的所谓首席精神病学家费舍尔（Fischer，E），宾丁（Binding C），霍赫（Hoche A）等倡导的种族卫生（Rassenhygiene）运动于是成为"日耳曼至上主义"的口号。他们鼓吹：白人优于有色人种，西欧、北欧白人又优于东欧、南欧白人。日耳曼人又优于其他西欧、北欧白人。货真价实的老子天下第一。其特点是：（1）不许与犹太人、吉卜赛人及有色人种通婚；（2）消灭国内体残与智残者；（3）消灭社会犯罪者、妓女、乞丐、流浪者、惯犯，认为这些人都是种族退化的结果[20]。

在种族卫生运动之下，1932 年德国收容残疾人，发布残疾人自愿绝育法，1933 年强制执行，连黑白混血种也不例外。1933 年把反社会者收入集中营，规定下列人等必须绝育：（1）先天低能；（2）精神分裂症；（3）躁狂——抑郁；（4）遗传性癫痫；（5）亨廷氏舞蹈病；（6）遗传性耳聋；（7）遗传性失明；（8）遗传性畸形；（9）酗酒[20]。

2. 元首命令，有法可依

1939 年 9 月 1 日，希特勒在德国侵略波兰开始第二次世界大战时，发布安乐死命令，提出种族净化，授权两个医学博士，"根据人道的判断，被确认为不可治愈的病人，在确诊后，被实施慈悲死亡"[20]。

3. T4 执行，坚决彻底

T4 组织是领导执行的组织代号，直接接受元首府第二办公室指导。对外名称则称遗传疾病登记会、慈善基金会之类，被迫害者集中这里报到时还误以为是接受治疗。

T4 组织的任务是：

（1）收集迫害对象的名单、资料。对象是：①精神病患者；②老年性疾病患者；③智障者；④不具备德国公民身份的病人；⑤非德意志或相关血统的病人（即犹太人、黑人、混血黑人、吉卜赛人和混血吉卜赛人）。

（2）建立 6 个屠杀中心，用一氧化碳杀死上列人等。

4. 执法疯狂，全部干净

（1）早在 T4 成立之前的 1938 年，纳粹已开始屠杀残疾儿童，第一例还是希特勒批准的安乐死。1939 年下令汇报 3 岁以下的畸形儿（其后扩展至 10 多岁）为大屠杀作准备。

（2）大屠杀分六步：

①第一步杀残疾人；②第二步杀反社会者；③第三步建立犹太人隔离区；④第四步对吉卜赛人先绝育后屠杀；⑤第五步以安乐死屠杀犹太人；⑥第六步，大批量杀犹太人和吉卜赛人改称为"最后解决"。

（3）消灭对象被骗至所谓医院，以入院检查为名，令对象脱光衣服，准备洗澡入院，然后在"澡室"中用 CO 毒死，敲掉金牙和剪掉头发后火葬。然后假作病死通知家属。6 个屠杀中心共杀死犹太人 306 万，吉卜赛人 2 万。奥斯维辛集中营杀人 300 万。

四、以荷为训

沸沸扬扬的荷兰安乐死，深为各方注意，它是在比较宽松的西方民主政治下进行的。

1996 年，美国《新英格兰医学杂志》发表了一个《特别报告》[21]，由 Van der Maas 等 9 位医学博士（科学和哲学博士）署名，报告据 1990～1995 年从死亡登记获得的数字，1995 年全国死亡人数 13.55 万，要求安乐死或医助自杀的 34 500 例，执行的结果的百分比如下：

安乐死 2.4%，医助自杀 0.2%，无明确要求 0.7%，大剂量鸦片 19.1%，放弃治疗 20.2%（合计 42.6%），缩短寿命时间＜24 小时 17%，1～7 天 42%，＜1 周至 1 月 32%，＞1 月 996[21]。这表明狭义的安乐死只占要求数的极少数。

比较各国的报告，医生获得申请安乐死或医助自杀并执行的百分比，也并不落后[21]：

	医生获申请数	医生执行人数
美国	57％	14％（Emanuel, 1996）
	21％	26％（Bee, et al, lS06）
英国	45％	14％（Ward & Tate1994）
澳大利亚	33％	1?％（Steven & Hassan, 1994）
丹麦	30％	5％（Folker. et al 1996）

1. 无法可依

荷兰刑法第 293 条规定：禁止"剥夺任何人的生命，即使该人有明确和严肃认真的要求"，必须判处高至 12 年的徒刑，大约 6 万荷盾的罚金。安乐死仍然是犯罪。但医生、法庭和执法者有一个谅解，1993 年 1 月并经荷兰议会通过，即医生可在三个条件下给病人进行安乐死。但安乐死仍然被认为有罪。直至 2001 年 4 月 10 日，荷兰议会一院（即上院）才以 46 票赞成，28 票反对，1 票弃权通过《安乐死法案》[22]。过去传荷兰最早通过法案其实只是三点谅解。即：（1）病人首先提出，并多次申请；（2）病人体会非死不足以止痛；（3）医生须与别的医生会商并获同意。

1982 年荷兰建立一个 15 人的安乐死委员会。推荐由一个医生提出的三个条件作为刑法的"但书"，不作谋杀罪，但有两个宗教成员反对。荷兰议会接纳全国委员会的推荐进行立法，但基督教民主党反对。1987 年政府提出一个更加严格的新法案送议会通过，但法案通过前，政府倒台。反对立法的理由有三：（1）即使病人有死的权利，医生亦无权使用；（2）结束一个人的生命是错误的；（3）许多危险出自失察、滥用[13]。

至于呼声很高的美国，虽然有 10 多个州通过安乐死法案，1998 年美国最高法院作出裁决，禁止医生对病人实施安乐死[23]。

2. 有法不依

荷兰虽然未有全国立法，但政府于 1991 年推行一个"医助自杀的报告新程序"。明确规定医生于执行时，须符合下述条件方才不受起诉：

（1）病人认为自己的痛苦已无法忍受和绝望；

（2）想死的愿望经反复考虑并旷日持久；

（3）病人与一个以上医生咨询过；

（4）不得把病人死亡归因为自然死亡；

（5）医院必须将有关政策公示。

医生可以用通知验尸官代替死亡证明，标明医助死亡。并须写清病史、病人申请、同其他医生会商及致死用药等，验尸官验尸后报告检察官决定是否可以埋葬。

这一套本来不算太繁琐的程序，执行的结果是医生 52％决定不报告。理由是：（1）避免司法调查大惊小怪；（2）保护家属免受司法干扰等等[24]。75％的案例被写成自然死亡，隐瞒真相。只有 25％的医生相信应该上报，更主要的是占全部死亡数 0.8％，安乐死 40％以上案例，给药致死没有严格的标准[14]。

3. 执法不严

（1）官方报告（1996）1991－1996 年医助死亡 6324 例中的 120 例，总检察院在讨论时，只有 21 例被起诉，涉及 22 名医生。20 个判决中，9 例被宣判无罪，2 例进一步审查，3 例判有罪但不判刑，6 例判缓刑一周至 6 月。有 1 例判徒刑一周缓刑一年半[24]。官方认为荷兰安乐死并未走上"打滑的斜坡"。

（2）事隔一年，Hendin，H（1997）有一个题为《医助自杀与安乐死在荷兰的教训》，认为《报告程序》已经失败。1990 年，只有 12％案例向上报告，1995 年只有 41％向上报告，即过半数未报告。50％医生认为可以自由建议安乐死，20％～25％的病人未同意安乐死。1990 年研究报告，死亡者有 0.8％（1000 例以上）未经明确同意便结束生命，1995 年为 0.7％，有 1/4 医生承认病人未有明确要求。1/3 医生相信可以这样作[20]。

有论文揭露：一个妻子不愿再服侍丈夫，逼丈夫选择两条路，一去老人院，二安乐死。丈夫怕去老人院，不愿陌生人可怜，宁愿安乐死。另有一个肌肉萎缩性外侧硬化症病人，本来还可活多年，医生给予安乐死，说这是最佳安乐椅。还有一个 50 岁的健康老妇人因儿子癌症死去，自己也不想活了，医生也给安乐死[20]。

国外注意到有 1 350 例（荷兰死亡数 1％，1990）用止痛药明确结束病人生命。1995 增至 1 896 例（荷兰死亡数的 1.4％）。80％（1 537 例）没有请求安乐死[20]。

该报告认为荷兰的安乐死正在走向"打滑的斜坡"。[20]Remmelink 委员会也得出相同结论。"许多破坏，虽然只是少数，但漏洞十分严重，特别是自愿安乐死滑至非自愿安乐死[13]。"

五、结论

（1）安乐死是个医学两难问题，带悖论性质，不应一刀切解决。似宜按照风险/效益的价值分析原则予以解决。

（2）主动安乐死不论自愿或非自愿都带自杀或杀人性质，应该缓行。当社会发展到容许自杀时再议。协助自杀亦然。过渡办法首选姑息疗法。

（3）放弃治疗古已有之，相沿成习，道德问题较少，但法律问题复杂，应有一定条件的限制。似宜从长计议。

（4）脱离一定政治、法律条件议论安乐死，空谈无益。卫生管理是个人命关天的大问题，受国家政治体制的制约。

参考文献：

[1] 吉平．安乐死的若干思考 [J]．法医天地，1997，(6)：25－27.

[2] 小岛义易．新英和大辞典（第 5 版）[M]．东京：Kenkyusha. 1980.

[3] Dorland. Medical Dictionary. 28ed [M]．西安：世界图书出版公司 1998.

[4] Shogakukan. English－Japanese Dictionary [M]．Tokyo：Random House. 1982.

[5] Chambers. Concise Dictionary [M]．Edinburg：W&R Chambers. 1991.

[6] Mosby. Medical Nursing and Allied Health Dictionary 3rd ed [M]．St Louis：Mosby，1990.

[7] Oxford Concise Dictionary [M] Oxford：Clarendon Press，1976.

[8] Encyclopedia Americana [M]．USA：Am Corp. 1980.

[9] 不列颠百科全书 [M]．北京：中国大百科全书出版社．1985.

[10] EMANUEL E J. Euthanasia [J]．Arch Intern Med，1994，154：1 890 －1901.

[11] 何兆雄·自杀病学 [M]．北京：中国中医中药出版社，1998：97－100.

[12] 亨利·弗里兰德. 赵永前译. 从"安乐死"到最终解决 [M]. 北京：北京出版社，2000.

[13] EMANUEL E J. Euthanasia [J]. Arch Intern Med，1994，154：1 890—1 901.

[14] 米勒. 孟宪武译. 临终关怀医生之伦理观 [J]. 中国医学伦理学，1992，2 (22)：54—55。

[15] EMANUEL E J. Euthanasia [J]. Arch Intern Med，1994，154：1 890—1 901.

[16] 周启华. 我国安乐死大事记 [J]. 中国医学伦理学，1999，(1)：51—52.

[17] 刘建勋. 中国人对死亡和濒死的态度 [J]. 医学与哲学，1994，(4)：43—45.

[18] 张朝霞，廖晓平. 112 例住院病员及其家属对待生命态度的调查报告 [J]. 中国医学伦理学，1997，(5)：56.

[19] Council on Scientific Affairs，AMA. Good care of the dying patient [J]. JAMA. (Wanzer，SH，et al，1989) 1996；275 (6)：474—478.

[20] HENDIN H. Physician Assisted Suicide and Euthanasia in the Netherlands [J]. JAMA，1997，277 (21)：1 720—1 722.

[21] Van der Maas，et al. Euthanasia，Physician—assisted Suicide and Other Medical Practice Involving the End of Life in the Netherlands，1990—1995 [J]. The New England J Med，1996；335 (22)：1 699—1 705.

[22] 周达生，社会不同人群自杀意念的初步探索 [J]. 医学与哲学，1986；(8)：45—46.

[23] Alspach，G (赵丽君译). 评美国最高法院禁止安乐死的裁决 [J]. 国外医学·护理分册，1998，17 (3). ：122.

[24] Van der Wal，G，et al. Evaluation of the Notification procedure for physician—assisted death in the Netherlands [J]. New England J Med，1996，335 (22)：1 706—1 711.

原载《医学与哲学》2005，26 (8)：22～25

试论人工授精商品化

一、人工授精商品化的意义

在国外，供精者一般选择医学生和医生的精液是无偿供应，因为如果给予报酬，会被视为对人性的亵渎，因此也不存在交换问题。但在解放前和解放初，我国许多医院进行供精人授，供者都是有报酬的，而且供者都是医学界以外人士，本来就存在交换问题。既然血液可以成为商品，精液为什么不可以成为商品？血液是人体体液的一部分，它由血浆和血细胞组成，精液同样也是人体体液的一部分，它由精浆和精细胞组成。血液商品化不构成对人性的亵渎，为什么精液商品化反而会成为对人性的亵渎呢？这主要是对性的神秘心理造成的。精液商品化不仅不是对人性的亵渎，反而是对人身和人性的尊重。供精人授的成功率可达 50～60％，夫精人授的成功率可达 15～30％。因此，对人工授精行为进行优质优价收取手术费。对申请人工授精的，对于成功的可收取较高的手术费。半成功的中等手术费（即妊娠而未能在 28 周后娩出的）。不成功的只收一般的手术费。

二、人工授精商品化的价值

1. 扩大精源。不仅可以克服精源枯竭的危机，而且还可以降低后代近亲婚配的危险。有报导说国内有家精子库没有精子贮备是因为多年来供精者十分稀少。这可能同人工授精没有实行商品化有关。精子库的长期供者如果只限于少数人，还会增加后代近亲婚配的几率，南宁市有两家医院开展人工授精业务，供精实行有偿报酬，精源十分畅旺。

2. 有利于严格供者的选择标准。这个标准应该有三个方面：

（1）生物医学标准，年龄应该是青壮年；身体健康无传染性疾病和遗传疾病，非女方近亲。有的文献提出希望工程师、科学家和教授带头献精，此议值得商榷，但现在的教授和科学家大多已过中年，高龄父母会使婴儿先天性缺陷和其他遗传疾病的发生率增加，因此不宜号召带头。在商品化的前提下，申请供精者还要经年龄选择和健康选择。在选择受者时，要注意供者是否女方近亲。这一标准在执行时是十分困难的，因为如果要供者提供三代亲属的姓名，势必会增加麻烦，使供者望而却步，从而导致来源短缺。未经精子库冷冻贮存的供精，供者只能求诸本城市。如果是冷冻精子库是否可考虑从外地采精。

（2）美学标准。供者的身材和面部轮廓要同受者丈夫近似。丈夫面圆的，最好不要选长的供者。丈夫貌丑的，最好不要选貌美的供者，反之亦然。上海曾发生一例供精人授婴儿因同受者丈夫面貌相差太远被歧视的事件。母亲到法院申诉要求保护。这一事件除了由于家属思想陈旧，保密作得不好之外，手术医生在选择供者时未考虑到美学标准有关。

（3）道德标准。主要有两方面，一是保密；二是自愿。保密很重要，不注意保密除了可能引起血缘纠纷之外，婴儿日后还会受到歧视。但严格的体检和体检纪录、手术纪录等文字材料容易失密。因此，应该象银行和保险业务一样，对外实行保密。实行三盲原则，即供者、受者和术者都互不知供受者。术者和采精者不应同是一个医生。供精人不能只限于女方申请和同意，还要取得丈夫一方知情同意。这种同意才能在法律上和道德上取得根据。在没有丈夫知情同意下实行供精人授，表面上可能增加新生儿与"父亲"的感情，一旦事情泄漏，可能引起不幸结果，因此丈夫的知情同意是个关键，最好要配偶双方在手术申请书上签字，这为日后保证母子权益也有根据。实行商品化意味着规格化和制度化，从保密和自愿的要求看，更不宜号召献精。

三、商品化的精液是一种特殊商品

商品化的精液是一种特殊商品。第一、它不是劳动产品，第二、不是为了交换而"生产"，第三，授受双方不能直接进行。要通过中介人，第四、不能退换。

因为不是劳动产品，不能按价值法则办事，它的价格不是按劳动价值计算，而是按使用价值计算，而且还受供求规律支配。当精源丰裕时，可以维持在标准价格上；当精源枯竭时，又须提价以待，当精液制定标准价后，无论精源如何扩大，最好不要降价。降价才是对人性的亵渎。

商品化的精液不是为了交换，而是为了支援别个家庭幸福而作的奉献。因此供精的数量（次数）应有一定限制。如一年内供精次数太多，必然成为一般商品，而且是劣质商品。输血者抽血的次数不加限制尚且会降低质量，供精频率太高，还可增加后代近亲结婚的危险。

由于授受双方的交换不能直接进行，讨价还价通过中介入，容易使中介人从中渔利。这种危险不仅存在，而且已有案例出现。因此在规定价格及费用的交收方面，最好是通过一个机构而不是通过个人，以昭信守。

供精人授分娩的婴儿，无论美丑残疾，父母都有抚养的义务，不能像购买商品那样，可以退换。除非属于严重先天缺陷的畸形儿或病残儿，也不能实行新生儿安乐死。因此在供者选择上，医生应该严格掌握健康标准和美学标标，受者一方也要履行抚养义务。在申请手术时，必须有知情同意的签字。

原载《中国医学伦理学》1989（1）：33～34

试论未来主义孝道

——"不孝有三无后为大"新说

对长辈要孝敬，对后辈也要孝敬吗？

我们对长辈应该负什么道德责任，是家庭伦理学的首要问题。我们对后辈应该负什么道德责任，是发展伦理学的首要问题。前者似乎逐渐淡化，后者看来认识朦胧。

一、农耕文化孝的理念

孝道是中国儒家学说特有的道德范畴，林语堂英译作 filial piety，在所编《汉英大辞典》中解作儒家学说。中国殷商卜辞即有"孝"字，"孝"乃"老"与"子"的合成，上为老，下为子。《说文》解释："孝，老也；老，孝也。孝者畜也。"农耕社会开始，即有孝敬的理念。《辞源》释孝敬为善事其尊长。《左传》把孝敬与忠信并称吉德。"孝道"一词始见于《吕氏春秋》（《孝行》）。但孝字绝非中国所独有，欧洲居民的"孝"字，来自拉丁语的 pietas，英语作 piety，《韦氏字典》解作对父母忠诚与献身；孝子称为 filias，孝女称为 filia，但孝的内涵与儒家有别。至于父母去世时的孝子，英文称为 mourning son，这是哭丧的孝。

孔子在《论语》中，孝字凡 17 见。主要思想是：孝不仅要养亲，还要敬亲、礼亲。但孔子关于孝道的基本思想，反映在汉代出现的《孝经》，集中于两点：第一，孝是道德的根本；第二，孝的逻辑起点是身体发肤受之父母，不敢毁伤；孝的终点是扬名于后世，以显父母。

孟子在《孟子》书中，孝字凡 28 见，基本思想是"事亲，事之本也,"并没超出孔子的语境。孟子援引孔子的话，提出一个新命题："不孝有三，无后为大。"但何谓三不孝，未有明说，《离娄篇》却有五不孝。归纳言之是不养父母，罪连父母，危及父母，乃是三不孝。《朱熹集注》把无后列入三不孝，余两不孝为陷亲不义和不肯做官。一荣要俱荣，一损不能再损。

二、回顾性孝道或孝的理念

不论中外、僧俗，事父母以孝是共识，这种孝的理念或孝道，无不属于回顾性范畴。其理论属性有如下几种：

（1）王权主义。孔门孝道属于王权主义。《孝经》指明孝道是始于事亲，终于事君。《大学》指明：修身齐家，最后目的是治国平天下；家齐而后国治，国治而后天下平。农耕社会，家庭是生产、生活和教育的社会细胞，是父家长制的基层单位，王权的末梢神经。孝道衍绎为法哲学便是"君教臣死，不得不死；父教子亡，不得不亡"。

（2）神权主义。基督教和伊斯兰教都提倡孝亲。《古兰经》说，"你们应当孝敬父母"、"敬主、拜主是天道之首；敬父母是人道之首"。伊斯兰学者注释："知性命之从何而来，则宜拜主；知身体之从何而来，则宜孝亲。"又说："孝敬父母也是遵从主命。"基督教《旧约》的《摩西十诫》中，有孝敬父母一诫："耶和华吩咐要孝敬父母。"《新约》福音书说耶稣教人孝顺。

（3）虚无主义。中国道家和墨家都对孝道抱虚无主义态度。墨家倡兼爱，《墨子》书有言：父子相爱则慈孝。不像儒家所说：父亲做了坏事，儿女还要孝顺。先秦道家对孝顺的态度是无可无不可。"六亲不和有孝慈"（《道德经》）。因为六亲有矛盾，所以才提倡慈孝。这是双向的爱而不是单向的爱。但道教理论家葛洪（约 281～340）则提倡忠孝、和顺（《抱朴子》）。另一太平道首领张道陵（34～156）用"大慈孝顺"训徒《太平经》，父慈然后子孝。

（4）理性主义。荀子调和儒法，"从道不从君，从义不从父"。指出盲从导致错上加错，"孝子所以不从命有三：从命则亲危，不从命则亲安，孝子不从命乃衷；从命则亲辱，不从命则亲荣，孝子不从命乃义；从命则禽兽，不从命则修饰，孝子不从命，乃敬"。"故可以从而不从，是不子也；未可以从而从，是不衷也，（善发于衷心）（《荀子·子道篇》）。"

（5）报恩主义。佛教的孝顺理念与新儒家的孝道互补。明清之际出现的《二十四孝》图解，集中反映了养亲、敬亲和娱亲的理念。佛教许多经典都讲孝顺，尤以《孝子经》《地藏经》和《父母恩重难报经》突出。凡母有十恩：怀胎、分娩、咽苦、吐甘、哺乳、养育、洗濯不净、远行思念、深加体恤和究竟怜悯（《佛说经》《无量寿佛经》）。

在现代工业社会，核心家庭逐步衰微，家庭的养育功能逐步弱化，家庭也不再成为生产单位；社会保障体系逐步完善，父（母）子（女）关系已逐渐蜕变为亲情关系；但孝亲的理念仍然存在。报恩主义至今还是中国所必需。虽然报恩主义产生的社会根源是农耕社会的大家庭，但中国核心家庭大量出现只是近几十年的事，社会保险的养老制度还未完善，因此回顾性孝道仍然十分必要。施恩不望报，那是指友谊和慈善事业，亲恩不在其列。不过，对于工业社会乃至后工业社会，回顾性孝道已颇感不足，须要提倡前瞻性孝道。

三、前瞻性孝道

前瞻性孝道是未来主义孝道。未来主义本来是一种美学思想，发源于1909 年意大利的文学家马里内蒂（Marinetti, Filippo Tommaso 1876～1944）的《未来主义宣言》，（巴黎）它主张科技的发展改变了人的时空观念，旧文化也就失去价值。古典派未来主义也曾为法西斯主义和苏联的极左派利用，在中国的破四旧也有它的痕迹。

现代派未来主义产生于 20 世纪 60～70 年代，分为社会历史学派和生态学派。生态学派认为人们对环境发展的正反作用要进行反思，如同恩格斯说的："我们不要过分陶醉于我们人类对自然界的胜利，对于这样的胜利，自然界都对我们进行报复。"[1](P304～305)受此启发，本文旨在用旧瓶装上新酒，未来主义新孝道也是不孝有三　无后为大：山穷、水尽、气浊是三不孝，但人种退化或停滞惟此为大。未来主义孝道其实就是新风水学。

新风水学是要讲究大气水体、山林沼泽、江湖河海的数量与质量，要讲究大气的温度与湿度，降低及消灭致病因子。简言之，要保持地球的水循环、氧循环、碳循环和氮循环，调节动物和植物的数量与质量，以及人与环境的良性互动。继农业文明之后，人与人和人与环境要进行新的道德选择。伦理学在呼唤：不要山穷水尽，不要污浊横流，不要虎父犬子，我们要正视"自然界对我们进行报复"：资源耗竭、环境污染、生态破坏、疾病增多、地球平均温度增高的风险。

前瞻性孝道与回顾性孝道的区别在于：

（1）社会根源不同。前瞻性孝道的社会经济基础是工业经济和知识经济，它是全球化、工业化、城市化产生的道德两难问题。回顾性孝道植根于个体农业经济的农耕社会。

（2）观察的角度不同。前瞻性孝道是宏观视角，回顾性孝道是中观或微观视角。如同旧风水假说，着重于家宅的安危，升官发财，光宗耀祖；新风水理论着眼于全人类福利和社会个体的生命质量。

（3）哲学基础不同，前瞻性孝道是公益论、系统论。回顾性孝道是还原论。

（4）科学基础不同，前瞻性孝道是现代科学技术在社会道德上的反映，回顾性孝道是经验科学、前实验科学在社会道德上的反映，还夹杂着大量神学、巫术和迷信。

（5）稳定性不同。前瞻性孝道有高度变动性，这与环境变动、生态变动、基因突变有密切关系。回顾性孝道有稳定性或次稳定性，特别是中国封建社会的长期停滞，农耕社会性质长期少变，敬亲、养亲和娱亲的孝道不变，但不敬和不养的行为多发，虐亲层出不穷。

未来主义孝道的内容是仁者乐山，智者乐水，勇者守礼，强国强种。

四、仁者乐山，还我青山

仁者乐山[2]是孔夫子的观点。孔子的学生问"何以乐山"，孔子答，"山林草木，鸟兽繁适，财富增殖"；"生财用而无私为，于是四方皆伐，每无私与焉"[3]。用现代的语言来解读就是林权无私有权，纷将采伐。

中国 4000 年前，森林覆盖率约为 60％，2200 年前（战国末期，距孔子时代 300 年）约 46％，1100 年前（唐）33％，600 年前（明初）26％，1840 年（鸦片战争）17％，新中国建立时 12.5％[4]。

我国目前是多少呢？官方公布，中国森林覆盖率已从建国时的 8.6％"[5]（一说 12.5％）上升到 18.21％[6]，全世界排名 130。据说到 2020 可到达 20％。这个数字有值得琢磨之处甚多。

我们且撇开森林覆盖率是否与植被、林地面积的界定混淆，包不包括草原、灌丛、沼泽、玉米蔗地？不能不正视 1950 年代以后森林工业的采伐，以及 1958 年全民大炼钢铁所造成的森林赤字。即以森林面积而言，1949 年 1.87 亿公顷，1970 年代减至 1.8 亿公顷（12.7％），1980 年代覆盖率上升至 12.98％，只相当于 1949 年的水平，但号称覆盖率达到 18.21％的 2008 年，森林面积只有 1.75 亿公顷，较 1949 年还少[7]。且不说另一统计 1949 年的覆盖率为 8.6％，我国的森林面积比 8.6％覆盖率时还低。有一种界定是森林覆盖率指以乔木为主构成的植物群落，包括郁闭度 0.2 以上的乔木地面积、竹林面积、国家特别规定的灌木林地面积、农田林网以及村、路、水、宅旁林木的面积[8]。

不能无视天然林年平均消失 40 万公顷的事实，中国人均森林蓄积量只有 8.6 立方米，中国森林覆盖面积增加，但蓄积量减少。1949 年覆盖率 12.5％，蓄积量 116（×108 立方米），1998 年覆盖率 16.55％，蓄积量 112.7（×108 立方米），单位面积蓄积量由 96.7m³/公顷降至 70.9m³/公顷[9]，不然我们很难解释大河断流，河道淤浅，中小河湖干涸，地下水位下降等等严重现象；而只有 12.6％或 8.6％的覆盖时，却是江水滔滔，湖水粼粼。

中国森林资源面临的问题主要是林木资源严重不足，超限采伐严重。森林赤字，迄今未消除。1980 年代赤字为每年 0.3 亿立方米，1991 年达 0.38 亿立方米[10]。林木缺口近 1/4（约 1 亿立方米），加上人均保有量低（0.08 公顷），幼林多，分布不均（1/3 在西部），林地严重流失，问题已到达危机边缘，不要只看工业产值或 GDP，重要的是要注意到破坏森林的恶果是水旱涝灾频繁，环境损失约为 GDP 的 5％～8％，大于森工产值。1990 年代，中国受旱面积比 1950 年代增加 1.5 倍，水库库容因水土流失淤积而减少 1/3。2200 年来中国发生大水灾 1600 次，大旱灾 1300 次。平均每年大灾，隋 0.6 次（中国最好的历史时期之一），唐 1.6 次，两宋 1.8 次，元 3.2 次，明 3.7 次，清 3.8 次。1949 年以后，每年平均旱灾 7.7 次，涝灾 5.8 次。从 1910～1990 年 80 年间，水旱灾从每年 3.8 次增至 13.5 次，增长速度年均 8.2％。1970 年代，每 10 年一个重灾年。1990 年代，每 3～5 年一个重灾年[11]。我们不要被覆盖率迷惑。

中国每年木材缺口如此之大，决不能饮鸩止渴，靠山吃山已此路不通，怎么办？

首先是控制人口增长，计划生育一票否决，会不会产生虚报、瞒报？地方统计的 GDP 已为人怀疑，人口统计是否无可疑之处？今后 10 年，中国将迎来一个生育小高峰，还有人要求开放二胎？《Futurist》（未来学家）杂志报告，人口增长过快可带来 16 种影响，森林下降 75％，人均粮食减少，生物物种以 100～1000 倍于自然速度消失，生活资料紧张。中国居民薪材占木材消耗的 1/3，孙文本（1957），宋健、孙亦萍（1981）先后提出的适度人口规模（8 亿或 6.5～7 亿）已经错过了时机[12]。

其次是控制一些"文明"消费。纸巾和一次筷子。都是东面来的新派，不少属于港台文化范畴。一次性筷子每年消耗木材 166 万立方米，占全国木材消耗的 0.45％。中国传统使用手绢，如今却流行纸巾。中国每年生产手绢 4800 万条，98％用于出口。西方用手绢是绿色标志，中国用纸巾难道是"蓝色文化"？中国 1980 年代，每月销售手绢 500 万条，现在只销售 8 万条，减少 98.4％，可算是移风易俗脏纸满地。中国每年消耗生活用纸 440 万吨，占全国消耗纸浆的 38.5％（2004 年）。日本森林覆盖率 67％，世界大国之冠，却要从中国进口竹筷，向国外买森林。

再次，切实执行国家林业政策，退耕还林，复种再生林，禁止乱伐（官民一体），稳定林权，调解边界林业纠纷。

最后是切实解决县以下基层的行政经费问题，机构臃肿，尾大不掉，官们提问："我一班人吃什么？"，当然我们无权回答，因为毕竟都是书生之见。但我们有权提问：后代吃什么？

国务院组织的贵州毕节地区试验，20 年来森林覆盖率提高 20％，人口出生率下降 13‰，经济总量增加近 14 倍，财政收入增长近 18 倍，农民纯收入增长近 11 倍，贫困人口数量由 312.2 万减至 52.9 万。毕节试验，大忌官员的短期行为，州县官吏五年一任，请不要向青山讨饭吃。

五、智者乐水，还我绿水

沈显生（2001 年）报导，我国地表的水有四成不能饮用，城市所在河水，有八成不能饮用，全国有 1/4 人口饮用不合卫生标准的水[13](P45-46)。

"智者乐水"[14]原是孔夫子的话，历代注家都从义理注释什么是"水"。其实孔夫子说的是大实话。人无水则死，也无法种粮，无以交通。孔子没有去过山区，困于陈蔡边境也只是断了肉食，粮水不缺，老夫子自然不知道山区有的地方连饮水也成问题，他更没有恭逢工业社会的盛世，更不知连平原地区也缺水。但孔子毕竟是智者。

中国每年缺水三四百万亿吨，有六成的城市缺水[13](46)。当今中国社会，不仅山区缺水，一个浩瀚的新疆罗布泊淡水湖，已经干涸了半个世纪，成为荒滩、沙漠，如今河湖、沼泽，形势严峻。1992～2000 年，黄河每年有 2/3 时间断流，干涸河段逐年增加。全国湖泊面积减少 15%，长江中游湖泊减少一半以上。天然湿地减少 20%[14]。建国以来，已有 1000 个湖泊干涸。昔日八百里洞庭，如今已萎缩一半，（1825 年 6000 平方公里，1890 年 5400 平方公里，1996 年 3141 平方公里，现在 2820 平方公里）。天津海河流域水位下降 50～90 米。2006 年全国水资源总量比上年减少 8.9%，全国总用水量比上年增 1.5%，收支不平衡，这是一个危险信号。

全国不仅水资源缺乏，地表水和地下水亦污染严重。因为河湖干涸和地表水体污染，只得抽取地下水使用，于是又引起地下水位下降。由于土壤污染，地下水也累及，更加剧水资源匮乏的危机。全国有 80% 的污水未经净化处理，直接排放至河湖及近海（2001）。近半数河段污染严重。水体污染有工业污染、农业污染和生活用水污染。流经城市的河段，其流水 78% 不能饮用。据水利部 2000 年评估，水体污染正从城市向农村蔓延，由东向西发展，从支流向干流延伸，从地区向流域扩散，从地表向地下渗透。浅层地下水，全国有一半地方不能饮用[15]。

河湖草泽干涸，主要原因是森林破坏，植被缩小，不能只用气候变化来搪塞。水体污染，同工业密切相关。但森林破坏和水体、大气污染又与官僚化有关。有人片面追求产值以便加官晋爵，包庇、纵容污染横流，净化设备形同摆设，这是官僚化问题，不全是技术问题。著名的滇池、淮河、太湖污染，曾几何时，投入一再增加，河湖只成销金窟，难道中国科技落后到如此地步?! 官僚习气，官商勾结，官官相护，积重难返，何以向纳税人交代？

孔子说智者乐水。谁是智者？孔子答："智者不失人，邦有道则智，邦无道则愚。"[16]不失人便是邦有道的表现。脱离群众，官僚化的是愚者，不是智者。在位诸公，以为然否?! 不乐水的不是智者，不治水的不是良吏。治水已不能停留在旧范畴的防洪与灌溉，那些安坐在"大班桌"前，喝蒸馏水的官员和企业家，你们要给世人，给我们的后代，能够留下一湾清水吗？世界银行估计，中国水污染损失约为 GDP 的 8%。

六、勇者守礼，天朗气清

孔子说过"仁者必有勇"[17]"勇者必仁"[18]。又说"勇而无礼则乱"[19]。孔子要求勇者守的礼是周礼。套一句孔子的话，发展工业的大勇者要遵守的礼是《京都议定书》（联合国气候变化框架公约）和中国国务院《中国 21 世纪议程》[20]，要节能减排（CO_2，CO 等）。世界能源的消耗和 CO_2 排放量，首推美国，而中国也在迎头赶上，但我们付出比别人多的代价，获得的是比别人低的产值。如果苏东坡如今还来写《赤壁赋》，再也不会说"惟江上之清风，与山间之明月""取之不尽，用之不竭"。我们面对的现实是：

①浊气多了，清风少了，全国 600 个城市，大气质量合国家一级标准的不足 1%，1998 年世界卫生组织公布全球 10 个空气严重污染的城市，中国占 7 个，北京名列第二。造成空气污染的原因，人们只着眼于生产、生活的石化燃料排放，其实罪魁还在森林破坏。森林可以调节生物圈中的 CO_2 和 CO，每公顷森林可以吸收 CO_2 生产出 730kg 的 O_2。人均森林面积 102 平方米，可以满足一个人对 O_2 的需求。不要乱伐森林，也不要忽视水与空气的污染，如果我们能把水体和大气污染的损失去掉，那么我们每年的增速近 30%[21]。

②沙多了，尘暴多了，明月少了。全国沙漠、戈壁和荒漠化土地占国土1/4，每年新增荒漠化土地相当于一个中等县面积，年速率4%[22]。

③甘霖少了，酸雨多了。酸雨指 pH 值少于 5.65 的雨水，多成于煤与石油燃烧中产生的 SO_2 和 NO 化物。中国有三大酸雨区（华中、华南、西南），其中华中区污染范围最广，中心强度最高。其危害是弱酸雨影响农耕；高酸雨使森林死亡，农作物枯萎，土地荒瘠化，河湖酸化，腐蚀建筑、文物，有害健康[23]。

④温室效应是一个全球性的热点问题。地表温度升高，主要来自 CO_2排放。过去 2000 年来，地球大气层 CO_2，增量 25%，平均气温升 0.5℃。大气中 CO_2：绝大部分会被地表水及降水吸收、溶解，以及植物的光合作用转化，因而大气中 CO_2 只占 0.03%，维持了动态平衡。近 10 年来，这种动态平衡被打破，大气中含有大量温室气体，如蒸汽、CO_2、CH_2 等。低空中含臭氧和氮氧化合物。温室效应的近期危害是农业受害，病虫害增加，史前病毒复活，传染病者成为最大的患者群，每年患者 2 亿。过去 5 年，疟疾增加两倍（寄生虫病），结核病卷土重来。温室效应的远期危害是海平面上升，洪水威胁增加，沿海平原土壤盐碱化。专家警告，10 年内不加注意（2006～2015）会增加 2 亿环境难民[24]。科学家研究，一万年来，地球平均温度上升未超过 2℃，但近 200 年来，地球平均温度上升 1.5℃，集中升温在 1980 年代。如果按目前速度增加排放，到 2030～2050 年，气温将升高 1.5℃～4.5℃，超过人类的承受能力。因此勇者必须守礼。

七、始作俑者其无后乎

这还是孔夫子的话[25]。孔子生了个残疾的儿子，老夫子不胜感慨。大概圣人如孔子者，还未知优生优育。上文指出：山穷、水尽、气浊是三不孝，但无后才是最大的不孝。我们能给后代留下什么？不仅要饮食呼吸充足无害，还要一个健康的国民素质。脱掉东亚病夫的帽子，不能光凭几个金牌。国民素质包括健康素质、心理素质和科学素质。当残疾人口、精神病人、精神障碍心理患者大量存在，加上人口的科学素质偏低时，没有强种难以支持富国强兵的局面。

中国现有残疾人口 8296 万（2006 年统计），精神病人 1600 万。两数相加，接近 1 亿。还不包括精神障碍患者 6000 多万，占中国疾病负担的 20%（2009 年 1 月公布）[26]。

残疾人口的存在，绝大部分（70%）来自出生缺陷。出生缺陷儿由于医学技术进步，存活者较前增多。致畸因素 65% 不明，约有 20% 为父母有致畸疾病，15% 为孕期保健或环境影响（放射性等污染）。我国每 30 秒诞生 1 个新生儿，缺陷新生儿曾占 5%。出生缺陷新生儿 1/3 出生时夭折，1/3 成为残废，1/3 生活质量不好。广西 2007 年住院分娩的新生儿，出生缺陷 1.5 万多人，加上在成长过程发现的，每年约增加 2 万人[27]。

防止出生缺陷，除了整治环境之外，有两道关口如今形同虚设。第一道是婚前检查，广西强制婚检时也不过半数多一点，自由选择婚检后，一度降至 0.48%（2005），出生缺陷已高达 22.93%（全国平均已升为 14.7%）。第二道关是产前检查，因为收费贵，更少人问津。

我国国民的心理素质不容乐观。2009 年 1 月，中国疾控中心报告，中国大陆各类精神疾病患者在 1 亿人以上（抑郁障碍与焦虑障碍为主），按北京抽查结果 7% 患病率计算，全国患者至少有 6300 万[26]。

2007 年中国科协全国第 7 次公民素质调查，人口中具有基本科学素质的只占 2.25%（城 3.0%，乡 1.0%）（官员及公务员 10.4%）（男性公民 2.9%，女性公民 1.6%），中国东部地区号称文化荟萃之乡，不过 1.8%，略高于西部的 1.3%。出人意料的是东北地区概为 3.9%[28]。

不要小觑国民素质问题，不仅关系未来子孙，同时关系现时经济增长，朱国宏（1994）报导，在中国 1952—1986 年的经济增长中，国民素质对经济增长的作用约为 5%～6%[29]。

八、结　语

本文提出的未来主义孝道，本质是罗马俱乐部第一任主席佩西（AurolioPeceei 1908－1984 又译佩扎依）提出的新人道主义（neo－humanitarianism）。其基本观点是：（1）用尊重自然取代占有自然；（2）用爱护自然取代征服自然；（3）用自觉调节自然取代自发运演；（4）用保持自然代替瓜分自然；（5）用对自然负责代替掠夺；（6）用适度消费代替过度消费；（7）用节制生育代替放任生育；（8）用经济有机增长代替盲目增长[30]。未来主义孝道符合新人道主义精神，它不空谈人与自然的关系，说到底，仍然是人与人的关系。

未来主义孝道符合可持续发展精神。联合国文件指出，可持续发展"即满足当代人的需要，又不对后代人满足其需要的能力构成危害的发展"（《我们共同的未来》报告）。

新人道主义的理论根源是人本主义，符合我国当代倡导的以人为本的科学发展观。

事急矣，悠悠大事，惟此惟大！

参考文献

[1] 恩格斯. 自然辩证法 [M]. 于光远，等，译编. 北京：北京人民出版社，1984.

[2] 论语述而 [M].

[3] 尚书大传注释 [M].

[4] 樊宝敏，董源. 中国历代森林覆盖率的探讨 [J]. 北京林业大学学报，2001，(4).

[5] www. ce. en/cysc/bh/gdhw/200712119/2008—02—19.

[6] www. cctv. com/china 20060815/10164. shml 26k2008—12—22.

[7] http：//www. 2hb. cn/eic/649368294599426048/2008—11—15/1035205. shtml

[8] baike，beidu. com/view/92290. htm21k 2008—08—06.

[9] 孙当运，蒋跃林，张国庆，杨春雷. 未来中国森林蓄积量预计初步研究 [J]，福建林业科技，2006，(1).

[10] http：//www. 2bb. cn/eic/649368294594599426048/2008—11—15/1035205. shtml

[11] 王一博. 中国经济增长率的真正水分在哪里？http. /bussiness，sohu com/2007—10—29.

[12] 文汇报 [N]. 1957—05—11，光明日报 [N]。1981—06—17.

[13] 沈显生. 生命科学概论 [M]. 北京：科学出版社，2007.

[14] esike. Beidu. com/view/5852. htm 45k 2009—01—03.

[15] blog. com. cn/spl/ccdkp/16580438158. shtml 72k/2008—04—22.

[16] 公冶长 [M].

［17］ 卫灵公［M］.

［18］ 宪问［M］.

［19］ 泰伯［M］.

［20］ unfcc. int/resource/docs/convkp/kpchinese. pdf273k 2006－04－20.

［21］ WWW. cububei. com/200503/ca704779. htm 17k 2005－03－15.［X］科技中国
　　　 ［J］.2006，（6）.

［23］ www. kepu. com. cn/gb/earth/acid rain/5k 2007－06－29.

［24］ http：cn. tech/yahoo. com/061031/83b/20eaa. html

［25］ 孟子·梁惠王［M］.

［26］ 新京报［N］.2009－01－05.

［27］ 南国早报［N］.2008－12－25.

［28］ 新华社电［N］.2008－11－16.

［29］ www. reader8. cn/data/rkwt/1. html l0k 2008－12－19.

［30］ 佩西. 世界未来——关于未来问题［M］. 王肖萍，蔡景生，译. 北京：中国对
　　　 外翻译出版公司，1985.

原载《学术论坛》2009，32～36，47

后　记

这里收集了我 30 年来的 38 篇文章，平均不到 9000 字；既非大块文章，更难登大雅之堂；不是香花，也不是毒草。它们是一些小石子，一些面包屑。多印若干册，遍赠各方亲友，旧雨新知，聊作纪念。多谢他们多年的关怀。

我曾经多少有点像汉时的苏武，在北海牧羊十九年。有人说北海便是贝加尔湖，我在那边别有一番天地。我是一箪食、一瓢饮，度过了漫长的冬天。我在北海捡过几颗小石子，还有洋人吃剩下的面包屑。这些都放到这个集子来了。虽然面包屑还带霉气，石子也不多，重复拼图，有劳尊目，知我谅我！

我也曾多少有点像当年出塞的昭君，伤心不断回头望：马上凄凉，马下凄凉，四野茫茫。然而，同样怀着对汉家天下的理念，苏武回来了，昭君没有回，因为汉家的吸引力大于胡家。我回到汉家天下，是借助解冻的春风。这本集子记录了我对春风的怀恋。

我不会忘记是杜治政先生把我带入医学人文学这个队伍的。我也不会忘记陈力行、施卫星、何伦老师对我的扶持。没有曹开宾、邱世昌、樊民胜、周骏、郑庆瑞、张鸿铸、潘善槐诸先生的鼎力相助，我也将一事无成。我也不会忘记当代中国伦理学界的先进罗国杰、魏英敏、许启贤诸学长的扶掖、引导，不然我会跌跤子的。

当然我也不会忘记对我抱有谅解之情的学生辈，他们宽恕我这个说过许多错话，做过许多错事的先生。我送这本书向你们请罪。

　　最后，我还要借这本书深切感谢有恩于我全家四代的龙桂芳教授，她有力的帮助使我渡过难关。

　　我行年八十有四，"吾老矣，无能为也矣"！对于医学人文学这个学科，在此告别文坛之际，我还是要说几句临别赠言：

　　医学伦理学是一门职业伦理学，生命伦理学是一门科学伦理学，二者不能混淆，但又相互渗透。学术界正试图建立一个儒家学派的生命伦理学体系，我看大可不必。不论先秦儒家还是汉儒、宋儒，不论董仲舒的谶讳迷信，还是程米的理学或陆王的心学，都同生命伦理学处于不同的历史时期和不同的理论基础，强扭的瓜不甜。

　　生命伦理学始创于科学医学时期，特别是医学工程技术日益发展，医学已进入分子医学阶段，要从孔子学说去找理论根据无异缘木求鱼。植根于当代中国医学和伦理动态，可能有更大的发展空间。

　　　　　　　　　　　　　　　二零一零年 七月七日 酷暑抗日之时